S. Lunk

Pflegewissen Prophylaxen

Susanne Lunk

Pflegewissen Prophylaxen

Für Pflegeberufe

4. Auflage

ELSEVIER

Elsevier GmbH, Bernhard-Wicki-Str. 5, 80636 München, Deutschland
Wir freuen uns über Ihr Feedback und Ihre Anregungen an kundendienst@elsevier.com

ISBN 978-3-437-27743-6
eISBN 978-3-437-05146-3

4. Auflage 2023

Wichtiger Hinweis
Die medizinischen Wissenschaften unterliegen einem sehr schnellen Wissenszuwachs. Der stetige Wandel von Methoden, Wirkstoffen und Erkenntnissen ist allen an diesem Werk Beteiligten bewusst. Sowohl der Verlag als auch die Autorinnen und Autoren und alle, die an der Entstehung dieses Werkes beteiligt waren, haben große Sorgfalt darauf verwandt, dass die Angaben zu Methoden, Anweisungen, Produkten, Anwendungen oder Konzepten dem aktuellen Wissensstand zum Zeitpunkt der Fertigstellung des Werkes entsprechen.
Der Verlag kann jedoch keine Gewähr für Angaben zu Dosierung und Applikationsformen übernehmen. Es sollte stets eine unabhängige und sorgfältige Überprüfung von Diagnosen und Arzneimitteldosierungen sowie möglicher Kontraindikationen erfolgen. Jede Dosierung oder Applikation liegt in der Verantwortung der Anwenderin oder des Anwenders. Die Elsevier GmbH, die Autorinnen und Autoren und alle, die an der Entstehung des Werkes mitgewirkt haben, können keinerlei Haftung in Bezug auf jegliche Verletzung und/oder Schäden an Personen oder Eigentum, im Rahmen von Produkthaftung, Fahrlässigkeit oder anderweitig übernehmen.

Für die Vollständigkeit und Auswahl der aufgeführten Medikamente übernimmt der Verlag keine Gewähr.
Geschützte Warennamen (Warenzeichen) werden in der Regel besonders kenntlich gemacht (®). Aus dem Fehlen eines solchen Hinweises kann jedoch nicht automatisch geschlossen werden, dass es sich um einen freien Warennamen handelt.

Bibliografische Information der Deutschen Nationalbibliothek
Die Deutsche Nationalbibliothek verzeichnet diese Publikation in der Deutschen Nationalbibliografie; detaillierte bibliografische Daten sind im Internet über https://www.dnb.de abrufbar.

26 27 28 29 5 4 3 2

In ihren Veröffentlichungen verfolgt die Elsevier GmbH das Ziel, genderneutrale Formulierungen für Personengruppen zu verwenden. Um jedoch den Textfluss nicht zu stören sowie die gestalterische Freiheit nicht einzuschränken, wurden bisweilen Kompromisse eingegangen. Selbstverständlich sind **immer alle Geschlechter** gemeint.

Planung: Julia Lux, München
Projektmanagement: Nicole Kopp, München
Redaktion: Christine Schwerdt, Dortmund
Rechteklärung: Katja Sieger-Schauer, München
Herstellung: Dietmar Radünz, Leipzig
Satz: STRAIVE, Puducherry/Indien
Druck und Bindung: Rodona Industria Gráfica, S.L., Pamplona/Spanien
Umschlaggestaltung: SpieszDesign, Neu-Ulm
Titelfbilder: © colourbox.com; © stock.adobe.com

Aktuelle Informationen finden Sie im Internet unter www.elsevier.de

Benutzerhinweise

ACHTUNG

Achtung-Kästen weisen auf besonders wichtige Informationen hin, die zum Schutz der zu pflegenden Menschen nicht übersehen werden sollten.

LESE- UND SURFTIPP

Wer noch mehr wissen möchte, erhält hier Tipps zum Weiterlesen.

Definition

Definitionen erklären besondere Begriffe.

Merke

Aufgepasst, hier sollten Sie genauer hinsehen.

[XX] In eckigen Klammern angegebene ein- und zweistellige Ziffern im Text verweisen auf die jeweilige Quelle im Literaturverzeichnis.

Abkürzungen

Abb.	Abbildung
ASB	Arbeiter-Samariter-Bund
AWO	Arbeiterwohlfahrt
BMI	Body-Mass-Index
BZ	Blutzucker(wert)
ca.	circa
Ch	Charrière
cm^2	Quadratzentimeter
COPD	chronisch obstruktive Lungenerkrankung
dl	Deziliter
DRK	Deutsches Rotes Kreuz
ff	fortfolgende (Seiten)
g	Gramm
griech.	griechisch
HDD	hygienische Händedesinfektion
HIV	human immunodeficiency virus
HZ	Handzeichen
i. m.	intramuskulär
i. v.	intravenös
kg	Kilogramm
KG	Körpergewicht
KHK	koronare Herzkrankheit
l	Liter
lat.	lateinisch
M.	Morbus
mg	Milligramm
ml	Milliliter
mmHg	Millimeter-Quecksilbersäule, Einheit für Druck von Körperflüssigkeiten
mmol	Millimol
MSA	modifiziertes Schluckassessment
MT-Strümpfe	medizinische Thromboseprophylaxestrümpfe
o. Ä.	oder Ähnliches
PAVK	periphere arterielle Verschlusskrankheit
s. c.	subkutan
Tab.	Tabelle
Tbc	Tuberkulose
WHO	World Health Organization, Weltgesundheitsorganisation

Abbildungsnachweis

Der Verweis auf die jeweilige Abbildungsquelle befindet sich bei allen Abbildungen im Werk am Ende des Legendentextes in eckigen Klammern. Alle nicht besonders gekennzeichneten Grafiken und Abbildungen © Elsevier GmbH, München.

A300 Reihe Klinik- und Praxisleitfaden, Elsevier GmbH, Urban & Fischer Verlag, München
A400 Reihe Pflege konkret, Elsevier GmbH, Urban & Fischer Verlag, München
J787 Colourbox.com
L138 Martha Kosthorst, Borken
L143 Heike Hübner, Berlin
L157 Susanne Adler, Lübeck
L190 Gerda Raichle, Ulm
L215 Sabine Weinert-Spieß, Neu-Ulm
L231 Stefan Dangl, München
L234 Helmut Holtermann, Dannenberg
L255 Irina Kart, Berlin
L264 Claudia Flüss, München
R226 Berning: Prophylaxen in der Pflegepraxis, 1.Aufl., Elsevier GmbH, Urban & Fischer Verlag, München 2006
U106 R. Cegla GmbH & Co. KG, Medizinisch-technische Geräte, Montabaur
V220 PAUL HARTMANN AG, Heidenheim

Fehler gefunden?

An unsere Inhalte haben wir sehr hohe Ansprüche. Trotz aller Sorgfalt kann es jedoch passieren, dass sich ein Fehler einschleicht oder fachlich-inhaltliche Aktualisierungen notwendig geworden sind. Sobald ein relevanter Fehler entdeckt wird, stellen wir eine Korrektur zur Verfügung. Mit diesem QR-Code gelingt der schnelle Zugriff.

https://else4.de/978-3-437-27743-6

Wir sind dankbar für jeden Hinweis, der uns hilft, dieses Werk zu verbessern. Bitte richten Sie Ihre Anregungen, Lob und Kritik an folgende E-Mail-Adresse: kundendienst@elsevier.com

Inhaltsverzeichnis

1 Prophylaxen

1.1 Gesundheitsförderung durch Vorbeugung

Prophylaxen gehören zum Kern pflegerischer Aufgaben. In der professionellen Pflege geht es nicht ausschließlich um die Behandlung bereits eingetretener Erkrankungen oder die Linderung von bestehenden Leiden. Pflegende widmen sich intensiv der Verhinderung von Krankheiten sowie der Abwehr von Folgen, die sich aus krankhaften Veränderungen ergeben. Dies gilt insbesondere für chronische Verläufe, die unbehandelt im Laufe von Jahren – und von den Betroffenen häufig zunächst unbemerkt – zu deutlichen Einschränkungen körperlicher Funktionen und damit der Lebensqualität führen.

Prävention ist zu einem Schlüsselbegriff pflegerischer Arbeit geworden. Dazu zählen die Prophylaxen, die meist ganz gezielt auf den einzelnen Menschen und seine individuelle Verfassung gerichtet sind. Mithilfe zahlreicher statistisch und methodisch überprüfter Instrumente *(Assessments)* erheben Pflegefachpersonen die Risiken für Erkrankungen und ihre Folgen. Die Standardisierung und wissenschaftliche Aufarbeitung dieser Einschätzungen tragen zur Professionalisierung der beruflichen Pflege bei. Vor allem aber nützen sie den zu pflegenden Menschen. Deren pflegerische Versorgung hängt nicht nur von der individuellen Erfahrung einzelner Pflegender ab, sondern sie stützt sich auf die breite Basis wissenschaftlicher Forschung.

Auf diese Weise haben sich **allgemeingültige Handlungsrichtlinien** herausgebildet, die in regelmäßigen Abständen dem Abgleich mit dem aktuellen Stand der Wissenschaft unterliegen. In diesem Prozess lassen sich Irrtümer schnell identifizieren, die über lange Jahre Teil des individuellen pflegerischen Erfahrungsschatzes waren.

Ein besonderer Vorteil liegt auch in der Überprüfbarkeit der pflegerischen Maßnahmen. Wenn es standardisierte und allgemein empfohlene Handlungsrichtlinien gibt, können betroffene Menschen und deren Angehörige leicht nachvollziehen, ob die pflegerische Dienstleistung angemessen ausgeführt wurde. Für die Pflegenden ergibt sich ebenfalls ein Vorteil. Sie müssen in Zweifelsfällen ihre Arbeit nicht Schritt für Schritt erklären und verteidigen, sondern können auf die evidenzbasierten Leitlinien verweisen, die den Konsens wissenschaftlicher Meinungen darstellen.

Auf dieser Basis können Pflegende sicher handeln. Ihnen bleibt jedoch die Verantwortung, empfohlene Maßnahmen sachgerecht und individuell auszuführen. Die gewonnene Transparenz hilft, ein belastbares Bewusstsein für das eigene Handeln zu entwickeln und bei Bedarf auch zu begründen.

1

1.2 Prävention und Prophylaxen im pflegerischen Alltag

Definition

Prävention: *(lat. praevenire = zuvorkommen)*: Maßnahmen, die das Eintreten einer Erkrankung verhindern, weniger wahrscheinlich machen sowie Krankheitsfolgen abwenden. Prävention kann sich auf Einzelpersonen oder Bevölkerungsgruppen beziehen.
Prophylaxe *(griech. prophylaktikos = Vorbeugung)*: Verhütung und Vorbeugung von Krankheiten, Komplikationen oder zusätzlichen Erkrankungen, Erhalt von Gesundem.

Zur **Prävention** (▸ Abb. 1.1) gehören zwei grundsätzlich unterschiedliche Strategien: die Vorbeugung und die Früherkennung.
Die **Vorbeugung** von Krankheiten zielt darauf, die Lebensführung von Menschen so einzurichten, dass sie so wenige Risikofaktoren für den Erwerb einer Erkrankung anhäufen wie möglich. Entsprechende Maßnahmen sind z. B. gesunde Ernährung und ein angemessenes Bewegungsprogramm. Auch Impfungen gehören dazu.
An der Vorbeugung sind auch verschiedene Berufsgruppen und Institutionen beteiligt, die nicht zwingend zum Gesundheitssektor gehören, aber der Gesundheitsförderung dienen, z. B. Sportlehrer, Sportvereine, Volkshochschulen.

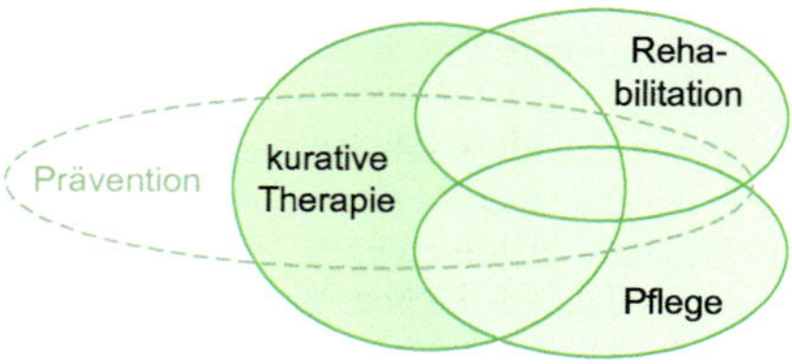

Abb. 1.1 Prävention ist ein wesentlicher Teil aller Tätigkeitsfelder im Gesundheitswesen. [L231]

Merke

Gesundheitsförderung umfasst Maßnahmen, welche die Gesundheitsressourcen der Menschen stärken können. Im Mittelpunkt steht die Frage, wie sich Gesundheit erhalten lässt. Dazu dienen Maßnahmen, die viele Menschen ansprechen, die aber auf die Lebensumstände jeder einzelnen Person wirken. Zu diesem Bereich gehören z. B. Kampagnen zu gesunder Ernährung, Medienkonsum oder Sexualaufklärung, wie sie etwa die Bundeszentrale für gesundheitliche

Aufklärung (www.bzga.de) mit staatlicher Förderung betreibt. Die Übergänge zur Primärprävention sind jedoch fließend.

Die **Früherkennung** umfasst z. B. Screenings und Reihenuntersuchungen, deren Kosten die gesetzliche Krankenversicherung für Risikogruppen und Menschen ab einem definierten Alter übernimmt, sofern sich daraus ein signifikanter Nutzen ergibt. Zu diesen Untersuchungen gehören z. B. die jährliche Abstrichuntersuchung vom Muttermund *(Zervix)* für Frauen ab 20 Jahren, die Mammografie für Frauen zwischen 50 und 69 Jahren im Abstand von zwei Jahren und die jährliche Prostatauntersuchung für Männer ab 45 Jahren.

Merke

Früherkennungsuntersuchungen haben keinen vorbeugenden Charakter, weil sie nicht geeignet sind, Krankheitsrisiken zu verringern. Durch ihre regelmäßige Durchführung sollen sie eine möglichst frühzeitige Erkennung von bereits eingetretenen Erkrankungen ermöglichen und damit die Wirksamkeit der folgenden Therapien verbessern.

Aus gesundheitspolitischer Sicht lassen sich drei Formen der Prävention unterscheiden:

- **Primärprävention** umfasst das Verhalten und die Maßnahmen, die eine Krankheit verhindern bzw. ihre Entstehung verlangsamen können. Dazu gehört z. B. die gezielte Vermeidung von Risikofaktoren, etwa Bluthochdruck, Übergewicht, Substanzabhängigkeit, durch Maßnahmen wie Salzreduktion, Bewegungsförderung und Verbot des Verkaufs von Alkohol an Jugendliche.
- **Sekundärprävention** kommt zum Einsatz, wenn eine Krankheit bereits Symptome verursacht. Sie soll die Verstärkung, das erneute Auftreten bzw. die Entwicklung chronischer Beschwerden verhindern. Auch die Früherkennung gehört zu diesem Bereich. Entsprechende Maßnahmen sind z. B. die Senkung eines bestehenden Übergewichts oder regelmäßige Kontrolluntersuchungen nach einer Brustkrebstherapie.
- **Tertiärprävention** soll Folgeschäden einer eingetretenen Erkrankung vermeiden oder mildern. Hierzu gehört die medizinische Rehabilitation.

Prophylaxen können, je nach Situation, zu allen drei Kategorien der Prävention gehören. Pflegende sind an allen Kategorien der Prävention beteiligt – sei es durch ihren praktischen Umgang mit zu pflegenden Menschen oder in der Wahrnehmung ihrer beratenden Funktion.

Merke

Pflegende übernehmen eine zentrale Rolle in der Tertiärprävention, weil die klassischen pflegerischen Prophylaxen in dieser Kategorie hauptsächlich zur Anwendung kommen. Eine eindeutige Zuordnung bleibt trotzdem schwierig, weil dieselben Maßnahmen (unter leicht veränderten Bedingungen) auch in den anderen Präventionsstufen von Bedeutung sind (▶ Tab. 1.1).

Tab. 1.1 Pflegerische Aufgaben in der Prävention am Beispiel einer Kontraktur

Primärprävention	Sekundärprävention	Tertiärprävention/ medizinische Rehabilitation
Situation: Gelenke sind frei beweglich	**Situation:** Bewegungseinschränkung im linken Arm	**Situation:** physiologische Beweglichkeit des linken Arms nimmt ab **oder** Kontraktur bleibt bestehen
Ziel: physiologische Beweglichkeit der Gelenke bleibt erhalten	**Ziel:** vorhandene Beweglichkeit bleibt erhalten, physiologische Beweglichkeit des linken Arms wird wieder hergestellt	**Ziel:** vorhandene Beweglichkeit wird verbessert oder bleibt zumindest erhalten
Maßnahmen, z. B.: • Bewegungsübungen während der Grundpflege • Einbeziehen des Physiotherapeuten • Motivation zu stationsspezifischen Veranstaltungen, z. B. Sitztanz	**Maßnahmen:** • Spezifische Bewegungsübungen, die in den Alltag einfließen • Eventuell Schmerzmittelgabe	**Maßnahmen:** • Bewegungsübungen werden weiterhin angewandt • Eventuell Schmerzmittelgabe

Prophylaktisches Handeln erfordert vorausschauendes Denken und Handeln. Aber nicht nur die Prophylaxe selbst ist ein wichtiger Aspekt in der Pflege, sondern auch die **Edukation** der zu pflegenden Menschen und ihrer Angehörigen. Erst wenn ein Mensch über Wissen hinsichtlich seiner Erkrankung oder Gefährdung verfügt, kann er diesbezügliche Maßnahmen verstehen, annehmen und selbst durchführen. Anderenfalls können Konflikte entstehen, wenn Betroffene nicht einsehen, dass sie sich zu bestimmten Maßnahmen bereiterklären sollen. Nichtwissen kann zu Nichtbefolgen von erforderlichen Maßnahmen führen. So fühlen sich Diabetiker oft über lange Jahre erstaunlich wohl und es fällt ihnen z. B. schwer, ihr Verhalten in Bezug auf Bewegung und Ernährung zu verändern, da sie keine Beschwerden spüren.

Wie alle anderen pflegerischen Maßnahmen sind auch Prophylaxen sorgfältig zu planen und zu dokumentieren.

Gesundheits-Krankheits-Kontinuum

Seit der Novellierung des Krankenpflegegesetzes im Jahr 2004 und den Änderungen der Berufsbezeichnungen „Krankenschwester“ und „Krankenpfleger“ in die Bezeichnungen „Gesundheits- und Krankenpfleger bzw. -pflegerin“ und „Gesundheits- und Kinderkrankenpfleger bzw. -pflegerin“ wird deutlich, dass Pflegekräfte mit der pflegerischen Behandlung von Krankheiten **und** für die Pflege der Gesundheit zuständig sind. Auch wenn sich die Berufsbezeichnung inzwischen erneut geändert hat und nun „Pflegefachfrau“ bzw. „Pflegefachmann“ lautet, so hat sich an den pflegerischen Aufgaben in Bezug auf die Gesunderhaltung nichts geändert.

Pflegefachpersonen konzentrieren sich nicht nur auf angemessene Maßnahmen im Krankheitsfall, sie helfen auch, Krankheiten vorzubeugen, indem sie auf Basis ihrer Kenntnisse die zu pflegenden Menschen und deren Angehörige beraten.

Pflege bewegt sich im Spannungsfeld zwischen Gesundheit und Krankheit (▶ Abb. 1.2). Im Einzelfall ist es nicht leicht, zu entscheiden, welche individuelle Verfassung den Begriff „Krankheit“ rechtfertigt. Die Definition dieses Zustands ist noch nicht abgeschlossen. Bereits 1946 verabschiedete die Weltgesundheitsorganisation (WHO) eine Definition von Gesundheit, aus der sich im Ausschlussverfahren die Bedingungen von „Krankheit“ ableiten lassen [1].

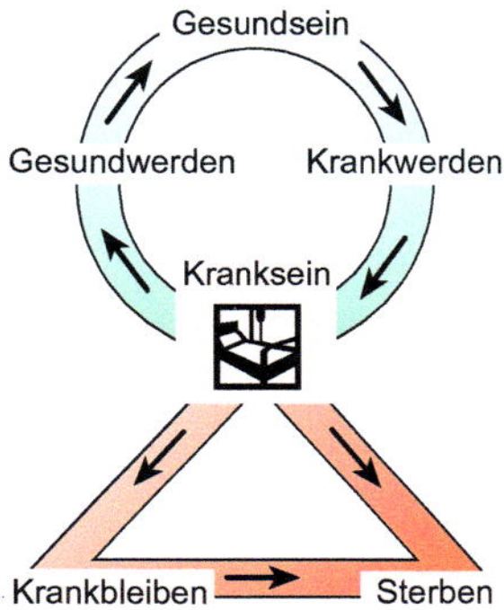

Abb. 1.2 Menschen bewegen sich ständig zwischen den Polen Gesundheit und Krankheit – bis zu dem Zeitpunkt, ab dem ihre Entwicklung dem Tod zustrebt. [A400]

1

Definition

Gesundheit ist „ein Zustand des vollständigen körperlichen, geistigen und sozialen Wohlergehens und nicht nur das Fehlen von Krankheit oder Gebrechen. Der Besitz des bestmöglichen Gesundheitszustandes bildet eines der Grundrechte jedes menschlichen Wesens, ohne Unterschied der Rasse, der Religion, der politischen Anschauung und der wirtschaftlichen oder sozialen Stellung.
Die Gesundheit aller Völker ist eine Grundbedingung für den Weltfrieden und die Sicherheit; sie hängt von der engsten Zusammenarbeit der Einzelnen und der Staaten ab." *(WHO 1946 [2])*

Allerdings geht vielen Beteiligten diese Beschreibung viel zu weit, weil sie einen Zustand beschreibt, der sich im Alltag nur schwer erreichen lässt. Menschen, deren Befinden sich nicht mit dieser Definition deckt, würden sich nicht zwingend als krank bezeichnen. Der Begriff des Gesundheits- und Krankheits-Kontinuums nach A. Antonovsky passt eher. Er verdeutlicht, dass nicht die Frage wichtig ist, ob ein Mensch vollkommen gesund oder krank ist, sondern wie weit er vom jeweiligen Pol (Krankheit oder Gesundheit) entfernt ist. Ob ein Mensch nach diesem Modell mehr krank oder mehr gesund ist, hängt von sozialen, umweltbedingten und persönlichen Risikofaktoren auf der einen Seite und persönlichen Bewältigungspotenzialen auf der anderen Seite ab [3].
Eine wichtige Aufgabe der Pflegenden in diesem Zusammenhang ist, das **Kohärenzgefühl** der zu pflegenden Person wahrzunehmen und zu stärken. Der Begriff Kohärenzgefühl wurde von *A. Antonovsky* geprägt und ist das Kernstück der **Salutogenese** *(salut: lat. = gesund; genese: griech. = Entstehung)*. Kohärenzgefühl bedeutet, dass Menschen ein andauerndes, aber auch dynamisches Gefühl entwickeln, zuversichtlich sein und anstehende Probleme oder Aufgaben mit eigenen Ressourcen bewältigen zu können. Dabei steigt das Kohärenzgefühl mit den bewältigten Aufgaben.
Insofern beurteilen Pflegende den körperlichen und geistigen Zustand eines Menschen umfassend. Sie nehmen die gesamte Situation der betroffenen Person in den Blick und wägen Ressourcen sowie Einschränkungen gegeneinander ab, um pflegerisch individuell handeln zu können.

Qualitätskriterien

Prophylaxen erfüllen ihren Sinn und lassen sich überprüfen, wenn folgende Kriterien erfüllt sind:

- **Kontinuität:** Alle Mitarbeitenden des versorgenden Teams wenden die Maßnahmen durchgängig an.
- **Individualität:** Die Maßnahmen sind exakt auf den einzelnen zu versorgenden Menschen abgestimmt.
- **Integration:** Die Maßnahmen sind in alle Pflegehandlungen eingebettet.

- **Einheitlichkeit/Wissenschaftlichkeit:** Die Maßnahmen entsprechen den Experten- und einrichtungsspezifischen Standards.

Beispiel: *Herr Schmitz ist bettlägerig und kann sich aufgrund einer rechtsseitigen Hemiparese nicht selbstständig drehen. Er ist gefährdet, einen Dekubitus zu bekommen.*

- **Kontinuität:** Im Früh-, Spät- und Nachtdienst wird Herr Schmitz durch die Pflegenden dem Bewegungsplan entsprechend positioniert.
- **Individualität:** Herr Schmitz benutzt persönliche Hautpflegeprodukte, die feuchtigkeitsregulierend wirken. Diese wenden die Pflegenden an. Für Herrn Schmitz wurde anhand der aktuellen Situation festgelegt, dass er alle 1,5 Stunden positioniert wird.
- **Integration:** Herr Schmitz kann sich beim Drehen mit der linken Hand am Bettgitter festhalten. Diese Fähigkeit wird weiterhin gefördert, auch wenn dadurch die Positionierung längere Zeit in Anspruch nimmt.
- **Einheitlichkeit/Wissenschaftlichkeit:** Die Pflegemaßnahmen entsprechen den Erkenntnissen des aktuellen Expertenstandards zu Dekubitusprophylaxe in der Pflege.

1.3 Standardisierung pflegerischer Prophylaxen

Pflegerische Prophylaxen richten sich an Menschen, die den Risiken von Krankheiten oder gesundheitlichen Problemen ausgesetzt sind. Die betroffenen Menschen sind nicht in der Lage, die Sorge um ihre Gesundung oder Gesunderhaltung vollständig allein zu übernehmen.
Der pflegerische Fokus ist allerdings nicht in erster Linie auf die Defizite gerichtet. Gefragt ist vor allem gesundheitsförderndes Handeln, damit die Ressourcen der einzelnen Person erhalten bleiben und zur auslösenden Erkrankung keine weiteren Komplikationen hinzutreten. Angehörige einzubeziehen kann hier von großem Nutzen sein und sich positiv auf die Förderung von Ressourcen auswirken.
Der Sinn pflegerischer Prophylaxen besteht also darin, die **gesunden Anteile eines Menschen zu fördern,** um Krankheiten, die mit Pflegebedarf verbunden sind, zu vermeiden oder den momentanen Zustand zu erhalten bzw. zu verbessern.
Weil jeder Mensch eigene körperliche und geistige Voraussetzungen mitbringt und durch ein eigenes Wertesystem geprägt ist, variiert die Ausprägung der Risikofaktoren von Mensch zu Mensch erheblich. Pflegende sind also gefordert, ihre Maßnahmen den jeweiligen Umständen anzupassen.
Daraus ergibt sich ein scheinbarer Widerspruch zur zunehmenden Standardisierung von Risikoeinschätzungen und den daraus abgeleiteten Strategien.
Standards sind aber als Minimalforderungen zu sehen, die je nach Bedarf individuell durch zusätzliche Maßnahmen zu erweitern sind. Dafür bieten

sie nicht nur angemessenen Spielraum – sie fordern diesen reflektierten Umgang geradezu ein. Standards sind allgemein formuliert. Um aus ihnen die jeweils passenden Maßnahmen ableiten zu können, ist eine genaue und situationsbezogene Erhebung pflegerischer Probleme unabdingbar. Dafür sind pflegerische Erfahrung und ein sicherer Umgang mit den Erhebungsinstrumenten erforderlich. Bei Krankheitsbildern und Risiken, für die solche Assessments noch nicht entwickelt wurden, sind die Pflegenden auf eine sorgfältige Beobachtung angewiesen. Die Erkenntnisse, die sie aufgrund ihres Wissens gewinnen, bilden die Grundlage für die Auswahl passender Maßnahmen.

Die Leitfrage lautet: „Welche Faktoren können welche Folgen haben?"

Für die Antwort sind pflegerisches und medizinisches Wissen sowie die Kenntnis von Ursache und Wirkung entscheidend. Es geht nicht um die unkritische Übernahme einheitlicher Maßnahmenkataloge, sondern um die reflektierte Planung pflegerischen Handelns. Standards dienen zudem als Gedächtnisstütze bei der Pflegeplanung. Wer mit Standards arbeitet, ist weniger in der Gefahr, Erfordernisse zu übersehen.

LESE- UND SURFTIPP

Allgemeine Informationsmaterialien für Pflegende

- Deutsches Netzwerk für Qualitätsentwicklung in der Pflege (DNQP), Bestellmöglichkeiten für alle verfügbaren Expertenstandards und Audit-Instrumente: www.dnqp.de
- Bundeszentrale für gesundheitliche Aufklärung: www.bzga.de
- Deutsche Gesellschaft für Pflegewissenschaft: https://dg-pflegewissenschaft.de

2 Selbstfürsorge

Das Kreuz mit dem Kreuz, Stress zu Hause, Suchtprobleme oder gar „ausgebrannt“ sein: Diese und andere körperlich oder psychisch belastenden Probleme kommen in Pflegeberufen besonders häufig vor. Dabei spielt es keine Rolle, in welcher Institution die Pflegenden beschäftigt sind.
Um den Sinn von gesundheitsförderndem Verhalten wissen die meisten Menschen. Jedoch sind sie häufig nicht in der Lage, dieses für sich umzusetzen. Die Gründe für gesundheitsschädigendes Verhalten können im Berufsleben, im Privatleben oder in der Persönlichkeit selbst liegen.

2.1 Arbeitsschutz

Der **Arbeitsschutz** ist vor allem darauf ausgerichtet, Arbeitsunfälle und Berufserkrankungen zu verhindern. Folgende Elemente des Arbeitsschutzes sollten in der täglichen Arbeit umgesetzt werden:

- Kinästhetik
- Konsequenter Einsatz von Hilfsmitteln
- Konsequentes Umsetzen aller Sicherheitsvorschriften in Bezug auf Geräte, Hygiene und Vermeidung von Unfällen

Auch im Bereich der innerbetrieblichen Fortbildung können Themen zur Gesunderhaltung und Förderung der Gesundheit angeregt und angeboten werden, z. B. verschiedene Entspannungstechniken von autogenem Training über Yoga, Rückenschule und Supervision.

2.2 Stressprävention und Bewältigung

Stressauslöser im Beruf

Stressauslöser im Beruf können hohe Arbeitsbelastung, hoher Zeitdruck, hohe Anforderungen an sich selbst, Rivalitäten, fehlende Anerkennung oder Mobbing (▶ Kap. 2.4) durch Kolleginnen oder Vorgesetzte sein. Bei Auszubildenden kommt häufig die Belastung durch die Ausbildung, Berichte, Klassenarbeiten, hohe Notenerwartungen und Prüfungen hinzu.
Hilfen sind.

- Zeitmanagement
- Kennen von Möglichkeiten zur Konflikt- und Stressbewältigung
- Realistische Anforderungen an sich selbst
- Wissen um den eigenen „Wert“
- Gelegentliches Eigenlob

- Entlarvung von Intriganten und Mobbern
- Abwehren von Angriffen gegen die eigene Person

Stressauslöser im Privatleben

Im Privatleben sind die **Stressfaktoren** häufig schwerer zu beeinflussen. Trennung von oder Verlust einer geliebten Person, einem Kind oder einem Lebenspartner durch Scheidung oder Tod sind im privaten Bereich die einschneidendsten Stressfaktoren. Beziehungsprobleme, Bevormundung und Gewalt sind ebenfalls nicht einfach aus der Welt zu räumen. Hier hilft häufig nur gezielte Beratung und Hilfe von außen. Dies gilt auch für Suchtprobleme.

Stressabbau

Alkohol, Nikotin, Reizüberflutung, z. B. durch Medienkonsum oder zu häufiges Nutzen sozialer Netzwerke im Internet, wenig Schlaf und eine ungesunde Ernährung lösen keine Probleme, sondern schädigen die Gesundheit zusätzlich. Das wissen alle. Dennoch sind viele Menschen häufig nicht in der Lage gegenzusteuern.
Wichtig ist eine **Work-Life-Balance.** Es ist sehr förderlich, eine Auszeit zu nehmen, zu meditieren, ein schönes Buch zu lesen, Sport zu treiben, zu entspannen, sich gesund zu ernähren, mit Familie oder Freunden zusammen sein oder was auch immer hilft, Stress abzubauen.

2.2.1 Burn-out

Der Begriff „Burn-out" wurde ursprünglich für die seelische Erschöpfung von Teams in der Sozialarbeit in den USA beschrieben und bedeutet „ausgebrannt sein", „erloschen sein", „kaputtmachen", „zerstört sein". Das bezieht sich aber nicht nur auf das Arbeitsleben, sondern es spielen auch Erziehung, Persönlichkeit und privates Umfeld eine Rolle. Meistens leiden hochmotivierte Menschen unter einem Burn-out [4, 5].

Burn-out-Prozess (nach Burisch)

Warnsymptome in der Anfangsphase

- Vermehrtes Engagement für Ziele
- Hyperaktivität
- Freiwillige, unbezahlte Mehrarbeit
- Gefühl der Unentbehrlichkeit und nie Zeit zu haben
- Verleugnung eigener Bedürfnisse
- Verdrängung von Misserfolgen
- Erschöpfung
- Chronische Müdigkeit
- Energiemangel
- Unausgeschlafenheit

Reduziertes Engagement

- Gegenüber den zu pflegenden Menschen:
  - Desillusionierung
  - Verlust positiver Gefühle gegenüber den zu pflegenden Menschen
  - Größere Distanz zu den zu pflegenden Menschen
  - Meidung von Kontakt zu pflegebedürftigen Menschen und/oder zu Kollegen
  - Aufmerksamkeitsstörung in der Interaktion mit zu pflegenden Menschen
  - Schuldzuweisung für Probleme an zu pflegende Menschen
  - Stereotypisierung von zu pflegenden Menschen
  - Höhere Akzeptanz von Kontrollmitteln wie Tranquilizern
  - Dehumanisierung
- Gegenüber Mitmenschen allgemein:
  - Unfähigkeit zu geben
  - Kälte (Cool-out ▶ Kap. 2.2.2)
  - Verlust der Empathie
  - Verständnislosigkeit
  - Schwierigkeiten, anderen zuzuhören
  - Zynismus
- Bei der Arbeit:
  - Negative Einstellung zur Arbeit
  - Widerstand, täglich zur Arbeit zu gehen
  - Ständiges Auf-die-Uhr-Sehen
  - Fluchtfantasien
  - Tagträume
  - Überziehen der Pausen
  - Häufiges Zuspätkommen
  - Vorzeitiges Arbeitsende
  - Fehlzeiten
  - Schwergewicht liegt im Freizeitgeschehen → „Aufblühen" am Wochenende
  - Höheres Gewicht materieller Bedingungen für Arbeitszufriedenheit
- Erhöhte Ansprüche:
  - Konzentration auf die eigenen Ansprüche
  - Gefühl, ausgebeutet zu werden
  - Eifersucht
  - Partnerprobleme
  - Konflikte mit den eigenen Kindern

Emotionale Reaktionen, Schuldzuweisungen

- Depression:
  - Reduzierte Selbstachtung
  - Gedankenverlorenheit

  - Insuffizienzgefühl (Gefühl, nicht gut genug zu sein und die Arbeit nicht in gefordertem Maß erledigen zu können)
  - Selbstmitleid
  - Humorlosigkeit
  - Unbestimmte Angst und Nervosität
  - Abrupte Stimmungsschwankungen
  - Verringerte emotionale Belastbarkeit
  - Bitterkeit
  - Abstumpfung, Gefühl abgestorben zu sein, Gefühl der Leere
  - Schwächegefühl
  - Neigung zum Weinen
  - Ruhelosigkeit
  - Gefühl des Festgefahrenseins
  - Hilflosigkeits-, Ohnmachtsgefühle
  - Pessimismus
  - Apathie
  - Suizidgedanken
- Aggression:
  - Schuldzuweisung an andere und das System
  - Verleugnung der Eigenbeteiligung
  - Ungeduld
  - Launenhaftigkeit
  - Intoleranz
  - Kompromissunfähigkeit
  - Negativismus
  - Reizbarkeit
  - Ärger und Ressentiments

Abbau

- Kognitive Leistungsfähigkeit:
  - Konzentrations- und Gedächtnisschwäche
  - Unfähigkeit, komplexe Aufgaben zu bearbeiten
  - Ungenauigkeit
  - Desorganisation
  - Entscheidungsunfähigkeit
- Motivation:
  - Verringerte Initiative
  - Verringerte Produktivität
  - Dienst nach Vorschrift
- Kreativität:
  - Verringerte Fantasie
  - Verringerte Flexibilität
- Entdifferenzierung:
  - Rigides Schwarz-Weiß-Denken
  - Widerstand gegen Veränderungen aller Art

Verflachung

- Emotionales Leben:
  - Verflachung gefühlsmäßiger Reaktionen
  - Gleichgültigkeit
- Soziales Leben:
  - Weniger persönliche Anteilnahme an anderen oder Bindung an einzelne
  - Verringerte Produktivität
  - Meidung informativer Kontakte
  - Meidung von Gesprächen über die eigene Arbeit
  - Mit sich selbst beschäftigt sein
  - Einsamkeit
- Geistiges Leben:
  - Aufgeben von Hobbys
  - Desinteresse
  - Langeweile

Psychosomatische Reaktionen

- Schwächung der Immunreaktion
- Unfähigkeit zur Entspannung in der Freizeit
- Schlafstörungen
- Albträume
- Herzklopfen
- Engegefühl in der Brust
- Atembeschwerden
- Tachykardie
- Hypertonie
- Muskelverspannungen
- Rückenschmerzen
- Kopfschmerzen
- Nervöse Ticks
- Verdauungsstörungen
- Gewichtsveränderungen
- Veränderte Essgewohnheiten
- Mehr Alkohol/Kaffee/Tabak/andere Drogen

Verzweiflung

- Negative Einstellung zum Leben
- Hoffnungslosigkeit
- Gefühl der Sinnlosigkeit
- Suizidgedanken
- Existenzielle Verzweiflung

Gründe für fehlende Motivation in Pflegeberufen

- Unzureichende Aufstiegsmöglichkeiten
- Geringes Prestige, verbunden mit der schlechten Bezahlung
- Ständige Begegnung mit Leid und damit oft verbundene Hilf- und Hoffnungslosigkeit
- Burn-out bei Kolleginnen, kein Ersatz z. B. bei krankheitsbedingtem Personalausfall → Verschlechterung der Arbeitsbedingungen und dadurch Erkrankung anderer Kolleginnen
- Fehlendes Mitspracherecht

Diese Faktoren sind schlechte Voraussetzungen für eine erfolgreiche und befriedigende Arbeit und können Burn-out auslösen.

Möglichkeiten der Burn-out-Prävention

Voraussetzungen

- Analyse stresshafter Aspekte
- Ausreichende Anerkennung durch die Teammitglieder
- Ausreichende Anleitung und Anerkennung durch die Vorgesetzten
- Realistisches Menschenbild, also weder Über- noch Unterforderung
- Erholung und Anstrengung in einem ausgewogenen Verhältnis
- Frühe Maßnahmen → größere Wirkung
- Jede mitarbeitende Person als Teil der Organisation ernstnehmen
- Ausreichende Personaldecke
- Gespräche im Team oder mit der Leitung allein
- Realistische Arbeitspläne und -ziele
- Möglichkeiten zum Feedback und Austausch
- Supervision
- Grenzen setzen zwischen Privat- und Arbeitsleben
- Sich selbst achten
- Sich immer wieder fragen: „Will ich die Arbeit wirklich so tun oder wird mir das Handeln ‚aufgedrückt'?"
- Verantwortung für eigenes Handeln übernehmen
- Angebote an Fort- und Weiterbildung
- Soziales Unterstützungssystem innerhalb und außerhalb der Arbeit aufbauen

Mögliche Maßnahmen

- Ausgleich schaffen durch Sport, Musik, individuelle Hobbys
- Alternative Wege: Gebet, Meditation, Yoga …

2.2.2 Cool-out

Der Begriff **Cool-out** erinnert an den Begriff Burn-out. Im Gegensatz zum Burn-out brennen die Personen beim Cool-out aber nicht aus, sondern sie „machen sich kalt" gegenüber Anforderungen im Arbeitsalltag, um diese

auszuhalten. Der Prozess des Cool-outs verläuft still, ohne dass er sich nach außen bemerkbar macht.
Gründe für die Entstehung sind in dem sich immer weiter zuspitzenden Spannungsfeld der Pflege zu suchen. Der Anspruch in der Pflege steigt unter anderem durch die Entwicklungen in der Pflegewissenschaft. Gleichzeitig verschlechtern sich aber die Rahmenbedingungen durch den Pflegenotstand, der auch in der Öffentlichkeit immer mehr und intensiver diskutiert wird.
Pflegende stehen täglich moralischen Konfliktsituationen gegenüber, in denen sie entscheiden müssen, wie welche zu pflegende Person in oft kurzer Zeit versorgt werden kann. Oft ist es nicht die Pflege, die sich Pflegende wünschen.
Die Zerrissenheit zwischen dem eigenen Anspruch an die Durchführung der Pflege, den strukturellen Arbeitsbedingungen und dem ständigen Gefühl, zu wenig Zeit für die zu pflegenden Menschen zu haben, kann eine Haltung fördern, die sich im Cool-out bemerkbar macht. Hinzukommt die körperliche Schwerstarbeit, die täglich geleistet werden muss.
Um eventuelle Verletzungen der gegebenen Normen hinzunehmen und vor sich selbst zu rechtfertigen, machen sich immer mehr Pflegende „kalt" gegenüber Anschuldigungen durch Kollegen („Du bist zu langsam …") oder gegenüber den Forderungen durch die Strukturen, die nicht zu bewältigen sind. Sie lernen, strukturelle Gegebenheiten mit mehr oder weniger Widerspruch hinzunehmen und erreichen damit das Gegenteil von dem, was sie eigentlich wollen: sich vor der Kälte zu schützen!

Was kann getan werden?

Zuerst müssen die Mechanismen, die zu Stagnation und Stillhalten beitragen, erkannt und reflektiert werden, wie das eigene Verhalten ist:

1. Lasse ich mich so stark von anderen beeinflussen, dass ich mich selbst aufgebe und nur noch im Sinne der anderen handle?
2. Lasse ich mich von meiner eigenen vermeintlichen Ohnmacht so sehr beeinflussen, dass ich nicht effektiv arbeiten und handeln kann?

Als Nächstes muss ich versuchen an den Bedingungen zu arbeiten, damit eine individuell ausgerichtete Pflege möglich ist.

2.3 Kollegiale Beratung und Supervision

Nicht Hilfe von anderen Helfern, die alles besser wissen, alles besser können, sondern nur Hilfe zur Selbsthilfe stärkt. **Kollegiale Beratung** und **Supervision** ermöglichen, die Sichtweise auf die eigene Situation zu erweitern, z. B. die Bewertung und das Erleben von Stresssituationen zu verändern.
Grundvoraussetzung ist, dass die Kontakte getragen sind von Vertrauen und Wertschätzung sowie der Bereitschaft, mögliche Konflikte offen und wohlwollend auszutragen. Vertrauen entsteht nur, wenn Informationen

nicht nach außen getragen werden, jeder sich nach seinen Möglichkeiten öffnet und niemand erwartet, dass sich ein Gesprächs- oder Gruppenmitglied nach den Vorstellungen von anderen verändert. Entscheidungen über Verhaltensänderungen kann nur die betroffene Person selbst treffen. Nur wenn dies der kollegiale Berater bzw. alle Beteiligten der Supervision akzeptieren, kann die kollegiale Beratung bzw. Supervision gelingen.

Merke

Die häufigsten Formen kollegialer Beratung sind das Konfliktgespräch und die kollegiale Supervision.

2.3.1 Konfliktgespräch

Konfliktursachen können in einer gestörten Beziehung zwischen zwei oder mehreren Personen liegen, z. B. durch Antipathie, Neid, verletzte Eitelkeit oder unterschiedliche Positionen. Konflikt und Konfliktursache lassen sich nur schwer trennen. Die Hauptursache der meisten Konflikte sind gestörte Beziehungen. Daraus resultieren häufig verbale Gewalt, Mobbing, schlechte Arbeitsleitungen usw. Gründe für gestörte Beziehungen werden selten offengelegt.
Ziel eines Konfliktgesprächs ist, die unterschiedlichen Positionen, die gemeinsamen Ziele und gegenseitig erwünschtes Verhalten der Kontrahenten zu ermitteln.
Als **Ergebnis** des Konfliktgesprächs sollten Vereinbarungen oder Regeln stehen, die für beide Konfliktpartner akzeptabel sind, an die sich beide Konfliktpartner halten können und wollen. Es geht darum, Beziehungen zu klären, die Zusammenarbeit und Arbeitseffektivität zu verbessern.

Ablauf eines Konfliktgesprächs

- Rollen der Teilnehmenden klären:
  - Welche Erwartungen haben sie?
  - Welche Hindernisse und Bedingungen gibt es für sie?
- Sachanalyse (Ist-Zustand klären):
  - Kontrahenten reden nicht miteinander.
  - Aufforderung: „Schildern Sie Ihre Sicht der Dinge!"
  - Jeder hört der anderen Person zu.
- Ziel: Gegenseitiges Verständnis, die Kontrahenten sprechen miteinander.
- Lösungssuche und Vereinbarungen:
  - Die Konfliktpartner machen Lösungsvorschläge.
  - Sie wählen die für sie passenden Lösungen aus und treffen konkrete Vereinbarungen.
- Weiteres Vorgehen festlegen:
  - Wie fühlen sie sich jetzt?
  - Wie geht es weiter? Welche Schritte folgen? Wer hat was zu tun?

2.3.2 Supervision

Ziel der **Supervision** ist, die berufliche Tätigkeit zu reflektieren, neue Sichtweisen zu entdecken, neues Verhalten zu erproben und die Selbstkompetenz der Teilnehmenden weiterzuentwickeln. Supervision kann als Einzelsupervision und als Gruppensupervision stattfinden. Voraussetzung für eine erfolgreiche Supervision ist die Bereitschaft der Teilnehmenden, sich einzubringen und einzulassen auf die Sichtweisen der anderen Gruppenmitglieder.

Ablauf einer Supervision

- Eine Supervisandin berichtet über eine berufliche Situation.
- Weitere Supervisandinnen oder die Supervisorin beleuchten die Situation mit ihrer Sichtweise und entwickeln mit der Supervisandin neue Sichtweisen und Handlungsperspektiven.
- Die Supervisorin leitet die Sitzungen und entwickelt durch Kommunikation mit der Supervisandin hilfreiche Strategien um eine berufliche Situation zu bearbeiten und zu bewältigen.
- Die Supervisandin berichtet über die Erprobung neuer Verhaltensweisen in der beruflichen Situation.
- Die neuen Verhaltensweisen werden unter der Leitung der Supervisorin im Hinblick auf die Bewältigung der Situation und das Befinden der Supervisandin reflektiert.
- Im Berufsalltag können verschiedene Situationen auftreten, die ein angemessenes, vernünftiges Arbeiten miteinander einschränken oder unmöglich machen. Das kann z. B. durch Mobbing (▸ Kap. 2.4) oder Helfersyndrom (▸ Kap. 2.5) ausgelöst werden.

2.4 Mobbing

Das Wort **Mobbing** kommt aus dem Englischen und stammt von „Mob“ ab, was so viel bedeutet wie „das Gesinde“ oder „der Pöbel“. Mobbing bedeutet „anpöbeln“.

Mobbing liegt vor, wenn ein schikanöses Handeln einer oder mehrerer Personen vorliegt und diese schikanösen Handlungen über einen längeren Zeitraum wiederholt werden. Darüber hinaus werden sie mit der Absicht vorgenommen, das Opfer und sein Ansehen zu schädigen oder aus einer Position zu vertreiben.

Unterschiede zu normalen Konfliktsituationen sind:

- Häufigkeit der Schikanen
- Dauer der Aktivitäten, z. B. länger als ein halbes Jahr
- Systematik der Handlungen, z. B. bewusste Desinformation des Opfers
- Ungleiche Machtstrukturen, z. B. wenn das Opfer sich nicht wehren kann, weil keine Beweismöglichkeit vorliegt,oder den Aussagen kein Glauben geschenkt wird

- Gezielte Auswahl einer Person, um sie loszuwerden
- Unerträglichkeit der psychischen Belastung durch ungewöhnliche Ereignisse; führen zu Aggressionen gegen eine einzelne Person

Dabei lehnen Mobbingopfer, Mobbingtäter und Mitwisser die Verantwortung für den Mobbingprozess ab und Mitwisser sind oft froh, dass ein „Sündenbock" gefunden wurde.

2.4.1 Voraussetzungen

Mindestens zwei Menschen müssen über einen längeren Zeitraum miteinander arbeiten und keine Möglichkeit haben, sich freiwillig dieser Situation zu entziehen, ohne ernsthafte Konsequenzen zu fürchten. Aggressionen an anderen auszulassen führt zum Stressabbau und wird durch Lustgewinn belohnt. Wehrt sich das Gegenüber nicht, wendet man diese Strategien immer wieder an. Wird das eigene Sozialverhalten nicht reflektiert, erlernt die einzelne Person nie konstruktive Strategien, um Lustgewinn zu empfinden, ohne andere auszugrenzen.

Was kann zu Mobbing führen?

Mitarbeitende, die bisher immer gut gearbeitet haben, können durch schwierige Ereignisse so belastet sein, dass sie normale Tätigkeiten nicht mehr zur Zufriedenheit der Kollegen ausführen können. Dies kann zu Unzufriedenheit und Unverständnis führen. Es wird unterstellt, dass die mitarbeitende Person keine Lust hat und alle Arbeiten auf die Kollegen abschiebt. Kann die mitarbeitende Person darüber nicht sprechen, wird sich die Situation immer weiter verschlimmern. Dabei kann zwischen typisch männlichen und typisch weiblichen Formen (▶ Tab. 2.1) von Mobbing unterschieden werden.

Tab. 2.1 Formen von Mobbing

Männliche Form	Weibliche Form
• Ständige Einteilung zu neuer Arbeit • Druck durch mündliche Androhungen • Nicht mehr mit dem Opfer reden • Politische oder religiöse Anschauung angreifen • An isolierten Ort versetzen • Das Opfer ständig unterbrechen • Zwang zu degradierenden Aufgaben	• Hinter dem Rücken schlecht reden • Vor anderen lächerlich machen • Gerüchte verbreiten • Die Möglichkeit sich zu äußern einschränken • Sich über Behinderung lustig machen • Mit Andeutungen kommen, ohne etwas zu sagen • Ständig Kritik an der Arbeit

Auslöser für Mobbing

- Neue Mitarbeitende mit mangelnden Kenntnissen der innerbetrieblichen Abläufe
- Mitarbeitende, die ungeschickt häufig fragen oder forsch auftreten
- Neue Führungsperson für eine bereits eingearbeitete Gruppe
- Ablehnung einer neu geschaffenen Position durch die Mitarbeitenden, Ablehnung der Person, die die Position besetzt
- Fehlende Beachtung und Respektierung von Gruppennormen durch neue Mitarbeitende
- Unzureichende Fachkompetenz
- Zusammenarbeit von Mitarbeitenden/Führungspersonen und unterlegenen Konkurrenten
- Kranke Mitarbeitende
- Personen mit befristeten Arbeitsverträgen
- Herausekeln älterer Personen kurz vor der Pensionierung

2.4.2 Mobbingfolgen

- Physische Symptome (▶ Abb. 2.1):
  - Müdigkeit
  - Schlaflosigkeit
  - Hyperventilation
  - Muskelverspannungen (Kopf- und Nackenschmerzen)
  - Unregelmäßige Menstruation
  - Verringertes sexuelles Interesse
  - Konzentrations- und Gedächtnisprobleme
  - Magen- und Darmbeschwerden
- Psychische Symptome (▶ Abb. 2.1):
  - Betäubung: nicht fühlen können und wollen, was geschehen ist
  - Angst vor Wiederholung des Ereignisses
  - Hilflosigkeit
  - Kummer wegen der Unmöglichkeit etwas zu tun
  - Gefühl der Leere
  - Schuldgefühle
  - Schamgefühle
  - Wut
  - Machtlosigkeit
  - Erinnerungen an frühere Vorfälle oder Verluste
  - Einsamkeit
  - Verzweiflung

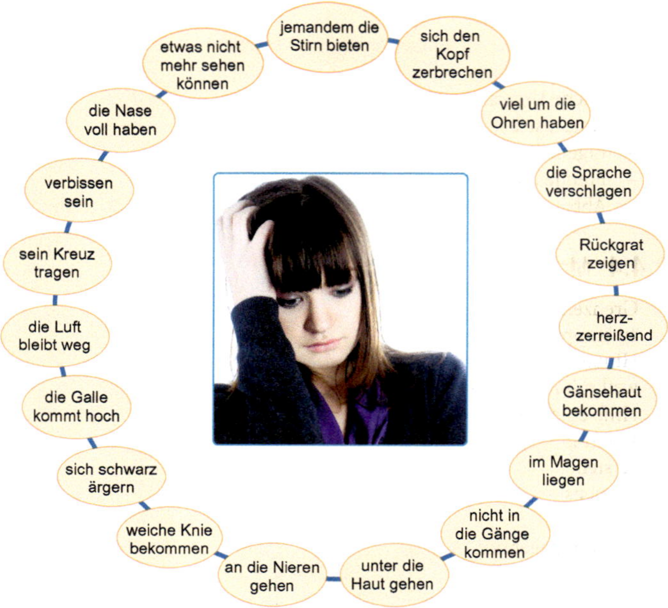

Abb. 2.1 Gefühle und Folgen für Mobbingopfer [L143, J787]

2.4.3 Typisierung der beteiligten Personen

Der „Mobber"

- Welche Ursachen könnten in der Person des Mobbers liegen?
- Wovor hat der Mobber möglicherweise Angst?
- Will er diese Angst durch Mobbing an anderen verdrängen oder überwinden oder versucht er sie dadurch zu kompensieren?
- Verfolgt er möglicherweise persönliche Ziele?

Das Mobbingopfer

- Welche Ursachen könnten in der Person des Mobbingopfers liegen?
- Welche persönlichen Vorlieben, Mängel, Kenntnisse und Leistungen des Mobbingopfers provozieren den Mobber?
- Welche besonderen Fehlverhaltensweisen oder Fehleinstellungen reizen Mitmenschen, gerade diese Person zum Opfer von Mobbingattacken werden zu lassen?

Die Angepassten

- Warum unterstützen diese Personen aktiv oder passiv durch Nichteingreifen das Geschehen?
- Mögliche Ursachen für angepasstes Verhalten:
  - Angst, selbst Opfer zu werden
  - Eigene Unzulänglichkeiten überspielen
  - Freude am Schmerz anderer
  - Abbau von Aggressionen

2.4.4 Maßnahmen gegen Mobbing

- Grenzen setzen: Oft reicht die kleinste Gegenwehr aus, den Mobber zu stoppen.
- Hinzuziehen eines Mobbingberaters – sollte frühzeitig geschehen, weil mit zunehmendem Mobbing die Kraft für die Gegenwehr fehlt.
- Hilfe eines externen Mobbingberaters nutzen.
- Wenn Betroffene nicht in der Lage sind, den Täter selbst zur Rede zu stellen: Hilfe innerhalb des Betriebs holen, z. B. Stationsleitung, Betriebsrat, Personalrat.
- Situationen konkretisieren.
- Mobbingtagebuch führen.

Mobbingtagebuch

Ein Mobbingtagebuch zu führen ist zeitintensiv, aber sehr sinnvoll, da es als Nachweis für die Angriffe gilt und dem Mobbingopfer selbst vor Augen führt, dass es sich nicht um einen bloßen Konflikt handelt, sondern um strategische „Misshandlung". Das wiederum muss Gegenmaßnahmen zur Folge haben.

Inhalt eines Mobbingtagebuchs sollte sein:

- Datum, Uhrzeit.
- Was genau ist passiert? Handlungen exakt beschreiben.
- Wer hat welche Handlungen begangen?
- Wer war anwesend und hat die Situation eventuell mitbekommen?
- Wie habe ich mich gefühlt?
- Gab es körperliche/psychische Reaktionen?
- Musste ich eventuell deswegen zum Arzt?
- Auch wenn nichts passiert, notieren.
- Notieren, wann man warum der Arbeit fernbleibt (Urlaub, Krankheit usw.).
- Notieren, wann der/die Täter nicht im Haus war/waren.
- Wurde ich zu Hause belästigt?

Oft erkennen die Mobbingopfer erst sehr spät, dass sie aus einer Gruppe oder einem bestehenden System herausgeekelt werden sollen. Ein Neuanfang ist dann meistens nicht oder nur schwer möglich. Darum sollten sich die Betroffenen selbst und den anderen sehr frühzeitig Grenzen setzen.

Merkt eine vorgesetzte Pflegefachperson, dass eine mitarbeitende Person gemobbt wird und sich selbst nicht helfen kann, muss sie eingreifen, um die Person vor den Angriffen zu schützen. Zudem sollte die Ursache des Mobbings erforscht und bearbeitet werden. Dies kann z. B. in Supervisionen geschehen.

2.5 Helfersyndrom

2.5.1 Merkmale des Helfersyndroms

- Hilfsbereitschaft ist nicht spontan oder einer bestimmten Rolle zugeordnet.
- Beruht auf der Abwehr von nicht gewollten Gefühlen.
- Personen mit Helfersyndrom versuchen alle sozialen Beziehungen zu meiden, in denen sie nicht die Gebenden sind.
- Dabei gibt es keinen Triumph über Schwächere.
- Helfer suchen Sicherheit darin, dass sie stärker sind als die anderen; haben Furcht, für sich selbst etwas zu fordern.
- Sie können aber emotionale Probleme sich selbst betreffend nicht beschreiben.
- Sie haben Furcht, für sich selbst etwas zu fordern.
- Ihre Hoffnung liegt darin, dass ihre Dienste wahrgenommen und belohnt werden.
- Sie wünschen sich, dass jemand auf ihre Wünsche eingeht und die Leistungen anerkennt.
- Kommt keine Anerkennung, folgt oft Resignation in Form von Burn-out (▶ Kap. 2.2.1).

Merke

Wer professionell arbeiten möchte, muss sein Handeln danach ausrichten, wie er mit möglichst wenig Aufwand, möglichst viele Ziele auf hohem Niveau erreicht. Zwanghaft emotional handelnde Personen sind dazu nicht fähig und lehnen auch ein Nachdenken über die Situation ab.

2.5.2 Ursachen für ein Helfersyndrom

Die Ursache für die Entwicklung eines Helfersyndroms liegt meistens in der Kindheit begründet. Die späteren Helfer haben in ihrer Kindheit wenig bis keine Beachtung und Anerkennung erfahren. Diese Mangelerlebnisse motivieren den Helfersyndrom-Helfer dazu, möglichst vielen „Hilfebedürftigen" das zu geben, was sie gerade benötigen. Dies führt zu Überbelastung und endet nicht selten im Burn-out (▶ Kap. 2.2.1) oder Cool-out (▶ Kap. 2.2.2).

3 Aspiration

Definition

Aspiration *(lat. aspirare = ansaugen)*: Eindringen von festen oder flüssigen Fremdkörpern in den Atemtrakt unterhalb der Stimmritze (Glottisebene). Häufige Ursache für eine Lungenentzündung *(Aspirationspneumonie)*.

3.1 Entstehung

Eine **Aspiration** (▶ Abb. 3.1) kann aufgrund einer Schluckstörung entstehen. Ist der Schluckakt beeinträchtigt, etwa wegen eines Apoplex, ist es dem zu pflegenden Menschen nicht möglich, Speisen, Flüssigkeiten, Speichel oder Medikamente physiologisch in den Verdauungstrakt zu leiten.
Ursachen einer Aspiration können auch Bewusstseinsstörungen durch Intoxikationen mit Arzneimitteln, Alkohol oder anderen Drogen sein. Krampfanfälle oder komatöse Zustände, z. B. aufgrund eines entgleisten Glukosespiegels, eines Schädel-Hirn-Traumas oder einer Herzerkrankung, erhöhen das Risiko einer Aspiration deutlich.
Erbrechen, ausgelöst z. B. durch andere Erkrankungen, kann ebenfalls eine Aspiration verursachen, wenn die betroffene Person nicht über die notwendigen Schutzreflexe verfügt oder sich nicht angemessen bewegen kann, z. B. in Rückenlage verharrt.

3.2 Klinisches Erscheinungsbild

Das **Erscheinungsbild einer Aspiration** variiert je nach Zustand und Grunderkrankung des zu pflegenden Menschen sowie nach Größe, Menge und Art des aspirierten Materials. Die Symptome reichen von Räuspern und Husten über ein pfeifendes Atemgeräusch bei der Einatmung *(inspiratorischer Stridor)*, bis zu Zyanose, Atemnot, Panik und massivem Erstickungsgefühl. Im Extremfall führt eine Aspiration zu einer Apnoe und der zu pflegende Mensch stirbt, bedingt durch Sauerstoffmangel, innerhalb von Minuten, sofern er keine sachgerechte Hilfe erhält.
Fällt eine Aspiration weniger deutlich aus, z. B. weil der zu pflegende Mensch nur kleine Mengen von Fremdkörpern aspiriert, die nicht zu akuter Atemnot führen, weisen gegebenenfalls gehäufte bronchiale Infekte, wiederkehrende Pneumonien oder eine auffällige gurgelnde oder belegte Stimme auf fortlaufende Aspirationen hin. In diesem Zusammenhang

kann auch eine Erhöhung der Körpertemperatur auf die chronische Entzündung des Atemtrakts hinweisen.

ACHTUNG

Bei Bewusstseins- bzw. Sensibilitätsstörungen kann eine Aspiration symptomlos bleiben, da der zu pflegende Mensch nicht über einen Hustenreflex verfügt und dann lediglich flacher atmet. Hinweis auf eine Aspiration kann in solchen Situationen die erhöhte Körpertemperatur geben.

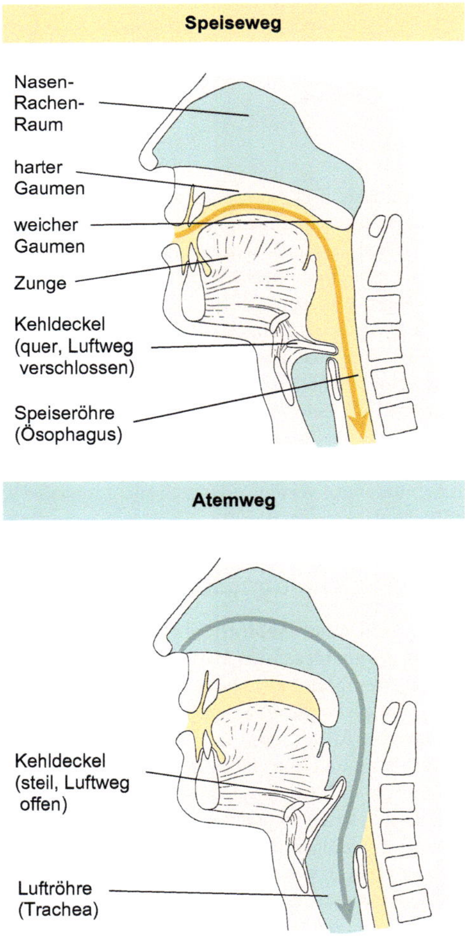

Abb. 3.1 Die Kreuzung von Atem- und Speiseweg ermöglicht Aspirationen. [L190]

Grundsätzlich beobachten Pflegende bei allen Kontakten mit zu pflegenden Menschen die Atmung sorgfältig auf folgende Parameter:

- Atemfrequenz
- Atemgeräusche
- Atemgeruch
- Atemrhythmus
- Atemvolumen
- Atemintensität

Sie denken an eine Aspiration, wenn sie folgende Symptome beobachten:

- Plötzliche, quälende Hustenattacken
- Belegte Stimme
- Gurgelnde Atemgeräusche
- Pfeifende Atemgeräusche bei der Einatmung *(inspiratorischer Stridor)*
- Blaufärbung der Fingernägel, Lippen, Haut *(Zyanose)*
- Atemnot mit Erstickungsgefühl

Sofortmaßnahmen nach Aspiration

- Betroffenen nach einer Aspiration anleiten, ruhig zu atmen
- Auffordern, mit vorgebeugtem Oberkörper kräftig zu husten, gegebenenfalls Oberkörper über eine Sessellehne o. Ä. lagern (▸ Abb. 3.2a)
- Mobile Personen aufsetzen und Arme zur Entlastung des Oberkörpers gegebenenfalls seitlich aufstützen lassen

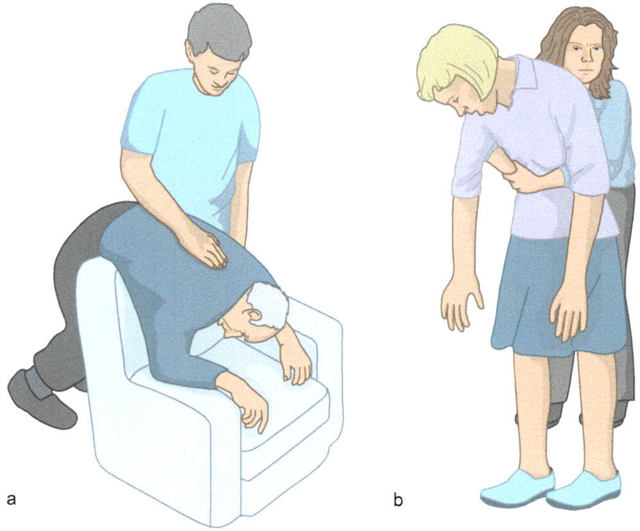

Abb. 3.2 a) Unterstützung des Abhustens bei Aspiration bei einer mobilen Person; b) Heimlich Handgriff [L138]

- Mundraum inspizieren und größere **Fremdkörper entfernen,** dazu einen oder zwei Finger einer behandschuhten Hand verwenden
- Bei nicht sichtbaren Fremdkörpern Atmungshindernis mit einem relativ großlumigen Absaugkatheter (z. B. Charrière 14/grün bis 16/orange) zu entfernen
- Letzte Möglichkeit, nur von geschulten Pflegenden anzuwenden: **Heimlich-Handgriff** (▶ Abb. 3.2b)
- Auch bei geringgradiger Aspiration zuständigen Arzt informieren

Bei massiver Aspiration:

- Hausinternen Alarm (in stationären Einrichtungen) bzw. den allgemeinen Notruf (Tel.: 112) auslösen; bei Atemstillstand unverzüglich mit Reanimation beginnen
- Im Vordergrund: Herzdruckmassage – über verlegte Atemwege keine ausreichende Atemspende möglich
- Bei Erwachsenen: **Herzdruckmassage**
  - Oberkörper der betroffenen Person auf unnachgiebige Unterlage positionieren
  - Brustkorb ca. 100- bis 120-mal/Min. etwa 5 cm tief eindrücken
  - Druckpunkt: untere Hälfte des Brustbeins (▶ Abb. 3.3)
  - Ziel: Blutversorgung der lebenswichtigen Organe über eine gewisse Zeit aufrechterhalten
- Herzdruckmassage bis zum Eintreffen eines professionellen Rettungsteams ohne Unterbrechung fortführen
- Bei **Säuglingen und Kindern** nach Feststellen des Atemstillstands
  - Mund öffnen und sichtbare Fremdkörper entfernen
  - Sofort mit **fünf Atemspenden** beginnen
  - Säuglinge und kleine Kinder gegebenenfalls bei der Beatmung auf den Arm nehmen
  - Dauer der Atemspende: 1–1,5 Sekunden

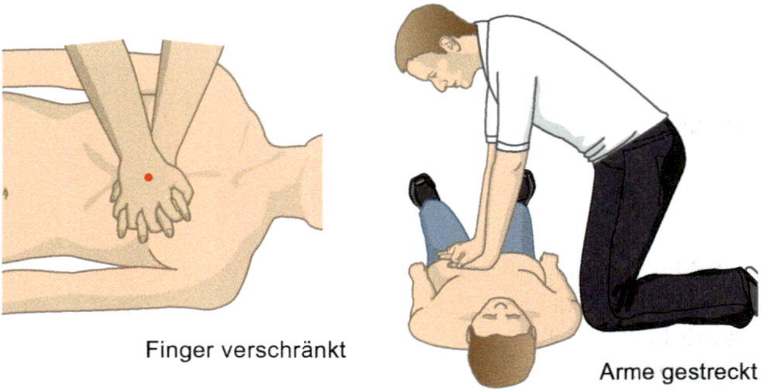

Abb. 3.3 Zur Herzdruckmassage suchen Ersthelfer die Mitte des Brustbeins auf und drücken mit einer Frequenz von 100- bis 120-mal/Min. den Brustkorb ca. 5 cm tief ein. [L138]

- Helfer umschließt Mund und Nase des Säuglings; bei älteren Kindern Mund-zu Mund-Beatmung
- Kein Öffnen der Atemwege: Kiefer mit Esmarch-Handgriff öffnen; Kopf **nicht** überstrecken
- Nach **fünf** erfolglosen Versuchen, Atem zu spenden, Beginn mit **Herzdruckmassage**
- Druckpunkt: untere Hälfte des Brustbeins; Brustkorb etwa ein Drittel eindrücken
- Bei Säuglingen Herzdruckmassage mit zwei gestreckten Fingern oder beiden Daumen mit kompletter Umfassung des Brustkorbs (▶ Abb. 3.4); bei älteren Kindern ein Handballen oder beide Hände wie beim Erwachsenen (je nach Größe des Kindes)
- Brustkorb **15-mal komprimieren,** danach **2-mal beatmen** (15:2)
- **Neugeborene** im Verhältnis **3:1** reanimieren

3

ACHTUNG

Ist die helfende Person allein, kann der Säugling erst nach der initialen Atemspende und zwei Zyklen Herzdruckmassage allein gelassen werden, um den Notruf abzusetzen. Oder der Säugling wird mit zum Telefon genommen.

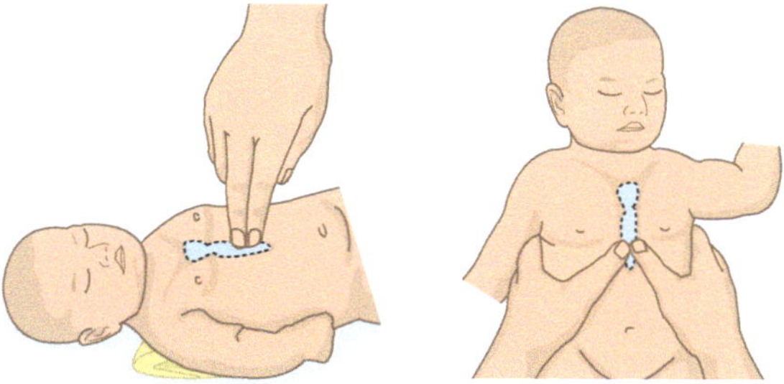

Abb. 3.4 Herzmassage beim Säugling; links: Zwei-Finger-Technik, rechts: thoraxumfassende Technik (wenn zwei Helfer zur Verfügung stehen) [L138]

3.3 Risikofaktoren

Der **Schluckvorgang** besteht aus einer Kombination willkürlich gesteuerter und unwillkürlich ablaufender Aktionen und kann durch Dysphagie beeinträchtigt sein. Er lässt sich in folgende Phasen einteilen:

- **Präorale Vorbereitung** (Anbahnung der Nahrungs- bzw. Flüssigkeitsaufnahme bei bestehendem Durst- und Hungergefühl) durch Einnehmen einer aufrechten Sitzposition, vermehrte Speichelproduktion

- **Orale Vorbereitung** durch Aufnahme der Speise bzw. Flüssigkeit in den Mund und ihre Verarbeitung zu einem Speisebrei mittels Kauen *(willkürlich)*
- **Oraler Transport** mit Beförderung der Nahrung bzw. Flüssigkeit vom Mund in den Rachen *(willkürlich eingeleitet)*
- **Pharyngealer Transport** mit Beförderung des Speisebreis bzw. der Flüssigkeit durch den Rachen *(unwillkürlich)*
- **Ösophagealer Transport** mit Beförderung des Speisebreis bzw. der Flüssigkeit durch den Ösophagus *(Speiseröhre)* in den Magen *(unwillkürlich)*

Merke

Der Kontakt des Speisebreis oder einer Flüssigkeit mit der hinteren Rachenwand löst den **Schluckreflex** aus. Ab diesem Zeitpunkt ist das Schlucken nicht mehr (oder nur durch intensives Training) willkürlich zu beeinflussen.

Ursachen von Schluckstörungen (Dysphagie)

Ursachen von Schluckstörungen können z. B. sein:

- Neurologische und muskuläre Erkrankungen, z. B. Apoplex, Schädel-Hirn-Trauma, Morbus Parkinson, Multiple Sklerose, Meningitis, Enzephalitis, Polymyositis, Dermatomyositis, Myopathie, Muskeldystrophie, Myotonie, Fazialisparese, Gaumensegellähmung
- Koordinationsstörungen
- Operationen an Kopf und Hals
- Erkrankungen und Verletzungen des Ösophagus
- Zustand nach Langzeit-Intubation
- Psychische Störungen, z. B. Antriebsstörung im Alter
- Zahnverlust
- Schlecht sitzende Prothese
- Erschöpfung, Müdigkeit
- Entzündungen im Mund- und Rachenraum und andere Erkrankungen des Mundraums (Karies, Aphthen …)
- Druckstellen im Mund
- Mundsoor – bei **Säuglingen** im ersten Lebensvierteljahr und bei Abwehrschwäche sehr häufig
- Verminderte Speichelbildung

Zeichen von Schluckstörungen

Menschen, die unter **Schluckstörungen** leiden, sind besonders aspirationsgefährdet. Deshalb achten die Pflegenden auf Zeichen, die eine Schluckstörung vermuten lassen:

- Speichel oder Essensreste fließen aus dem Mund.
- Zwischen den Mahlzeiten bildet sich ein Speichelsee in der Mundhöhle, weil die betroffene Person das beständig produzierte Sekret nicht schlucken kann.

- Speisereste verbleiben nach der Mahlzeit im Mund (vor allem in den Backentaschen). Dies weist auch auf eine mangelnde Beweglichkeit der Zunge hin und findet sich häufig bei Menschen nach einem Apoplex.
- Vorhandensein oder Entwicklung primitiver Saug-, Schluck- und Beißreflexe. Als primitive Reflexe bezeichnet man Reflexe, die neugeborene Kinder aufweisen und die ihnen das Überleben garantieren. Säuglinge beginnen automatisch zu saugen, wenn man ihren Gaumen berührt. Diese Primitivreflexe vollziehen sich ohne Beteiligung des Großhirns und sind bei Erwachsenen Zeichen einer massiven Störung des zentralen Nervensystems.
- Die betroffene Person leidet unter häufigem Verschlucken, Husten und Würgen. Problematisch ist auch, wenn trotz Aspiration ein Husten ausbleibt. In diesem Fall können gurgelnde Laute beim Schlucken und Einschränkungen bei der Atmung hinweisend sein.

Aus den beschriebenen Zeichen folgt, dass die Pflegenden das Verhalten des zu pflegenden Menschen nicht nur während des Essens bzw. während der Verabreichung von Essen beobachten, sondern auch nach der Mahlzeit den Erfolg des Schluckens überprüfen müssen. Dazu streichen sie die Wangentaschen mit einem feuchten Watteträger oder einem feuchten Pflaumentupfer bzw. einem (behandschuhten) Finger von hinten in Richtung Mundöffnung aus (▶ Abb. 3.5). Bei **Säuglingen und Kleinkindern**

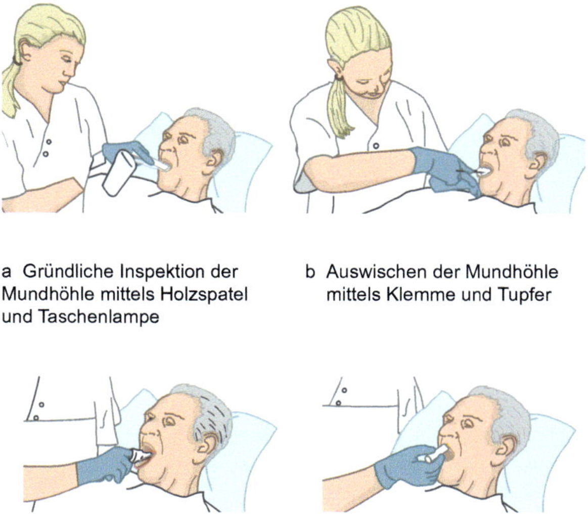

a Gründliche Inspektion der Mundhöhle mittels Holzspatel und Taschenlampe

b Auswischen der Mundhöhle mittels Klemme und Tupfer

c Abwischen der Zunge mit kleiner, um den Finger gewickelter Kompresse

d Lippenpflege mit Lippenpflegestift

Abb. 3.5 Kontrolle auf erfolgreichen Schluckvorgang und Mundpflege nach der Mahlzeit [L138] sollten wegen der engen anatomischen Verhältnisse des Mundraums Watteträger benutzt werden. Wenn sich auf diese Weise erhebliche Speisereste finden lassen, die der zu pflegende Mensch selbst nicht bemerkt hat, besteht grundsätzlich eine erhebliche Aspirationsgefahr und ein ausführliches Assessment zur Mundpflege ist nötig (▶ Tab. 3.1).

Tab. 3.1 Standardisiertes Assessment zur Mundpflege (nach Eilers, Berger und Petersen 1988) [6]

	Normal	Verändert
Stimme	klar, unauffällig	• Tief oder rau • Schwierigkeiten oder Schmerzen beim Sprechen
Schlucken	ohne Beschwerden	Schluckvorgang schmerzhaft oder unmöglich
Lippen	glatt, rosa, intakt	trocken, rissig, blutend oder ulzeriert
Zunge	rosa, feucht, Papillen erkennbar	belegt, fehlende Papillen, gerötet, rissig, mit Bläschen
Speichel	wässrig	verdickt, zäh oder fehlend
Schleimhäute	rosa, feucht und intakt	gerötet, belegt, ulzeriert, blutend
Zahnfleisch	rosa, straff	ödematös mit/ohne Rötung, spontan blutend

Weitere Faktoren, die das Aspirationsrisiko erhöhen:

- Eingeschränkte Zungenbeweglichkeit
- Desorientiertheit
- Liegende Magensonde
- Unvollständiger Schluss des Muskels am Mageneingang *(Kardiasphinkter);* dadurch erhöhtes Risiko, dass Mageninhalt in die Speiseröhre zurückfließt
- Erhöhter Magendruck
- Längere Flüssigkeits- und Nahrungskarenz
- Intubation
- Personen, die oft erbrechen
- Neurologische Erkrankungen
- Kieferverdrahtung
- Frühgeburt
- Bei Neugeborenen Mekoniumabgang im Fruchtwasser und Einatmen des Mekoniums mit den ersten Atemzügen

ACHTUNG

Menschen, deren Mund-Rachen-Raum mit Lokalanästhetika behandelt wurde, die eine Vollnarkose erhalten haben oder denen Sonden bzw. Tuben aus dem Mund-Rachen-Raum entfernt wurden, sind aspirationsgefährdet. Sie benötigen sorgfältige Überwachung, vor allem bei Schluckversuchen, bis die Wirkung der Arzneimittel zuverlässig abgeklungen oder die Sensibilität in den betroffenen Arealen zurückgekehrt ist.

Bewertung der Risiken

Eine gezielte und standardisierte Beurteilung der betroffenen Person kann das Risiko einer Aspiration und die Fähigkeit zum Schlucken genauer eingrenzen. Besonders praktikabel – weil leicht nachvollziehbar – ist das **modifizierte Schluckassessment** *(MSA)* (▶ Tab. 3.2), das für die Anwendung durch Pflegefachpersonen und Schlucktherapeuten gedacht ist.

ACHTUNG

Außerhalb von Kliniken, in denen Fachpersonen für die Behandlung von Schluckstörungen vorhanden sind, sollte ein auffälliges Ergebnis im MSA unbedingt zu einer Vorstellung der betroffenen Person bei einer Logopädin oder geschulten Ärztin führen, damit diese eine geeignete Behandlung einleiten.
Die Durchführung des Schluckassessments ist geschulten Pflegefachpersonen vorbehalten.

Tab. 3.2 Modifiziertes Schluckassessment (MSA) nach Perry [7] für Pflegefachpersonen und Schlucktherapeuten. Die Tabelle kann auch zur Dokumentation dienen.

A) Checkliste „Schlucken" Aspirationsgefährdung liegt vor, wenn eine Frage mit „Nein" zu beantworten ist.	Nein	Ja	Bemerkungen
Ist die betroffene Person wach und reagiert auf Ansprache?			
Kann die betroffene Person auf Aufforderung husten?			
Kann die betroffene Person ihren Speichel kontrollieren?			
Kann die betroffene Person Ober- und Unterlippe ablecken?			
Kann die betroffene Person frei atmen (erreicht sie ohne Unterstützung eine gute Sauerstoffsättigung)?			
Fehlen Zeichen einer feucht/nass klingenden, heiseren Stimme?			

Tab. 3.2 Modifiziertes Schluckassessment (MSA) nach Perry [7] für Pflegefachpersonen und Schlucktherapeuten. Die Tabelle kann auch zur Dokumentation dienen. *(Forts.)*

B) 1. Schluckprobe: 1 Teelöffel stilles Wasser Nur durchführbar, wenn alle oben stehenden Fragen mit „Ja" beantwortet worden sind. - Aufrechte Körperposition im Sitzen mit Unterstützung des Rumpfs - Mundhöhle auf Speisereste inspizieren; gegebenenfalls Speichel schlucken lassen - Schluckkontrollgriff (▶ 2.5.2) mit Phonationskontrolle (Stimmprüfung)			
Funktionsstörungen (nach Perry): Abbruch des Schluckversuchs, wenn eine der Fragen mit „Ja" zu beantworten ist	Nein	Ja	Bemerkungen
Keine erkennbare Schluckaktivität?			
Wasser läuft aus dem Mund?			
Husten oder Räuspern?			
Zunahme der Atemfrequenz?			
Nasse/gurgelnde Sprache bis 1 Minute nach dem Schlucken?			
Hat der Untersucher Zweifel oder einen unguten Eindruck?			
C) 2. Schluckprobe: 90 ml Wasser, nur durchführbar, wenn alle Fragen aus dem 1. Schlucktest mit „Nein" beantwortet worden sind	Nein	Ja	Bemerkungen
Funktionsstörungen (nach Suiter und Leder [8]): Abbruch des Schluckversuchs, wenn eine der Fragen mit „Ja" zu beantworten ist			
Husten nach dem Schlucken (innerhalb 1 Minute)			
Erstickungsanfall (innerhalb 1 Minute)			
veränderte Stimmqualität (innerhalb 1 Minute)			
Abbruch des Tests (Test nicht durchführbar)			

Tab. 3.2 Modifiziertes Schluckassessment (MSA) nach Perry [7] für Pflegefachpersonen und Schlucktherapeuten. Die Tabelle kann auch zur Dokumentation dienen. *(Forts.)*

Einschätzung		Nein	Ja	Bemerkungen
a) Schluckassessment zeigt pathologisches Ergebnis (in A, B oder C)				falls „Ja", dann weiter mit c bzw. d
b) klinischer Verdacht auf Aspirationsgefährdung gegeben				falls „Ja", dann weiter mit c bzw. d
c) Schlucktherapeut benachrichtigt				
d) Arzt benachrichtigt				
e) Durch Schlucktherapeuten festgelegte Schluckkostform (SKF)				
Normalkost	Kost mit Konsistenzeinschränkung	weichgekochte Kost	passierte Kost	Sondenkost

3.4 Folgen

Aspiriertes Material kann zu einer Irritation der Schleimhäute bzw. unter Beteiligung von Krankheitserregern zu einer **Entzündung des Lungenparenchyms** *(Aspirationspneumonie)* führen. Die Atemaktivität des zu pflegenden Menschen nimmt ab und die Infektion der Lunge kann sich zu einem lebensbedrohlichen Krankheitsbild ausweiten. Gerade bei alten und kranken Menschen kann diese Erkrankung einen schweren Verlauf, oft mit tödlichem Ausgang, nehmen.

Die Schädigung des Lungenparenchyms führt nicht selten zu einer massiven Einschränkung der Lungenfunktion, etwa durch einen lokalen Entzündungsherd (Lungenabszess) oder ein akut entstehendes und voranschreitendes Lungenversagen (ARDS = Acute Respiratory Distress Syndrome = akute respiratorische Insuffizienz), das intensivmedizinisch zu behandeln ist.

- Eine **Verlegung der Atemwege** durch Fremdkörper blockiert die Belüftung der nachgeschalteten Lungenareale. Bei bewegungseingeschränkten (etwa bettlägerigen) zu pflegenden Menschen sind die Zeichen einer solchen Obstruktion nicht zwingend sofort erkennbar.
- Der Hustenreflex ist krankheitsbedingt oft eingeschränkt.
- Eine komplette Verlegung der Atemwege durch Fremdkörper führt zum Erstickungstod durch Sauerstoffmangel.
- Besonders gefährlich ist die **Aspiration von Erbrochenem.** Im Magen mischt sich die Nahrung mit Verdauungsenzymen und

Salzsäure. Gerät dieser aggressive Brei in den Atemtrakt, greift er die Schleimhaut, gegebenenfalls bis hinunter in die Alveolen, massiv an.

3.5 Prophylaktische Maßnahmen

Bei Aspirationsgefahr klären die Pflegenden – wenn möglich – den zu pflegenden Menschen über das Risiko auf und motivieren ihn, sich an der Vorbeugung zu beteiligen. Die professionelle Behandlung von Schluckstörungen ist Aufgabe der Logopädie.

ACHTUNG

Bei zu pflegenden Menschen, die vermutlich unter einer Schluckstörung leiden, überprüft die Pflegefachperson vor der Nahrungsaufnahme, in welchem Maß der Schluckreflex vorhanden ist und wie der zu pflegende Mensch Nahrung und Flüssigkeit transportieren kann. Als Leitfaden kann das modifizierte Schluckassessment (▸ Tab. 3.2) dienen. Pflegende verabreichen reguläre Mahlzeiten und Getränke nur bei intaktem Schluckreflex.

Die Pflegenden unterstützen die logopädische Therapie mit basal stimulierenden Übungen. Die entsprechenden Kenntnisse erwerben sie in Fortbildungen zu dem Pflegekonzept der Basalen Stimulation®.

LESE- UND SURFTIPP

Internationaler Förderverein Basale Stimulation® e. V.:
www.basale-stimulation.de

3.5.1 Allgemeine Maßnahmen

Die allgemeinen Maßnahmen der Aspirationsprophylaxe umfassen Strategien, die den betroffenen Menschen möglichst gute Bedingungen schaffen, Nahrung aufzunehmen, eine Verlegung der Atemwege zu verhindern und den Schluckakt sicher zu bewältigen.

Merke

Pflegende nehmen sich **immer** (nicht nur bei aspirationsgefährdeten Menschen) genügend Zeit, um Getränke und Speisen zu verabreichen. Hektik bringt zu pflegende Menschen unter Druck und erhöht das Risiko einer Aspiration.

Sitzende Position und Oberkörperhochlagerung

Pflegende achten darauf, dass zu pflegende Menschen, denen sie bei den Mahlzeiten assistieren, eine bequeme und möglichst aufrechte Haltung einnehmen (60–90° Oberkörperhochlagerung). Die Nahrungs- und Flüssigkeitsaufnahme erfolgt am günstigsten mit gerader Kopfhaltung, der

Kopf sollte also nicht Richtung Nacken überstreckt werden. Idealerweise wird das Essen nicht im Bett, sondern am Tisch sitzend eingenommen.
Säuglinge, die unter Schluckstörungen oder Erkrankungen leiden, die ein Verschlucken begünstigen, werden während der Nahrungsgabe im Arm mit erhöhtem Oberkörper gelagert.
Eine moderate Oberkörperhochlagerung verringert auch das Aspirationsrisiko in der postoperativen Phase (bis zum Abklingen der Sedativa), bei zu pflegenden Menschen, die über eine Sonde ernährt werden oder die bewusstlos sind, und bei Menschen mit Schluckstörungen.

Merke

Nach dem Essen sollten aspirationsgefährdete Menschen für mindestens 20–30 Minuten die aufrechte Haltung beibehalten. So lässt sich die Gefahr des Zurücklaufens der Nahrung aus dem Magen in die Speiseröhre verringern.

Bei fortgeschrittener Demenz kann es aufgrund der massiven Veränderungen des vegetativen Nervensystems trotz der Lagerung mit erhöhtem Oberkörper zur Aspiration kommen. Hier ist besondere Vorsicht geboten, die Konsistenz von Nahrung und Getränken muss angepasst werden!

Ruhige Atmosphäre

Die Pflegenden bleiben grundsätzlich während der gesamten Mahlzeit bei zu pflegenden Menschen, denen sie Speisen anreichen. Durch fortwährendes Verlassen des Zimmers oder die Beschäftigung mit anderen zu pflegenden Personen entsteht eine Unruhe, die zu Konzentrationsverlust beim schluckbeeinträchtigten Menschen führen kann. Die Pflegenden gewährleisten ein störungsfreies Ambiente, indem sie z. B. das Fernsehgerät abschalten, Gespräche während des Essens vermeiden und den zu pflegenden Menschen motivieren, sich vollständig auf das Essen zu konzentrieren.
Zum stressfreien Essen gehört auch, dem zu pflegenden Menschen stets nur mundgerechte Portionen anzureichen. Bei erheblicher Schluckstörung sollten diese nicht größer sein als ca. ⅓ eines Esslöffels. Individuell angemessene Pausen zwischen den einzelnen Schlucken tragen ebenfalls zur Aspirationsprophylaxe bei.

Angepasste Nahrungsaufnahme

Schluckstörungen machen es Betroffenen schwer, Speisen unterschiedlicher Konsistenz, also einer Mischung aus flüssigen und festen Bestandteilen, zu bewältigen. Zur Aspirationsprophylaxe erhalten Personen mit reduziertem Schluckvermögen passierte Kost bzw. Brei. Krümelige oder körnige Speisen sind zu vermeiden. Die Kostform ist dem Zustand der betroffenen Person anzupassen.

Kostformen

- Passierte Kost *(Stufe 1)*
  - Lebensmittel werden zu einem feinen Brei verarbeitet und durch ein Sieb passiert.
  - Es sind keine Klümpchen und Fasern enthalten.
- Pürierte Kost *(Stufe 2)*
  - Speisen werden mit einem Mixer püriert.
  - Die Konsistenz ist breiig, aber nicht mehr so fein.
- Teilpürierte Kost *(Stufe 3)*
  - Nahrungsbestandteile, die Probleme bereiten, werden püriert.
  - Andere Nahrungsbestandteile werden nur weichgekocht.
- Adaptierte Kost *(Stufe 4)*: weiche, nicht pürierte Kost

Zu pflegenden Menschen mit Schluckstörungen fällt es schwer, Flüssigkeiten zu schlucken. Um diese leichter zu bewältigen und eine ausreichende Flüssigkeitsaufnahme sicherzustellen, können Getränke mit Dickungsmitteln auf Basis von Maisstärke, z. B. Nutilis® oder Multi-Thick®, verfestigt werden, sodass die betroffene Person sie löffeln kann.

Hilfsmittel bereitstellen

In der Nähe von schluckbeeinträchtigten Menschen sollte idealerweise stets ein Absauggerät mit einer ausreichenden Anzahl an Absaugkathetern in angemessener Größe bereitstehen. Es dient dazu, **vor** dem Essen Sekret und **nach** dem Essen eventuell Speisereste aus dem Mund zu saugen.

Mundpflege

Eine ausführliche und sorgfältige Mundpflege (▶ Kap. 15.5.2) nach dem Essen sowie in den Intervallen zwischen den Mahlzeiten verringert die Aspirationsgefahr deutlich.

Je nach den Fähigkeiten der betroffenen Person assistieren die Pflegenden beim Zähneputzen (mit wenig Wasser und Zahnpasta) oder sie wischen die Mundhöhle mit feuchten Tupfern von hinten nach vorn aus. Das Gurgeln mit Spüllösung ist nicht empfehlenswert, da bei diesem Vorgang Flüssigkeit in den hinteren Teil der Mundhöhle gelangt und von dort in die Atemwege laufen kann.

Umgebungsgestaltung

Insbesondere bei Menschen mit Demenz sowie bei Kindern achten die Pflegenden darauf, kleinteilige Gegenstände außerhalb der Griffweite zu lagern. Versehentlich verschluckte Kleinteile können zur Erstickung führen.

3.5.2 Spezielle Maßnahmen

Schluckreflex stimulieren

Die Pflegefachperson prüft den Schluckreflex mittels **Schluckkontrollgriff.** Dazu legt sie den Zeigefinger an den Mundboden, den Mittelfinger an das Zungenbein, den Ringfinger an den Schildknorpel (Adamsapfel) und den kleinen Finger an den Ringknorpel (▶ Abb. 3.6). Dann fordert sie die betroffene Person auf zu schlucken bzw. stimuliert den Schluckreflex. Während der Aktion tastet die Pflegefachperson, wie sich der Schluckapparat bewegt.

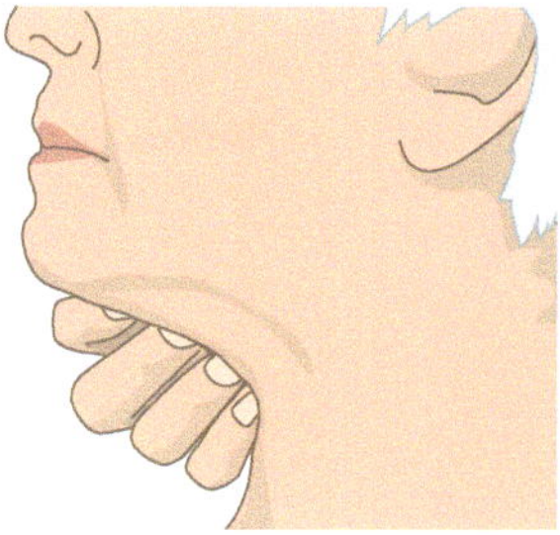

Abb. 3.6 Schluckkontrollgriff [L138]

Der Schluckreflex lässt sich mittels mechanischer und thermischer Reizung des vorderen Gaumens stimulieren und auf diese Weise auch trainieren. Dazu verwendet die Pflegefachperson einen Zahnspiegel (alternativ Bestecklöffel mit breiterem Stielende) und taucht ihn für etwa 10 Sekunden in Eiswasser.

Mit der Rückseite des Spiegels oder dem Löffelstiel tippt sie 4-mal leicht an den unteren Teil des vorderen Gaumenbogens und an die Zunge (▶ Abb. 3.7). Der weiche Gaumen sollte nicht berührt werden, da durch diese Manipulation ein Würgereiz ausgelöst werden könnte.

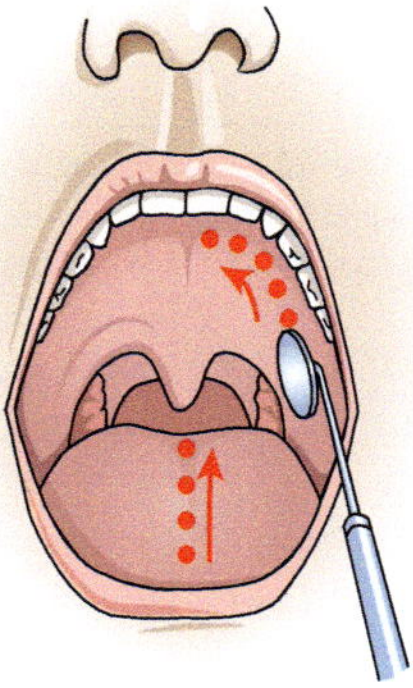

Abb. 3.7 Stimulation des Schluckreflexes
Mit einem eisgekühlten Zahnspiegel (oder breiten Löffelstiel) ca. 4-mal den hinteren Gaumenbogen antippen (jeweils an beiden Seiten)
Zahnspiegel erneut in Eiswasser kühlen und Zungenrücken von vorn nach hinten ca. 4-mal antippen [L190]

Danach taucht die Pflegefachperson den Spiegel/Löffelstiel erneut in das Eiswasser und wiederholt den Vorgang. Die Stimulation des Schluckreflexes sollte etwa 5-mal täglich etwa 5 Minuten lang abwechselnd an jeder Gaumenseite erfolgen, um Fortschritte zu erzielen.

Je nach Ursache der Schluckstörung nutzen die Pflegenden verschiedene Formen des **Schlucktrainings** (▶ Tab. 3.3). Sie erläutern der zu pflegenden Person die Übungen detailliert und demonstrieren sie bei Bedarf mehrmals, bis die betroffene Person sicher verstanden hat, wie die Übungen funktionieren und die Abläufe selbst

Tab. 3.3 Schlucktraining bei verschiedenen Störungen

Störung	Symptome	Übungen
Mundschlussstörung (z. B. Fazialisparese)	• Speichelfluss • Asymmetrisches Gesicht (einseitig hängender Mundwinkel) • Ungenügender Lippenschluss	• Gesicht außen vom Jochbeinbogen zum Mundwinkel ausstreichen • Lippen lecken lassen • Mund spitzen lassen • Grimassen schneiden lassen • Gegenstände mit dem Mund festhalten oder ansaugen und loslassen (im Wechsel)
Komplette Gaumensegellähmung	• Flüssigkeitsaustritt aus einem Nasenloch • Entweichen von Luft nach Aufblasen der Wangen • Erschwertes Saugen	• Eisstäbchen lecken lassen • Zunge zurückrollen lassen • Wangen aufblasen lassen • An Apfelstücken (oder anderem Obst) im feuchten Gazesäckchen saugen lassen • Gaumensegel stimulieren (▶ Abb. 3.7)
Koordinationsstörung	• Durch Hustenreiz verzögerter oder zu früh ausgelöster Schluckreflex • Aspiration (besonders bei [dünn-] breiiger Nahrung)	• Feste Speisen verabreichen • Schluckreflex stimulieren • Richtige Kopfhaltung trainieren (in der Körperachse, zum Essen leicht nach vorn geneigt)
Motilitätsstörung der Zunge *(Dysarthrie)*	• Speisereste in den Wangentaschen und auf der Zunge • Vorstoßen der Nahrung (Richtung Lippen) • Sensibilitätsstörungen, Parästhesien (z. B. Taubheit, Kribbeln) • Zungenbewegung z. B. von links nach rechts möglich, nicht jedoch nach hinten, oben oder unten; Zungenrollen um die Längsachse nicht möglich • Unklare Artikulation (z. B. kloßige Sprache)	• Zungenbewegungen trainieren: z. B. gegen die Wangeninnenseiten drücken bei gleichzeitigem Außendruck durch die Hände (alle Richtungen trainieren) • Kältereiz, z. B. Eisstäbchen lecken lassen • An trockenen Erbsen (auch andere Hülsenfrüchte möglich) im Gazesäckchen saugen lassen • Zahnreihen mit der Zunge abtasten • Wangentaschen mit der Zunge leerräumen (vor allem nach Nahrungsaufnahme) • Zunge bürsten (stets von der aktiven zur passiven Seite hin stimulieren)

wiederholen kann. Zur Unterstützung bietet sich an, einen Spiegel aufzustellen, in dem die betroffene Person ihre Bewegungen nachvollziehen und ihre Fortschritte beobachten kann.
Schlucktraining ist langfristig angelegt. Es kann Tage oder Wochen dauern, bevor der Schluckreflex sich bessert bzw. zurückkehrt.

Hustenreflex prüfen und stimulieren

Um herauszufinden, ob zu pflegende Menschen über einen ausreichenden Hustenreflex verfügen, fordert die Pflegefachperson sie zum Husten auf oder beobachtet über längere Zeit, ob ein spontaner Hustenreflex vorhanden ist. Dabei ist es wesentlich, einzuschätzen, ob die Hustenstöße kräftig genug ausfallen, um bei Bedarf Sekret oder Fremdkörper aus den Atemwegen zu befördern.
Ein verminderter Hustenreflex lässt sich durch Training verbessern. Zur Unterstützung stellt sich die Pflegefachperson hinter den sitzenden zu pflegenden Menschen und legt beide Hände auf dessen Schultern. Der zu pflegende Mensch atmet aus und lässt dabei ein „Hhhhhh" ertönen. Während der Ausatmung drückt die Pflegefachperson kurz auf die Schultern und unterbricht so den Laut. Im selben Moment ist der betroffene Mensch aufgefordert, ein „K" zu sprechen. Mit jeder Wiederholung spricht er das „K" weiter hinten im Hals – bis er hustet. Die Pflegefachperson und der zu pflegende Mensch wiederholen die Übungsschritte mehrmals, bis die betroffene Person die Übung beherrscht und sie allein ausführen kann.

Schlucktraining

Das **Schlucktraining** beginnt, sobald Husten- und Schluckreflex ausreichend vorhanden sind.
Gezieltes Training fördert die Selbstständigkeit des zu pflegenden Menschen, ermöglicht eine sichere orale Nahrungsaufnahme und reduziert das Aspirationsrisiko deutlich. Vor Beginn des Schlucktrainings überprüft die Pflegefachperson, ob der zu pflegende Mensch kognitiv in der Lage und einsichtig ist, das Schlucktraining durchzuführen.

Vorbereitung

Falls vorhanden, setzt der zu pflegende Mensch seine (passende) Zahnprothese ein, bei Bedarf assistieren die Pflegenden. Dann nimmt er eine aufrechte Sitzposition ein. Das Sitzen am Tisch ist dem Sitzen im Bett vorzuziehen, um eine physiologische Körperspannung zu erreichen. Der Kopf ist leicht nach vorn geneigt, die Zunge liegt in ihrer Ruheposition im vorderen Teil der Mundhöhle. Diese Körperhaltung trägt dazu bei, dass die Nahrungsbissen zunächst auf dem vorderen Teil der Zunge liegen und nicht zu schnell und ungenügend zerkaut in den Rachen gleiten.
Die Pflegenden wählen die Speisen für das Schlucktraining nach folgenden Kriterien:

- Beginn mit dickflüssiger Kost, da deren Konsistenz einen Druck auf die Gaumenbögen ausübt und so den Schluckreflex auslöst.
- Geschmack der betroffenen Person berücksichtigen, z. B. püriertes Gemüse, Kartoffelpüree, Quark, Pudding wählen.
- Säurehaltige Speisen vermeiden, da sie die Speichelproduktion zu stark anregen.
- Keine Flüssigkeiten verwenden, da sie den Gaumen nicht genügend reizen und schnell in den Rachen fließen.
- Milchhaltige Breie führen bei manchen Menschen zu subjektiv empfundener erhöhter Schleimentwicklung, die ein unangenehmes Gefühl verursacht. Die Pflegenden probieren diese Speisen aus und wählen beim nächsten Mal bei Bedarf andere Nahrungsmittel.
- Speisen mit uneinheitlicher Konsistenz, z. B. flüssige und feste Bestandteile, sind ungeeignet, weil sie die Gefahr des Verschluckens erhöhen.
- Ein Löffel mittlerer Größe und ohne scharfe Kanten wird bereitgelegt.

ACHTUNG

Die Pflegenden überprüfen vor dem Schlucktraining sorgfältig die Temperatur der Speisen. Häufig leiden zu pflegende Menschen an Sensibilitätsstörungen. Sie können Hitze nicht einschätzen und es besteht die Gefahr, dass sie sich an zu heißen Nahrungsmitteln verbrühen. Die geeignete Temperatur liegt bei ca. 40 °C – also im lauwarmen Bereich. Zur Kontrolle eignet sich ein Speisenthermometer.

Durchführung

- Zu pflegenden Menschen bitten, den Mund ausreichend weit zu öffnen
- Zu ⅓ gefüllten Löffel mit dickflüssiger Kost waagerecht in den geöffneten Mund schieben, mit dem Löffelblatt das vordere Zungendrittel herunterdrücken, um Wegstoßen des Löffels zu vermeiden
- Löffel mit stirnwärts geführter Bewegung des Stils leeren
- Abwarten, bis der Bissen vollständig geschluckt ist, dann weitere Speise eingeben

Die Pflegenden beobachten die Fortschritte beim Schlucken. Sobald der zu pflegende Mensch problemlos dickflüssige Speisen aufnehmen und schlucken kann, kann eine langsame Umstellung auf festere Kost beginnen. Ziel ist eine möglichst uneingeschränkte Nahrungsaufnahme.

ACHTUNG

Sobald der zu pflegende Mensch zu husten oder würgen beginnt, unterbricht die Pflegende das Schlucktraining und ermöglicht eine ausreichend lange Pause. Sie überprüft die Mundhöhle auf Nahrungsreste, bevor sie mit dem Anreichen der Speisen fortfährt.

Trinktraining

Trinkversuche beginnen zunächst mit der Zufuhr weniger Tropfen, die meist mit einem Teelöffel oder einer Pipette verabreicht werden. Schluckt der zu pflegende Mensch uneingeschränkt, kann er einen Strohhalm als Hilfsmittel erhalten. Damit kann er die zu schluckende Trinkmenge sehr genau selbst dosieren. Auch beim Trinktraining ist auf die Vorlieben des zu pflegenden Menschen zu achten. Wenn möglich, trifft er die Getränkewahl selbst, um einen positiven Verlauf des Trinktrainings zu erreichen.

Zu pflegende Menschen trinken mit einem Strohhalm leichter als aus einem Becher, vor allem, wenn dieser einen Schnabeldeckel hat. Das Trinken aus dem Schnabelbecher ist sehr unphysiologisch, weil sich die Trinkmenge nur mittelbar durch den Verschluss der Mundhöhle mit der Zunge regulieren lässt und der Kopf nach hinten gelehnt werden muss, damit Flüssigkeit fließt. Die Person muss also eine Haltung einnehmen, die den Schluckakt hemmt. Günstiger ist es, Trinkübungen mit einem Becher ohne Deckel auszuführen.

Die Pflegenden füllen den Becher zur Hälfte und setzen seinen Rand auf die Unterlippe. Der Becherrand darf nicht an die Zähne stoßen, da diese Berührung einen Beißreflex auslösen kann. Es ist wichtig, die zu pflegenden Menschen anzuhalten, in kleinen Schlucken und mit vielen Pausen zu trinken.

ACHTUNG

Mit dem Schluck- und speziell mit dem Trinktraining sollten Pflegefachpersonen erst beginnen, wenn der zu pflegende Mensch durch einen Logopäden begutachtet wurde.

LESE- UND SURFTIPP

Informationen rund um Dysphagie und Therapien:
www.dysphagie-therapie.info

3.6 Weitere Prophylaxen im Kontext der Aspiration

Dehydratationsprophylaxe

Schluckprobleme und die Angst vor einer Aspiration können zur Minderung der Trinkmenge und damit zu einer erhöhten Dehydratationsgefahr/Exsikkosegefahr führen (▸ Kap. 5.3). Die Pflegenden wirken darauf hin, dass die betroffenen Personen trotz Aspirationsgefahr die geplante Flüssigkeitsmenge aufnehmen.

Ernährungsstörungen

Menschen mit Schluckproblemen können dazu neigen, die Nahrungs- und somit die notwendige Nährstoffmenge zu reduzieren. Dies kann zu ernsthaften Folgeerkrankungen führen (▸ Kap. 8.4).

Dekubitusprophylaxe

Die empfohlene Oberkörperhochlagerung zur Aspirationsprophylaxe führt zu einer hohen Druckbelastung der Haut am Gesäß, entlang der Wirbelsäule und gegebenenfalls der Fersen. Das Sitzen im Bett kann Scherkräfte entstehen lassen, die die Dekubitusgefahr erhöhen. Die Einnahme der Mahlzeiten am Tisch ist auch aus diesem Grund empfehlenswert. Sie fördert die Körperspannung und die Mobilität. Kann die betroffene Person das Bett nicht verlassen, wählen die Pflegenden Positionen, unter deren Einfluss sich Scherkräfte minimieren und sich die Auflagefläche des Körpers erhöht (▸ Kap. 6.5.2).

Prophylaxe von Mundkrankheiten

Erkrankungen des Mundes zu vermeiden, ist auch für aspirationsgefährdete Menschen wichtig, birgt aber Risiken. Die Mundpflege regt den Speichelfluss an und erhöht damit das Aspirationsrisiko. Sie ist daher mit möglichst aufrechtem Oberkörper auszuführen. Verbietet sich diese Position, weichen die Pflegenden auf die Seitenlage aus (▸ Kap. 15.5.2). Sie belassen den betroffenen Menschen nach der Mundpflege noch 20 Minuten in dieser Position.

Obstipationsprophylaxe

Menschen mit Dysphagie sind obstipationsgefährdet, da sie oft zu wenig Flüssigkeit aufnehmen und eine ballaststoffreiche Ernährung, z. B. Vollkornbrot, Leinsamen, Hülsenfrüchte, die Aspirationsgefahr erhöhen kann (▸ Kap. 16.3).

Pneumonieprophylaxe

Mit der Aspirationsprophylaxe lassen sich Ursachen für Pneumonien verhindern. Ein hohes Aspirationsrisiko besteht gegebenenfalls beim Absaugen (▸ Kap. 17.5.2).

Deprivationsprophylaxe

Zu pflegende Menschen mit Aspirationsproblematik nehmen ihre Mahlzeiten und Getränke oft nicht gern im Beisein anderer Menschen ein, da ihnen das Verschlucken peinlich ist. Hier sollte sensibel angesprochen werden, welche Möglichkeiten es gibt, Mahlzeiten und Getränke angstfrei in der Gemeinschaft einzunehmen.

4 Blutzuckerentgleisung

Definition

Blutzuckerentgleisung: Blutzuckerwert (BZ) über oder unter dem Normbereich

Hyperglykämie: erhöhter Blutzucker

- BZ nüchtern: > 100 mg/dl bzw. > 5,5 mmol/l
- BZ 2 Stunden nach der Einnahme von Kohlenhydraten: > 140 mg/dl bzw. > 7,8 mmol/l

Hypoglykämie: zu niedriger Blutzucker

- < 60 mg/dl bzw. > 3,3 mmol/l
- bei **Kindern:** < 45 mg/dl bzw. > 2,5 mmol/l
- bei **Neugeborenen** (nach der Neugeborenenperiode): < 50 mg/dl bzw. < 2,8 mmol/l

Merke

Je nach Ausprägungsgrad kann sowohl die Hyper- als auch die Hypoglykämie gravierende Folgen haben oder tödlich enden.

4.1 Entstehung

Hypoglykämien

Eine Hypoglykämie entsteht am häufigsten bei bekanntem Diabetes mellitus, z. B. durch

- Überdosierung von oralen Antidiabetika oder Insulin,
- fehlende Mahlzeiten nach der Gabe von Antidiabetika oder
- durch insulinproduzierende Tumoren (selten).

Nach dem Zeitpunkt der Entstehung werden unterschieden:

- **Nüchternhypoglykämie:** im nüchternen Zustand oder während körperlicher Arbeit
- **Postprandiale Hypoglykämie:** nach Aufnahme kohlenhydrathaltiger Nahrung

Hyperglykämien

Eine Hyperglykämie kann entstehen durch absoluten Insulinmangel bei Typ-I-Diabetes oder bei einer relativen Insulinresistenz bei Typ-II-Diabetes.

4.2 Klinisches Erscheinungsbild

Hypoglykämie

- Übelkeit, Heißhunger
- Tachykardie, Schwitzen, Zittern, Blässe, Kaltschweißigkeit
- Müdigkeit oder Unruhe
- Kopfschmerzen; Krämpfe; neurologische Ausfälle, z. B. Sehstörungen, Bewusstseinstrübung/Bewusstlosigkeit; Atemstörungen, Verwirrtheit (▶ Kap. 22)
- Delir, Psychosen, Koma

Hyperglykämie

- Extremes Durstgefühl (Polydipsie), Dehydratation (▶ Kap. 5), Exsikkose
- Glukosurie, Polyurie, Ketonurie
- Gewichtsverlust
- Übelkeit, Erbrechen, Azetongeruch in der Atemluft
- Bewusstseinstrübung, Bewusstlosigkeit

Eine Hyperglykämie kann sich über Tage bis Wochen zum ketoazidotischen und hyperosmolaren Koma entwickeln. Es handelt sich um einen **NOTFALL!**

Merke

Ketoazidotisches Koma: Abdominalsymptome und vertiefte Kußmaul-Atmung
Hyperosmolares Koma: Dehydratation im Vordergrund

Sofortmaßnahmen bei Blutzuckerentgleisung

Hypoglykämie

Wenn Selbsthilfe noch möglich ist: Aufnahme von 20 g schnell resorbierbaren Kohlenhydraten (Monosaccharide), z. B. Traubenzucker, Saft, Cola. Erfolgt kein BZ-Anstieg, nach 15 Minuten wiederholen.
Wenn **Selbsthilfe nicht mehr möglich** ist, das Bewusstsein aber erhalten: 30 g Glukose verabreichen, z. B. Glucose Oral Gel®. Erfolgt kein BZ-Anstieg, nach 15 Minuten wiederholen.

Hypoglykämisches Koma

- Notarzt rufen
- Glukagon i. m. oder s. c. injizieren (z. B. GlucaGen® HypoKit); nicht bei alkoholbedingter Hypoglykämie
- Hochprozentige Glukose i. v. nach ärztlicher Anordnung

Bei erhaltenem Bewusstsein und Besserung der Beschwerden: Einnahme einer kohlenhydrathaltigen Zwischenmahlzeit, um eine erneute Hypoglykämie zu vermeiden.

Bei **Neugeborenen,** die einen Gestationsdiabetes erlebt haben, kann es nach der Geburt zu einer Hypoglykämie kommen. Reicht die Milchnahrung bzw. Muttermilch nicht aus, um die Hypoglykämie zu beheben, kann Dextrosegel in die Wangenschleimhaut gerieben werden.

ACHTUNG
Engmaschige Vitalzeichen- und BZ-Kontrolle notwendig.

Hyperglykämie

- Insulingabe
- Engmaschige Vitalzeichen- und BZ-Kontrolle

Bei stetig steigenden Werten:

- Aufnahme auf eine Intensivstation:
- Vitalzeichenkontrolle/Monitoring
- Blutgasanalyse
- Bestimmung von Natrium und Kalium im Blut
- Flüssigkeits- und Elektrolytgabe i. v. nach ärztlicher Anordnung
- Bolusgabe mit Normalinsulin i. v., anschließend pausenlos über einen Perfusor nach ärztlicher Anordnung
- Langsame Blutzuckersenkung→ Hirnödem durch Wasserverschiebungen vermeiden
- Flüssigkeitsbilanzierung mittels Blasenkatheter → Harnwegsinfektionsprophylaxe (▶ Kap. 10)
- Prophylaxen, die immobile Menschen benötigen
- Bei Normalisierung der Werte, Insulingabe s. c., nach ärztlicher Anordnung

ACHTUNG
- Stabile Seitenlage bei Bewusstlosigkeit
- Reanimation bei Atemstillstand

4.3 Risikofaktoren

- Schwangere mit (Schwangerschafts-)Diabetes
- Fehlende Compliance bei der Einhaltung der Einnahme von Antidiabetika und Nahrungsaufnahme (Abstand) oder zu hohe Kohlenhydrataufnahme im Verhältnis zur Menge der verabreichten Antidiabetika
- Alkoholabusus
- Übermäßige Bewegung und körperliche Belastung in Verbindung mit nicht ausreichender Nahrungsaufnahme (Hypoglykämie)
- Zu geringe körperliche Belastung in Verbindung mit zu hoher Nahrungsaufnahme (Hyperglykämie)

4.4 Folgen

Folgeerkrankungen bei Diabetes:

- Gedächtnisstörungen
- Sturzgefährdung (▸ Kap. 20)
- Makroangiopathie, diabetische Mikroangiopathie an Augen, Nieren und Nerven, Arteriosklerose → Apoplex, PAVK, KHK
- Diabetische Polyneuropathie
- Diabetisches Fußsyndrom (▸ Tab. 4.1)
- Koma (▸ Abb. 4.1)
- Tod

Merke

Das diabetische Fußsyndrom ist eine häufig auftretende Folgeerscheinung bei Diabetes mellitus. Darum ist die tägliche Inspektion der Füße unabdingbar.

4.5 Prophylaktische Maßnahmen

Besonders bei schwankenden Blutzuckerwerten ist die Gefahr der Blutzuckerentgleisung hoch. Folgende Maßnahmen können helfen, die Verschiebung der Werte rechtzeitig zu erkennen und eine Entgleisung zu verhindern:

- BZ-Kontrolle mindestens 3-mal täglich und bei Bedarf und Verdacht auf auffällige Werte
- Durchführung eines Glucosetoleranztests
- Information, Schulung und Beratung der betroffenen Person und ihrer Bezugspersonen in Bezug auf Ernährung bei Diabetes
- Schulungsprogramm für die Therapie mit Insulin
- Schulungsprogramm für die Therapie mit oralen Antidiabetika
- Beratung zu Diabetes und Sport/angemessener Bewegung
- Bei Erstmanifestation gegebenenfalls Einstellung der BZ-Werte im stationären Bereich
- Spezielle Schulungen für Typ-I-Diabetiker, Typ-II-Diabetiker und Maturity-Onset Diabetes of the Young-Typen (MODY-Typen)
- Adressatengerechte Schulung für Kinder und Eltern
- Gewichtsnormalisierung

ACHTUNG

Sowohl die **Hypo- als auch die Hyperglykämie** können Folgen bis zum Tod nach sich ziehen. Beide sind daher prophylaktisch zu vermeiden.

Tab. 4.1 Klassifizierung des diabetischen Fußsyndroms nach Wagner-Armstrong [9]

Wagner-Grade	**0**	**1**	**2**	**3**	**4**	**5**
Armstrong-Stadien						
A	keine Läsion, eventuell Deformität	oberflächliches Ulkus	Wunde bis zur Sehne oder Gelenkkapsel	Wunde bis zum Knochen oder Gelenk	Nekrose von Fußteilen (z. B. Vorfuß, Ferse)	Nekrose des gesamten Fußes
B	mit Infektion	mit Infektion	mit Infektion	mit Infektion	mit Infektion	mit Infektion
C	mit Ischämie	mit Ischämie	mit Ischämie	mit Ischämie	mit Ischämie	mit Ischämie
D	mit Infektion und Ischämie	mit Infektion und Ischämie	mit Infektion und Ischämie	mit Infektion und Ischämie	mit Infektion und Ischämie	mit Infektion und Ischämie

4.6 Weitere Prophylaxen im Kontext der Blutzuckerentgleisung

Dehydratationsprophylaxe

Durch den hohen Glukosegehalt des Bluts besteht ein erhöhtes Durstgefühl, verbunden mit der vermehrten Ausscheidung von Flüssigkeit. Besonders beim hyperosmolaren Koma steht die Dehydratation (▶ Kap. 5) im Vordergrund.

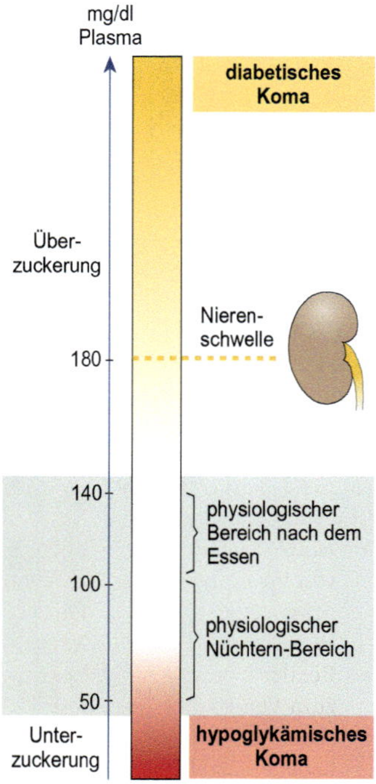

Abb. 4.1 Blutzuckerwerte vom hypoglykämischen Koma bis zum diabetischen Koma [L190]

Dekubitus-, Pneumonie-, Kontraktur- und Thromboseprophylaxe

Im Stadium des Komas oder der intensivmedizinischen Überwachung sind die betroffenen Personen immobil, bis sich die Werte normalisiert haben. Folglich sind alle Prophylaxen durchzuführen, die während einer Immobilität angezeigt sind.

Prophylaxe von Harnwegsinfektionen

Hat die Niere ihre Kapazität, Zucker aufzunehmen, erreicht, wird die Nierenschwelle überschritten und Zucker über den Urin ausgeschieden. Zucker ist ein hervorragender Nährboden für Bakterien, Harnwegsinfektionen können daher leicht entstehen. Aus diesem Grund ist die Prophylaxe von Harnwegsinfekten (▶ Kap. 10) wichtig.

Sturzprophylaxe

Drohende Entgleisungen mit Bewusstseinstrübung oder zu erwartender Bewusstlosigkeit ziehen Sturzereignisse nach sich (▶ Kap. 20.2). Ist die betroffene Person noch ansprechbar, raten die Pflegenden ihr, Bettruhe einzuhalten.

5 Dehydratation/Exsikkose

Definition

Dehydratation *(Flüssigkeitsmangel),* **Exsikkose** *(Austrocknung):* unphysiologischer Verlust von Wasser im Körper durch ein verringertes Flüssigkeitsangebot, welches z. B. durch übermäßiges Schwitzen oder reduzierte Flüssigkeitsaufnahme entstehen kann [10].

Der Körper gibt beständig Wasser über die Nieren, den Magen-Darm-Trakt, die Lunge und die Haut ab. Ohne einen angemessenen Ersatz dieser Verluste entwickelt sich eine **Dehydratation.** Dehydratation ist ein zentrales Problem in der Altenpflege. Auch Säuglinge und Kleinkinder können von dehydrieren, wenn sie nicht in der Lage sind, altersentsprechend ausreichend Flüssigkeit zu sich zu nehmen. Folgende Formen der Dehydratation sind zu unterscheiden:

- **Isotone Dehydratation,** bei der das typische extrazelluläre Verhältnis von Wasser und Natrium erhalten bleibt. Sie entsteht z. B. bei Erbrechen, gesteigerter Diurese *(Harnausscheidung),* unzureichender Wasser- und Natrium-Zufuhr sowie bei Blutverlusten.
- Bei der **hypertonen Dehydratation** *(Exsikkose)* kommt es vor allem zum Verlust freien Wassers. Der Natriumspiegel kann unverändert sein. Sie tritt bei Fieber, Diabetes mellitus, Diabetes insipidus sowie beim Verdursten auf.
- Die **hypotone Dehydratation** ist vor allem durch den Verlust von Natrium und Wasser gekennzeichnet. Ursachen können z. B. eine zu geringe Natriumzufuhr, gestörte Osmoregulation, Nebenniereninsuffizienz, Laxanzienabusus, Verbrennungen, Schwitzen sowie die alleinige Zufuhr freien Wassers durch hypotone Infusionslösungen sein [11].
- Bei einem Großteil von zu pflegenden Menschen in der Sterbephase kommt es zu einer **terminalen Dehydratation.** Dabei handelt es sich um einen physiologischen Vorgang im Rahmen des Sterbeprozesses. Durstgefühl und Mundtrockenheit werden von sterbenden Menschen häufig nicht mehr als störend empfunden bzw. sie können meist durch adäquate Mundpflege gelindert werden.
- Symptom einer Dehydratation bei **Säuglingen und Kleinkindern** kann *Durstfieber* sein. Durch den Flüssigkeitsmangel kann das Kind nicht mehr schwitzen und die Körpertemperatur steigt an.

5.1 Entstehung

Dehydratation kann durch eine zu geringe Aufnahme von Flüssigkeit sowie durch eine erhöhte Ausscheidung bedingt sein.
Insbesondere bei älteren Menschen liegt oft eine Kombination dieser beiden Wirkmechanismen vor. Sie trinken zu wenig, z. B. weil ihr Durstgefühl altersbedingt eingeschränkt ist. Die Verabreichung harnfördernder (Diuretika) oder abführender (Laxanzien) Wirkstoffe kann zur Ausscheidung unverhältnismäßig großer Wassermengen führen.

Merke

Menschen, die **Alkoholmissbrauch** betreiben, können eine Dehydratation erleiden, auch wenn sie rein mengenmäßig genug oder sogar zu viel trinken. Alkohol hemmt das in der Hypophyse *(Hirnanhangsdrüse)* gebildete antidiuretische Hormon *(ADH)*. Dieses reguliert die Wasserausscheidung über die Nieren.

5.2 Klinisches Erscheinungsbild

Die Zeichen einer Dehydratation sind breit gefächert und äußern sich vielfältig.

- **Durst:** Zeichen von Flüssigkeitsmangel. Menschen in höherem Lebensalter haben jedoch häufig ein vermindertes Durstgefühl, sodass die Abwesenheit von Durst nicht als Beweis einer ausreichenden Flüssigkeitszufuhr dienen kann.
- **Konzentrierter, übel riechender Urin:** Starke Gelb- bis Braunfärbung sowie eine auffällige Mengenabnahme können auf mangelnde Flüssigkeitszufuhr hinweisen.
- **Verminderter Hautturgor** *(Spannungszustand der Haut)*: Die Elastizität des Gewebes wird wesentlich von seinem Wassergehalt bestimmt. Die Pflegenden prüfen den Hautturgor, indem sie die Haut an der Stirn oder über dem Brustbein des zu pflegenden Menschen mit zwei Fingern zusammenschieben. Wenn sich die Hautfalte beim Loslassen nicht sofort glättet, ist dies ein Hinweis auf eine Dehydratation. Zusätzlich überprüfen die Pflegenden auch die anderen Dehydratationszeichen, um eine Dehydratation zu bestätigen. Bei **Säuglingen** ist die stehende Hautfalte ein sicheres Zeichen für eine Dehydratation.
- **Trockene Achselhöhlen:** In den Achselhöhlen liegt Haut auf Haut. Deshalb sind sie normalerweise immer leicht feucht.
- **Trockene Mundschleimhaut, borkige Beläge, fehlender Speichel:** Die Speicheldrüsen produzieren nicht nur während der Nahrungsaufnahme, sondern beim gesunden Menschen fortwährend (in schwankender Menge) ein Sekret, das auch die Aufgabe hat, die Schleimhaut des Mundes feucht zu halten.

- **Trockene und rissige Zunge:** Der Speichel befeuchtet die Zunge. Relativer Flüssigkeitsmangel des Körpers lässt den Speichel zäh werden, sodass er auf der Zunge und an den Wänden der Mundhöhle eintrocknet und zusammen mit abgeschilferten Zellen grau-weißliche feste Beläge bildet. Die Zunge ist dann oft rissig, die Lippen sind spröde.
- **Sprachstörungen:** Mangel an Speichel führt auch zu Schwierigkeiten bei der Artikulation.
- **Schluckstörungen** sind ebenfalls durch Mangel an Speichel verursacht.
- **Bewusstseinsstörungen:** Insbesondere die Elektrolytverschiebungen, die durch den Wassermangel entstehen können, beeinträchtigen die Funktion des zentralen Nervensystems.
- **Gewichtsverlust:** Eine Beurteilung des Gewichts ist nur möglich, wenn der zu pflegende Mensch regelmäßig gewogen wird. Eine Verringerung des Körpergewichts kann zahlreiche Gründe haben.
- **Obstipation** *(Stuhlverstopfung)* ist bei vielen alten Menschen Ausdruck eines (latenten) Flüssigkeitsmangels.
- **Tachykardie** und **Hypotonie** können auf einen Volumenmangel hindeuten
- **Abweichende Laborwerte:** Der Arzt kann einen Verdacht auf Dehydratation durch Laborkontrollen sichern. Eine Elektrolytverschiebung zeigt sich z. B. durch erhöhte *(hypertone Dehydratation)* oder erniedrigte *(hypotone Dehydratation)* Natriumwerte.
- **Weitere Symptome:**
  - Schwindel
  - Kopfschmerzen
  - Neigung zu Harnwegsinfekten
  - Fieber
  - Müdigkeit und Konzentrationsschwäche
  - Verwirrtheit
  - Besonders bei Kindern: Augenringe
  - Bei Säuglingen und Kleinkindern: eingesunkene Fontanelle

Akute Anzeichen einer Dehydratation

Um abzuwägen, ob eine Infusionstherapie notwendig ist oder die betroffene Person den Flüssigkeitsmangel durch eine Steigerung der Trinkmenge bewältigen kann, schätzt die Pflegefachperson die Ressourcen des zu pflegenden Menschen ein.

Die Pflegefachperson informiert den Arzt sofort, wenn

- Verwirrtheit plötzlich auftritt oder zunimmt,
- sich Muskelschwäche oder Muskelkrämpfe zeigen,
- das Bewusstsein eintrübt oder die betroffene Person somnolent wird,
- Schwindel oder Gleichgewichtsstörungen auftreten oder
- eine erhebliche Pulsbeschleunigung *(Tachykardie)* neu auftritt.

Lässt es die Grunderkrankung zu, so kann oral Flüssigkeit zugeführt werden.
Nimmt der zu pflegende Menschen immer wieder zu wenig Flüssigkeit zu sich, erstellt die Pflegefachperson einen Trinkplan (▶ Tab. 5.3) oder führt eine Flüssigkeitsbilanz (▶ Tab. 5.4) durch.

5.3 Risikofaktoren

Eine **zu geringe Flüssigkeitsaufnahme** entsteht durch:

- **Vermindertes Durstempfinden:** Die Mechanismen, die vor allem bei alten und verwirrten Menschen dazu führen, dass sie auf einen Flüssigkeitsmangel nicht ausreichend mit Durst reagieren, sind im Detail unbekannt. Ältere Menschen müssen immer wieder motiviert werden zu trinken.
- **Immobilität:** Trinkbehältnisse müssen für die pflegebedürftige Person leicht erreichbar sein.
- **Schluckstörungen** (▶ Kap. 3.3): Zu pflegende Menschen mit Schluckstörungen haben oft besonders große Probleme, Flüssigkeiten im Mund zu organisieren. Manchmal lehnen sie, aus Angst sich zu verschlucken, ab zu trinken.
- **Bewusstseinsstörungen:** Zu pflegende Menschen mit kognitiven Einschränkungen vergessen häufig zu trinken. Sie sind oft nicht in der Lage, ihr durchaus bestehendes Durstgefühl in eine sinnvolle Aktion überzuleiten, z. B. ein Getränk zum Mund zu führen.
- **Schmerzen:** Zahlreiche Krankheiten verursachen Schmerzen, die die betroffene Person abhalten zu trinken, z. B. Erkrankungen des Mundraums (Schmerzen beim Schlucken) oder Erkrankungen der Gelenke (Schmerzen bei der Bewegung).
- **Psychische Störungen:** Wahnvorstellungen, z. B. Vergiftungsängste, können zu einer Verweigerung des Trinkens führen.
- **Ärztlich verordnete Einschränkung der Trinkmenge:** Erkrankungen der Niere (Niereninsuffizienz), des Herzens (Herzinsuffizienz) oder der Lunge machen es gegebenenfalls erforderlich, die Trinkmenge zu reduzieren. Diese Maßnahme sollte allerdings nicht zu einer Dehydratation führen. Die Pflegenden beobachten Betroffene sorgfältig und teilen entsprechende Beobachtungen umgehend dem Arzt mit.

Mögliche Ursachen für einen **erhöhten Flüssigkeitsverlust** sind:

- **Starkes Schwitzen** tritt besonders häufig bei Infektionen mit hohem Fieber auf. Auch körperliche Anstrengung, psychische Belastungen und sommerliche Hitze können die Schweißproduktion erhöhen.
- **Massives Erbrechen** führt zum Verlust von Verdauungssekreten. Damit gehen dem Körper nicht nur Wasser, sondern auch Elektrolyte verloren. Diese Verluste sind im Extremfall nicht durch bloßes Trinken auszugleichen, sondern erfordern eine intravenöse Infusionsbehandlung.

- **Diarrhöen** sind überwiegend durch Infektionen des Magen-Darm-Trakts ausgelöst. Sie können innerhalb kurzer Zeit zum Verlust von mehreren Litern Wasser führen. Massive Durchfallerkrankungen erfordern ebenfalls eine Infusionstherapie.
- **Diabetes insipidus** *(mangelnde Urinkonzentration in der Niere)* kann auf eine Erkrankung der Hypophyse oder der Niere zurückzuführen sein. Die betroffene Person scheidet übermäßig viel gering konzentrierten Urin aus. Dieses Erscheinungsbild bedarf umgehend einer ärztlichen Behandlung, die im Krankenhaus erfolgen sollte.
- **Diabetes mellitus:** Die Nieren können auf einen Anstieg des Zuckeranteils im Urin mit vermehrter Ausscheidung *(Polyurie)* reagieren.
- Einnahme von **Diuretika** oder **Abführmitteln:** Diuretika unterstützen die Nieren bei der Ausscheidung. Diese häufig verordneten Arzneimittel verstärken das Risiko einer Dehydratation. Dasselbe gilt für Abführmittel, da auch mit dem Kot Flüssigkeit ausgeschieden wird. Menschen, die zu wenig trinken, aber ihre Ausscheidung durch Arzneimittel forcieren, sind besonders dehydratationsgefährdet.
- **Drainagen, Sonden** und **künstliche Ableitungen** können zu erheblichen Flüssigkeitsverlusten führen und bedürfen einer sorgfältigen pflegerischen Beobachtung.
- **Blutungen,** großflächige oder extrem nässende **Wunden** (z. B. Verbrennungen) können innerhalb kurzer Zeit lebensbedrohliche Flüssigkeitsverluste auslösen.

Ein anfänglich geringes Flüssigkeitsdefizit kann – von der betroffenen Person über lange Zeit unbemerkt – stetig zunehmen, bis der Körper schließlich dekompensiert.

5

Merke

Der tägliche **Flüssigkeitsbedarf** beträgt bei normaler Ausscheidung beim Erwachsenen etwa 2–2,6 l. Die **Deutsche Gesellschaft für Ernährung** (DGE) empfiehlt Menschen ab 15 Jahren (in gemäßigten klimatischen Bedingungen, ohne hohe körperliche Belastung oder schwere Erkrankungen), 35 ml Wasser je Kilogramm Körpergewicht (kg KG) durch Getränke und feste Nahrung zuzuführen. Menschen > 51 Jahre benötigen ca. 30 ml/kg KG, stillende Frauen mit ca. 45 ml/kg KG am meisten [12].

Der durchschnittliche Flüssigkeitsbedarf bei Erwachsenen kann nach der Berechnungsformel in ▶ Tab. 5.1 berechnet werden. Für Säuglinge und Kleinkinder gelten die in ▶ Tab. 5.2 aufgeführten Richtwerte.

Tab. 5.1 Formel zur Berechnung des Flüssigkeitsbedarfs

Formel	Beispiel
100 ml je kg für die ersten 10 kg KG 50 ml je kg für die zweiten 10 kg KG 15 ml je kg für jedes weitere kg KG	Körpergewicht: 60 kg (100 ml × 10 kg) + (50 ml × 10 kg) + (15 ml × 40 kg) = 2.100 ml

Tab. 5.2 Durchschnittlicher Flüssigkeitsbedarf bei Säuglingen und Kleinkindern

Alter	Flüssigkeitsbedarf pro Tag
4.–12. Lebensmonat	100–150 ml/kg KG
2. Lebensjahr	80–120 ml/kg KG
3.–5. Lebensjahr	80–100 ml/kg KG
6.–10. Lebensjahr	60–80 ml/kg KG
11.–14. Lebensjahr	50–70 ml/kg KG
15 bis unter 19 Jahre	40 ml/kg KG
25 bis unter 51 Jahre	35 ml/kg KG
51 bis über 65 Jahre	30 ml/kg KG

5

LESE- UND SURFTIPP

- Referenzwert-Tabellen der Deutschen Gesellschaft für Ernährung sind unter „Wissenschaft" → „Referenzwerte" auf www.dge.de hinterlegt. Sie repräsentieren stets die aktuellen wissenschaftlichen Erkenntnisse.
- Deutsches Netzwerk für Qualitätsentwicklung in der Pflege (Hrsg.). Expertenstandard Ernährungsmanagement zur Sicherung und Förderung der oralen Ernährung in der Pflege. 1. Aktualisierung 2017. Osnabrück. www.dnqp.de

Bewertung der Risiken

Für die standardisierte Einschätzung eines Dehydratationsrisikos sind bislang keine Assessments entwickelt worden, die sich von Pflegenden sinnvoll anwenden lassen. Deshalb ist es besonders wichtig, zu pflegende Menschen sorgfältig zu beobachten, vor allem, wenn eines oder mehrere der genannten Risiken auf sie zutreffen.

5.4 Folgen

Chronischer Flüssigkeitsmangel kann zu dauerhaften Schmerzen und Beschwerden führen, z. B. Obstipation, Verwirrtheit und Kopfschmerzen. Durch Flüssigkeitsmangel entstehende Haut- und Schleimhautschäden beeinträchtigen die Barrierefunktion der Körperhülle und führen zu einer erhöhten Infektionsgefahr, z. B. an den Harnwegen und im oberen Magen-Darm-Trakt.

Der Wassermangel reduziert das Blutvolumen. Das Blut wird zähflüssiger, der Hämatokrit steigt also, und die Fließeigenschaften des Bluts verschlechtern sich. Dadurch steigt das Risiko von Thrombose, Herzinfarkt und Apoplex. Auch ein hypovolämischer Schock kann entstehen.

5.5 Prophylaktische Maßnahmen

5.5.1 Allgemeine Maßnahmen

Da die Unterstützung des Trinkens ein zentrales Handlungsfeld professioneller Pflege ist, erheben die Pflegefachpersonen diesbezügliche Informationen in der Pflegeanamnese. Sie kann folgende Fragen enthalten:

- Wie viel Flüssigkeit trinken Sie am Tag?
- Haben Sie eher kein, nur ein geringes oder ein großes bzw. häufiges Durstgefühl?
- Welche Getränke bevorzugen Sie?
- Wie ist der Zustand Ihres Gebisses und der Mundhöhle? Haben Sie dort Schmerzen?
- Bestehen Schluckstörungen, Schmerzen, Sodbrennen, Übelkeit, Völlegefühl, Erbrechen?
- Können Sie selbstständig trinken und erreichen Sie Ihre Getränke ohne Hilfe?
- Benötigen Sie Trinkhilfen, z. B. einen Strohhalm, farbige Becher, die man besser sehen kann?
- Benötigen Sie Unterstützung beim Trinken?

Bei alten Menschen können fehlender Durst und die Unlust am Trinken auch als natürlicher Prozess zu werten sein. Deshalb wägen die Pflegenden ihre pflegerischen Interventionen gewissenhaft ab.

Merke

Bei zu pflegenden Menschen mit geringer Lust am Trinken kann es helfen, nur so viel Flüssigkeit in Griffweite zu stellen, wie sie innerhalb einer angemessenen Frist bewältigen können, z. B. einen Trinkbecher mit 200 ml Inhalt.

Ältere Menschen mit einer Abneigung gegen das Trinken essen häufig gern Suppen – auch weil sie früher oft den ersten Gang einer Mahlzeit bildeten. Suppe besteht zu einem Großteil aus Wasser, das die betroffene Person zu sich nimmt, ohne das subjektive Gefühl, getrunken zu haben. Wesentlich ist auch, Getränke nach dem Geschmack des jeweiligen Menschen zu wählen.

5.5.2 Spezielle Maßnahmen

Die Kontrolle der Vitalzeichen – Puls, Blutdruck, Temperatur –, des Körpergewichts sowie des Zustands von Haut und Schleimhäuten geben im Zusammenhang mit anderen pflegerischen Beobachtungen einen Eindruck vom Flüssigkeitshaushalt des Körpers. Die Pflegefachperson erhebt die Daten und dokumentiert sie.

Trinkprotokoll führen

Wenn bei einem pflegebedürftigen Menschen Risikofaktoren vorliegen oder der Verdacht auf ein Flüssigkeitsdefizit besteht, führen die Pflegenden ein **Trinkprotokoll** (▶ Tab. 5.3). Darin notieren sie sorgfältig die Trinkmengen über den Tag.
Falls der zu pflegende Mensch dazu in der Lage ist, kann er das Trinkprotokoll selbst ausfüllen. Dies hat den Vorteil, dass er sich in einer aktiven Rolle sieht, die tägliche Herausforderung, genug zu trinken, intensiver wahrnimmt und daraus Motivation schöpft.
Das Protokoll erfüllt seinen Sinn erst nach mehreren Tagen, weil die Ergebnisse dann einen Trend erkennen lassen und sich, vor allem bei Menschen mit Kommunikationseinschränkungen, herausfinden lässt, welche Getränke der zu pflegende Mensch lieber trinkt.

Tab. 5.3 Ein Trinkprotokoll gibt einen Überblick über die tägliche Trinkmenge und die Art der Getränke.

Name:		Datum:	
Uhrzeit	**Art der Flüssigkeit**	**Menge**	**Bemerkungen (z. B. Reaktion)**
...			
Einfuhr insgesamt:			

Flüssigkeitsbilanz führen

Definition

Flüssigkeitsbilanz: Erfassung und Gegenüberstellung der Flüssigkeitsmengen, welche die zu pflegende Person in einem definierten Zeitraum (12 oder 24 Stunden)
- oral, parenteral oder per Magensonde zu sich nimmt *(Einfuhr)*,
- ausscheidet *(Ausfuhr)*.

Die **Einfuhr** lässt sich relativ leicht bestimmen, denn dazu zählen praktisch alle Flüssigkeiten, die in den Körper gelangen. Eine Ausnahme bilden z. B. Blutkonserven, Blutprodukte und Plasmaexpander, die länger im Körper verweilen und deshalb nicht in die Bilanz eingehen.
Bei der Bestimmung der **Ausfuhr** zählen sämtliche Ausscheidungen, z. B. Urin, Stuhl, Wundsekret, Erbrochenes, Schweiß, Blut, Punktatflüssigkeit, Abfluss über Sonden, Atemwegssekrete.
Die Art der Bilanzierung richtet sich nach den hauseigenen Standards und den unterschiedlichen Bedingungen, die sich aus der jeweiligen Situation des Menschen ergeben, für den die Bilanz anzufertigen ist. **Neugeborene** erfordern viel genauere Berechnungen als Erwachsene und ein Mensch mit ausgedehnten Brandverletzungen stellt andere Anforderungen als z. B. ein weitgehend gesunder Bewohner einer Altenpflegeeinrichtung. Die Pflegenden orientieren sich bei der Bilanzierung deshalb an den hauseigenen Standards, dem Alter und der zugrundeliegenden Erkrankung.

Beurteilung der Bilanz
- **Positive Bilanz** – Einfuhr übersteigt Ausfuhr, z. B. bei terminalem Nierenversagen
- **Ausgeglichene Bilanz** – Einfuhr entspricht Ausfuhr
- **Negative Bilanz** – Ausfuhr übersteigt Einfuhr, z. B. bei Diabetes insipidus

Grenzen der Messgenauigkeit
Schwierig ist z. B. die Messung der Ausscheidungen inkontinenter Menschen. Solange der gesamte Urin z. B. in ein aufsaugendes Inkontinenzhilfsmittel fließt, lässt sich seine Menge noch relativ leicht bestimmen. Hierzu wird die benutzte Vorlage gewogen und vom Ergebnis das Gewicht einer unbenutzten Vorlage desselben Typs abgezogen. Fließt der Urin hingegen z. B. auf den Fußboden, lässt sich seine Menge bestenfalls schätzen – mit einer erheblichen Fehlerquote.
Flüssigkeitsverluste des Körpers durch das Schwitzen oder die Atmung *(Perspiration)* lassen sich bestenfalls schätzen, wobei die Pflegefachperson alle einwirkenden Bedingungen, z. B. Körpertemperatur, Atemfrequenz, Umgebungstemperatur, berücksichtigt. Auch hier ist die Fehlerquote unter Umständen erheblich.

Nicht messbare Flüssigkeitsmengen sind z. B.:
- Verluste durch Schweiß und Atemluft
- Verluste bei Fieber (Faustregel: 500 ml pro 1 °C Temperaturerhöhung bei Erwachsenen)
- Zufuhr aus Oxidationswasser, das bei der Verstoffwechselung von Kohlenhydraten entsteht

Merke

Faustregel für die Beurteilung eines Bilanzergebnisses: Ein erwachsener Mensch verliert in Ruhe und bei normaler Körpertemperatur pro Tag etwa 400–500 ml Flüssigkeit über die Perspiration. Die Zufuhr von Oxidationswasser beträgt ca. 200–300 ml. Deshalb ist eine Bilanz mit dem Ergebnis + 200 ml als ausgeglichen zu betrachten.

Durchführung der Flüssigkeitsbilanz

- Bilanzblatt (▶ Tab. 5.4) vorbereiten
- Zu pflegenden Menschen, alle Mitglieder des Pflegeteams und gegebenenfalls Angehörige informieren, dass die Menge der zugeführten und ausgeschiedenen Flüssigkeit zu notieren ist; bei Bedarf Handhabung des Formulars erläutern
- Eventuell Steckbecken, Urinflasche und Nachtstuhl mit Namen und dem Hinweis „Flüssigkeitsbilanz" beschriften
- Zu pflegenden Menschen zu Beginn der Bilanzzeit Blase entleeren lassen, Urin verwerfen und nicht mitrechnen, ebenso mit Sekreten aus Drainagen und anderen Ausscheidungen verfahren
- Ab diesem Zeitpunkt Ein- und Ausfuhr zuverlässig aufschreiben (Einheit ml verwenden)
- Tassen und Gläser immer ganz füllen bzw. immer den auf dem Nachttisch stehenden Flüssigkeitsnachschub aufschreiben, sobald er vom Betroffenen getrunken wurde
- Am Ende des Bilanzzeitraums die betroffene Person die Blase entleeren lassen, Urin mitrechnen
- Bilanzbogen in das Dokumentationssystem heften

Merke

Die Flüssigkeitsbilanz über einen isolierten Tag hat nur geringe Aussagekraft, da sie keine Auskunft darüber erteilt, ob der zu pflegende Mensch zuvor negativ oder positiv bilanziert war. Ein genauerer Eindruck ergibt sich erst, wenn Bilanzergebnisse von mehreren aufeinanderfolgenden Tagen vorliegen, weil sie einen Trend erkennen lassen.

Tab. 5.4 Formular für die Flüssigkeitsbilanz

Bilanzbogen							
Name, Vorname:				Datum:			
EINFUHR				AUSFUHR			
Frühdienst							
Uhrzeit	Getränk/ Infusionslösung/ Sondenkost (in ml)		HZ	Uhrzeit	Urin/sonstige Ausfuhr (in ml)		HZ
...							
Insgesamt				Insgesamt			
Spätdienst							
...							
Insgesamt				Insgesamt			
SUMME				SUMME			
TAGESBILANZ ml							

Die Bilanzierung hat nur Aussagekraft, wenn die Pflegenden sie gewissenhaft führen. Fehlerquellen sind z. B.:

- Mangelnde Mitarbeit des zu pflegenden Menschen oder der Angehörigen, wenn sie z. B. die Menge der Getränke nicht notieren
- Urin- und Stuhlinkontinenz
- Starkes Schwitzen (Flüssigkeitsverlust nur schwer zu schätzen)

Merke

Ergebnisse der täglichen Messung des Körpergewichts, regelmäßige Messung des zentralvenösen Drucks *(ZVD)* sowie die Beobachtung der Hautspannung können die Aussagekraft der Bilanz erhöhen.

Flüssigkeitszufuhr erhöhen

ACHTUNG

Die Erhöhung der Flüssigkeitszufuhr kann, z. B. bei Nieren- oder Herzinsuffizienz kontraindiziert sein.

Viele zu pflegende Menschen würden ausreichend trinken, wenn ihnen die Bedingungen erleichtert würden.
- Die Pflegenden helfen zu pflegenden Menschen, die Hilfe beim Trinken benötigen. Sie vermitteln ihnen das Gefühl, genügend Zeit für ihre Bedürfnisse zu haben.
- Zu pflegende Menschen, die das Trinken vergessen, erinnern die Pflegenden an Trinkzeiten, z. B. durch ein Klingelzeichen oder Aufforderung.
- Pflegende ermöglichen zu pflegenden Menschen einen ungehinderten Zugang zu Getränken.
- Getränke sollten bei bewegungseingeschränkten Menschen in bequemer Griffweite stehen. Die Pflegenden probieren die jeweils angemessene Position aus.
- Die Pflegenden füllen die Getränke stets in Gefäße, die dem individuellen Bedürfnis der zu pflegenden Person angepasst sind. Menschen mit einem Tremor benötigen z. B. einen Becher mit Deckel und zwei Griffen. Menschen, die sich nicht aufrichten können, trinken aus einem Becher mit Ventilöffnung, stärker eingeschränkte Menschen kommen gegebenenfalls mit einem Strohhalm, der zudem den Saugreflex trainiert, gut zurecht.
- Die Pflegenden erfragen das Lieblingsgetränk, bei Bedarf über die Angehörigen, und bieten es an.
- Angehörige können das gewohnte Trinkgefäß von zu Hause mitbringen. Vielen Menschen fällt das Trinken aus dem gewohnten Gefäß leichter.
- Pflegefachpersonen bieten Beratung hinsichtlich der Notwendigkeit ausreichender Flüssigkeitszufuhr an. [11]

Regeln für die Trinkförderung

- Regelmäßig Getränke anbieten; zur Erinnerung gegebenenfalls Wecker stündlich stellen.
- Beim Trinken Zeit lassen.
- Das Anreichen der Flüssigkeit mit dem Löffel gelingt oft besser als Trinken aus einem Becher.
- Bei isotoner und hypotoner Dehydratation eher salzhaltige Getränke, z. B. Brühe, anbieten; bei hypertoner Dehydratation eignet sich wegen des Natriumüberschusses Tee oder Wasser am besten.
- Gefäße nicht bis zum Rand füllen.
- In der Küche flüssigkeitsreiche Nahrung bestellen, z. B. Obst, Suppen, Götterspeise oder Kompott.
- Getränke bei zu pflegenden Menschen mit Dysphagie andicken.

Ist eine orale Flüssigkeitsgabe nicht möglich, nicht erlaubt oder nicht ausreichend, können Pflegefachpersonen die Flüssigkeit **auf ärztliche Anordnung** auf anderem Weg verabreichen:
- Enteral über eine Sonde oder eine rektale Infusion.

- Parenteral über einen intravenösen Zugang. Infusionen können Pflegefachpersonen mit entsprechender Schulung selbstständig anlegen.
- Subkutane Infusion.

Die Menge der Flüssigkeit kann durch eine Bilanzierung geregelt werden.

Merke

Die Pflegefachpersonen übernehmen das Flüssigkeitsmanagement und vermeiden auf diese Weise Flüssigkeitsdefizite. Sie besprechen mit dem zu pflegenden Menschen und gegebenenfalls deren Angehörigen Strategien für den Alltag, üben sie ein und überwachen sie.

Flüssigkeitsausfuhr senken

Ist eine Senkung der Flüssigkeitsausfuhr vorgesehen, fällt der Pflegefachperson vor allem die Aufgabe der **Krankenbeobachtung** und damit des Erkennens vermehrter Ausscheidung zu. Auch für diesen Zweck eignet sich eine Bilanzierung, die gegebenenfalls auch häufiger als in 12-stündigem Abstand auszurechnen ist. Die meisten Ursachen einer erhöhten Flüssigkeitsausfuhr sind pflegerisch kaum zu beeinflussen. Die Pflegefachperson informiert den Arzt umgehend, wenn die betroffene Person das vorgegebene Bilanzziel erheblich zu verfehlen droht.

Erhöhte Flüssigkeitsausfuhr durch übermäßige und unsachgemäße Einnahme von Laxanzien können Pflegefachpersonen gegebenenfalls durch **Beratung** des zu pflegenden Menschen und die Durchführung einer Obstipationsprophylaxe (▶ Kap. 16.5) beeinflussen.

Der Verzehr harntreibender Lebensmittel, z. B. Spargel oder Ananas, kann eine erhöhte Flüssigkeitsausfuhr nach sich ziehen. Es ist darauf zu achten, dass auf harntreibende Lebensmittel verzichtet wird, wenn Grunderkrankungen dies erfordern.

5.6 Weitere Prophylaxen im Kontext der Dehydratation

Aspirationsprophylaxe

Besteht das Risiko einer Aspiration, so ist im Rahmen der Aspirationsprophylaxe zu bedenken, dass die betroffene Person trotz des Aspirationsrisikos ausreichend Flüssigkeit benötigt, um nicht zu dehydrieren. Im Bedarfsfall ist die benötigte Flüssigkeit über eine Infusion – je nach ärztlicher Anordnung – zuzuführen.

Dekubitusprophylaxe

Verminderte Flüssigkeitszufuhr senkt die Elastizität der Haut. Die Mikrozirkulation vermindert sich → Dekubitusrisiko steigt (▶ Kap. 6.3).

Obstipationsprophylaxe

Sorgfältige Obstipationsprophylaxe vermindert den Einsatz von Laxanzien und kann so die Flüssigkeitsausfuhr positiv beeinflussen. Andererseits ist vermehrte Flüssigkeitszufuhr Teil der Obstipationsprophylaxe (▶ Kap. 16.5.1).

Pneumonieprophylaxe

Da unter dem Einfluss einer negativen Flüssigkeitsbilanz die Schleimhäute austrocknen, die Schleimproduktion in der Lunge zurückgeht, die Selbstreinigungsfähigkeit der Lunge abnimmt und das Infektionsrisiko steigt, überprüfen Pflegefachpersonen bei dehydrierten Menschen immer die Notwendigkeit einer Pneumonieprophylaxe (▶ Kap. 17.3).

Sturzprophylaxe

Durch Dehydratation kann es zu akuter Verwirrtheit und orthostatischer Hypotonie mit erhöhtem Sturzrisiko kommen. Dehydrierte Menschen benötigen also immer auch eine Sturzprophylaxe (▶ Kap. 20.5).

Thromboseprophylaxe

Durch Flüssigkeitsmangel steigt der Hämatokrit *(Anteil der Zellen im Blut)*. Dadurch wird das Blut zähflüssiger, die Thrombose- und Emboliegefahr steigt (▶ Kap. 21.3).

Verwirrtheitsprophylaxe

Flüssigkeitsmangel verursacht vor allem bei älteren Menschen Bewusstseinsstörungen mit Desorientiertheit. Verwirrte Menschen vernachlässigen häufig das Trinken (▶ Kap. 22.1).

Zystitisprophylaxe und Kontinenzförderung

Harninkontinenz führt oft zu vermindertem Trinken. Es ist wichtig, betroffene Menschen darüber aufzuklären, dass ein sehr konzentrierter Urin die Blasenwand reizt und eine Dranginkontinenz zur Folge haben kann. Auch die Gefahr einer Harnwegsinfektion (▶ Kap. 23.1) steigt. Das **nächtliche Wasserlassen** *(Nykturie)* lässt sich durch eine Reduktion der Flüssigkeitszufuhr tagsüber nur bedingt beeinflussen, weil die Ursache für die Nykturie häufig eine Grunderkrankung ist, z. B. Herzinsuffizienz, Diabetes mellitus, Harnwegsinfektion. Dennoch können die Pflegenden versuchen, das Trinken der erforderlichen Flüssigkeit in die früheren Tagesstunden zu legen und gegen Abend zu reduzieren.

6 Dekubitus

Definition

Dekubitus *(Dekubitalgeschwür, Druckgeschwür)*: Eine lokal begrenzte Schädigung der Haut und/oder des darunter liegenden Gewebes, in der Regel über knöchernen Vorsprüngen, infolge von Druck oder von Druck in Kombination mit Scherkräften [13].

6.1 Entstehung

Dekubitalgeschwüre können als Indikator für unzureichende Pflegequalität gelten. In den meisten Fällen ist es möglich, durch konsequent durchgeführte prophylaktische Maßnahmen, einen solchen Gewebeschaden zu vermeiden. Andererseits sind Pflegende auch mit zu pflegenden Menschen konfrontiert, bei denen sich selbst durch umfassende prophylaktische Maßnahmen ein Dekubitus nicht verhindern lässt. Dies gilt z. B. für Menschen mit Erkrankungen, die wechselnde Körperpositionen nicht gestatten, z. B. bei stark erhöhtem Hirndruck, oder bei sterbenden Menschen, deren Gewebedurchblutung extrem vermindert ist und die nicht positioniert werden können oder die Positionierung ablehnen.

Ein **Dekubitus** entsteht aufgrund einer Minderdurchblutung der Haut. Sobald der Druck, den das Körpergewicht auf die Haut ausübt, den Blutdruck in den kleinen Hautgefäßen *(Kapillaren)* übersteigt, werden diese komprimiert, sodass die Sauerstoffversorgung des Gewebes gestört ist. Verschiedene Untersuchungen legen nahe, dass ein Dekubitus bereits nach 30 Minuten Druckeinwirkung entstehen kann [10].

6.2 Klinisches Erscheinungsbild

Für die Beurteilung von Dekubitalgeschwüren beschreibt besonders umfangreich die international eingeführte Dekubitus-Klassifikation der EPUAP/NPUAP (European Pressure Ulcer Advisory Panel/National Pressure Ulcer Advisory Panel) das Aussehen der Gewebeschädigung (▶ Tab. 6.1). Im englischsprachigen Raum ist man dazu übergegangen, anstatt „pressure ulcer“ (Druckgeschwür) den Begriff „pressure injury“ (Druckverletzung) zu nutzen. Beide Begriffe weisen allerdings Grenzen auf. Der im Deutschen benutzte Begriff „Dekubitus“ charakterisiert das Phänomen aber sehr treffend und wird deshalb berechtigt verwendet.

Tab. 6.1 Dekubitus-Klassifikation der EPUAP/NPUAP [13] [V220]

Kategorie	Beschreibung	Aussehen
Kategorie I: nicht wegdrückbare Rötung	• Nicht wegdrückbare umschriebene Rötung bei intakter Haut, gewöhnlich über einem knöchernen Vorsprung. • Bei dunkel pigmentierter Haut ist das Abblassen möglicherweise nicht sichtbar, eventuell aber Farbunterschiede gegenüber der umgebenden Haut. • Bereich kann schmerzempfindlich, verhärtet, weich, wärmer oder kälter sein als das umgebende Gewebe.	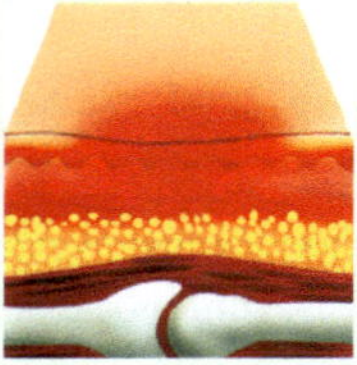
Kategorie II: Teilverlust der Haut	• Teilzerstörung der Haut (bis zur Dermis), die als flaches, offenes Ulkus mit einem roten bis rosafarbenen Wundbett ohne Beläge in Erscheinung tritt. • Kann sich auch als intakte oder offene/rupturierte, serumgefüllte Blase darstellen; manifestiert sich als glänzendes oder trockenes, flaches Ulkus ohne nekrotisches Gewebe oder Bluterguss. • Diese Kategorie sollte nicht benutzt werden, um Blasen, verband- oder pflasterbedingte Hautschädigungen, feuchtigkeitsbedingte Läsionen, Mazerationen oder Abschürfungen zu beschreiben.	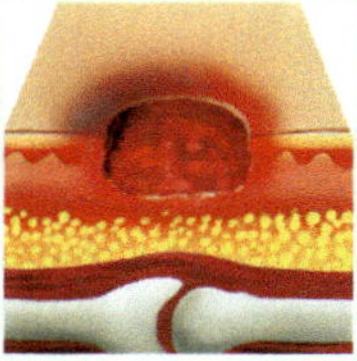

Tab. 6.1 Dekubitus-Klassifikation der EPUAP/NPUAP [13] [V220] *(Forts.)*

Kategorie	Beschreibung	Aussehen
Kategorie III: Verlust der Haut	• Zerstörung aller Hautschichten. • Subkutanes Fett kann sichtbar sein, jedoch keine Knochen, Muskeln oder Sehnen. • Belag kann vorhanden sein, der jedoch nicht die Tiefe der Gewebeschädigung verschleiert; eventuell Tunnel oder Unterminierungen. • Tiefe variiert je nach anatomischer Lokalisation. Nasenrücken, Ohr, Hinterkopf und Sprunggelenk haben kein subkutanes Gewebe, daher können Kategorie-III-Wunden dort auch sehr oberflächlich bleiben. Im Gegensatz dazu sind an besonders adipösen Körperstellen extrem tiefe Kategorie-III-Wunden möglich. • Knochen und Sehnen sind nicht sichtbar oder tastbar.	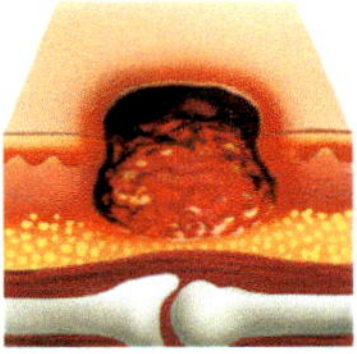
Kategorie IV: vollständiger Haut- oder Gewebeverlust	• Totaler Gewebeverlust mit freiliegenden Knochen, Sehnen oder Muskeln. • Belag oder Schorf möglich, Tunnel oder Unterminierungen häufig. • Tiefe hängt von der anatomischen Lokalisation ab. Der Nasenrücken, das Ohr, der Hinterkopf und der Knochenvorsprung am Fußknöchel haben kein subkutanes Gewebe, daher können Wunden dort auch sehr oberflächlich sein. • Kategorie-IV-Wunden können sich in Muskeln oder in unterstützende Strukturen ausbreiten (Faszien, Sehnen, Gelenkkapseln) und können dabei leicht eine Osteomyelitis oder Ostitis verursachen. • Knochen und Sehnen sind sichtbar und tastbar.	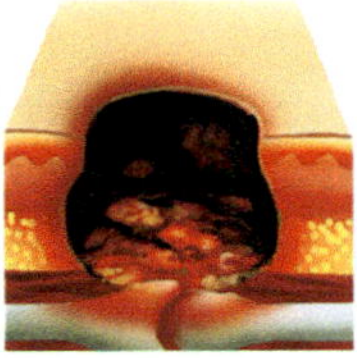

Beurteilung von Dekubitus, die keiner Kategorie zuzuordnen sind [14]:

- Tiefe unbekannt:
  - Vollständiger Gewebeverlust
  - Basis von Belägen (gelb, hellbraun, grau, grün oder braun) und/oder Verschorfungen bedeckt
  - Nach Debridement erneute Einschätzung notwendig
- Vermutete tiefe Gewebeschädigung, Tiefe unbekannt:
  - Bereich, der livide/rotbraun verfärbt ist, bei intakter Haut oder blutgefüllter Blase
  - Grund: Schädigung des darunterliegenden Gewebes durch Druck und/oder Scherkräfte

Ein Dekubitus kann bei Abheilung nicht „zurück kategorisiert" werden kann. Bei der Beschreibung empfehlen sich Aussagen wie „Dekubitus Kategorie 4 in Granulations- oder Epithelisierungsphase".

Prädilektionsstellen

Dekubitusgefahr besteht vor allem an Körperstellen, an denen sich zwischen Haut und darunter liegenden Knochen keine bzw. wenig Muskulatur und Unterhautfettgewebe befindet (▸ Abb. 6.1).

Die dekubitusgefährdeten Körperpartien *(Prädilektionsstellen)* hängen von der Position des zu pflegenden Menschen ab, weil durch das Körpergewicht bei verschiedenen Positionen jeweils andere Hautareale belastet werden.

- In **Rückenlage:** Kreuzbein, Fersen, Schultern, Hinterkopf, Wirbelsäule und Ellenbogen
- In **Seitenlage:** Ohrmuschel, Trochanter major *(großer Rollhügel)*, Knie, Ellenbogen, Fußknöchel
- In **Sitzposition:** Fersen, Fußballen, Hinterkopf, Sitzbeinhöcker, Wirbelsäule, distale Seiten der Oberschenkel
- In **Bauchlage:** Stirn, Ellenbogen, Beckenknochen, Brustbein, Rippen, Kniescheiben, Zehen

Zusätzlich können medizinische Maßnahmen und Hilfsmittel Dekubitalgeschwüre verursachen. An den Kontaktstellen zwischen Amputationsstümpfen und Prothesen, unter Gipsverbänden und in der Nähe von Sonden, Tuben und Kanülen können ebenfalls Druckschäden auftreten. Pflegende beachten, dass Zahnersatz durch Druck zu Schleimhautschäden im Mund führen kann. Dann sind die Betroffenen beim Essen und Sprechen beeinträchtigt.

Am häufigsten sind der Beckenring, der Kreuzbeinbereich und die Fersen von Dekubitalgeschwüren betroffen.

Sofortmaßnahmen bei Dekubitalgeschwüren

Pflegefachpersonen schätzen das Ausmaß der Hautschädigung nach Kategorien ein (▸ Tab. 6.1), beschreiben die Lokalisation und Größe der Schädigung exakt und dokumentieren die erhobenen Werte.

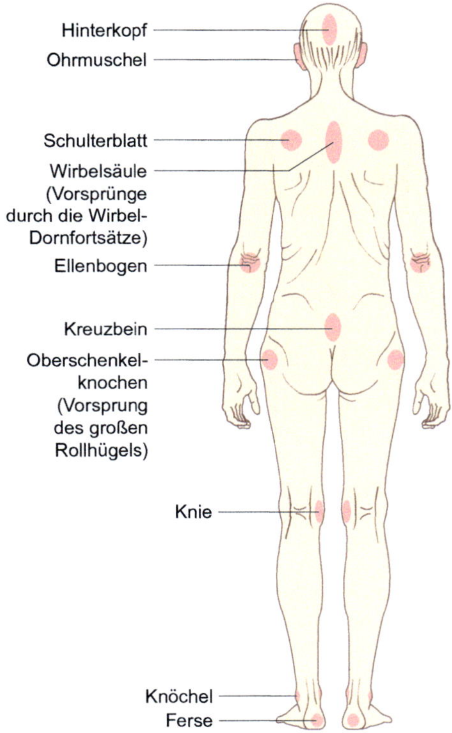

Abb. 6.1 Körperareale mit besonders hohem Risiko einer Dekubitusentwicklung [L234]

Beispiel: „Dekubitus Kategorie I, nach positivem Fingerdrucktest, über dem Kreuzbein; 3 × 4 cm große Hautrötung am oberen Ende der Gesäßfalte".

Zur Einteilung der Kategorie verwenden Pflegende die in der jeweiligen Einrichtung übliche Klassifikation. Damit ist sichergestellt, dass alle Mitglieder des pflegerischen Teams nach denselben Beurteilungskriterien arbeiten.

Die konsequente **Druckentlastung** des betroffenen Areals ist die vorrangige Aufgabe der Pflegenden. Im vorstehenden Beispiel ist also der Rücken zu entlasten. Ein bestehender Dekubitus darf keiner weiteren Druckeinwirkung ausgesetzt werden. Weiterhin ist eine sorgfältige Hautpflege notwendig, die z. B. das zügige Entfernen von Urin und Stuhl umfasst.

Merke

Handelt es sich beim pflegerischen Erstbefund bereits um einen Gewebedefekt der Kategorie 2, muss der behandelnde Arzt informiert werden. Die Anordnung der Wundversorgung gehört definitionsgemäß zu den ärztlichen Aufgaben, oft wird die Wundbehandlung allerdings an Pflegefachpersonen delegiert. Der Arzt ist ebenfalls für die Verordnung der Verbandmaterialien zuständig.

Beobachtung und Dokumentation

In der Dekubitusbehandlung spielen **Beobachtung** und **Dokumentation** eine entscheidende Rolle für die Verlaufs- und Erfolgskontrolle. Folgende Kriterien erfassen Pflegefachpersonen im Wundprotokoll:

- **Individuelle Risikofaktoren,** z. B. Immobilität, Inkontinenz, Hautbeschaffenheit, Flüssigkeitsmangel, Grunderkrankungen, Alter, BMI
- **Körperstelle,** an der sich der Dekubitus befindet
- **Kategorie** des Dekubitus mit Angabe der verwendeten Klassifikation (hauseigenen Standard beachten)
- **Dauer** (Seit wann besteht der Dekubitus?), oft nur mithilfe einer Fremdanamnese (z. B. Befragung der Angehörigen) zu klären
- **Ausdehnung** des Dekubitus, Ausmessen der Distanzen zwischen den Wundrändern vertikal und horizontal; alternativ eine sterile Folie mit Quadratraster über die Wunde legen und die Wundumrisse mit einem Permanentmarker nachzeichnen (dafür eignet sich z. B. die Folie, die auf Hydrokolloidplatten klebt) (▶ Abb. 6.2)
- **Nekrosen,** z. B. Anteil nekrotischer Bezirke an der gesamten Schädigung
- **Wundstadium,** z. B. saubere Wunde mit Granulationsgewebe oder schmierig-eitriger Wundbelag
- **Lage und Tiefe** von Wundtaschen, lässt sich z. B. mithilfe steriler stumpfer Sonden (ggf. auch mit sterilem Watteträger) messen
- **Exsudat,** Farbe und Menge des Sekrets, das die Wunde sezerniert
- **Geruch,** vorhanden oder nicht vorhanden? Gegebenenfalls Qualität sachlich beschreiben

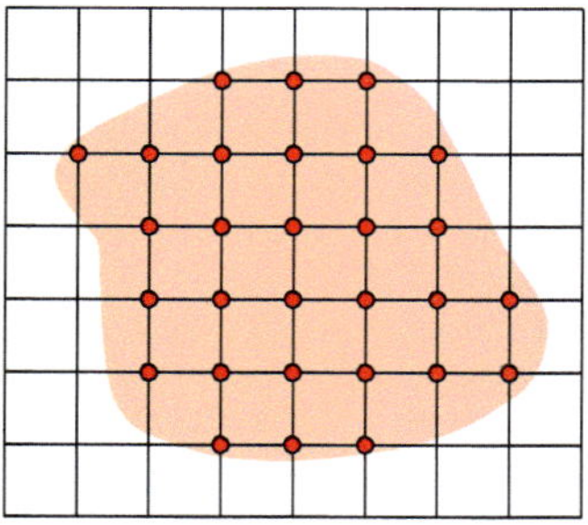

Abb. 6.2 Beispiel einer Größenbestimmung eines Dekubitus mit einer Quadratrasterfolie [L231]

Bei der Neuaufnahme eines zu pflegenden Menschen mit bereits bestehendem Dekubitus, sollte die Wunde mit danebenliegendem

Maßband fotografiert werden. Das Maßband ist mit Namen, Tag und Uhrzeit zu versehen. Maßbänder sind kostenlos bei den Herstellern von Wundauflagen erhältlich.
Für die Anfertigung der Fotografien ist in jedem Fall die Einwilligung der betroffenen Person erforderlich. Die Fotodokumentation kann juristisch bedeutsam sein, weil aus dem Verlauf (im Zusammenhang mit der sorgfältigen Dokumentation der Maßnahmen) Aussagen über die Pflegequalität möglich sind. Eine Standardisierung bei der Erstellung der Fotos ist für eine valide Aussage über die Entwicklung des Dekubitus unerlässlich. Hierzu gehören z. B. gleiche Lichtverhältnisse, gleiche Kamera bzw. gleiches anderes Medium, gleicher Blick-/Aufnahmewinkel, gleiche Lage des zu pflegenden Menschen.

6.3 Risikofaktoren

Zur Entstehung eines Dekubitus können zahlreiche Faktoren beitragen. Inkontinenz und die damit häufig verbundene Feuchtigkeit bzw. die Einwirkung aggressiver Substanzen auf die Haut können neben vielen anderen Bedingungen die Entstehung von Dekubitalgeschwüren begünstigen. Von entscheidender Bedeutung sind jedoch drei Parameter, aus denen sich unmittelbar pflegerische Maßnahmen ableiten lassen:

- **Druck:** Auflagedruck (Kraft pro Fläche) als komprimierende Kräfte oder Scherkräfte
- **Druckdauer** (Zeit) und **Druckstärke** (Intensität)
- **Gewebetoleranz für Druck und Sauerstoff** (Druckempfindlichkeit)

Erst wenn Druck in nicht tolerierbarer Höhe über eine nicht tolerierbare Zeit auf ein Hautareal wirkt, entsteht ein Dekubitus (▶ Abb. 6.3). Wie viel Druck ausreicht und wie stark die Haut davon geschädigt wird, hängt von der individuellen Gewebetoleranz für Druck und Sauerstoff und von bestehenden Grunderkrankungen ab.

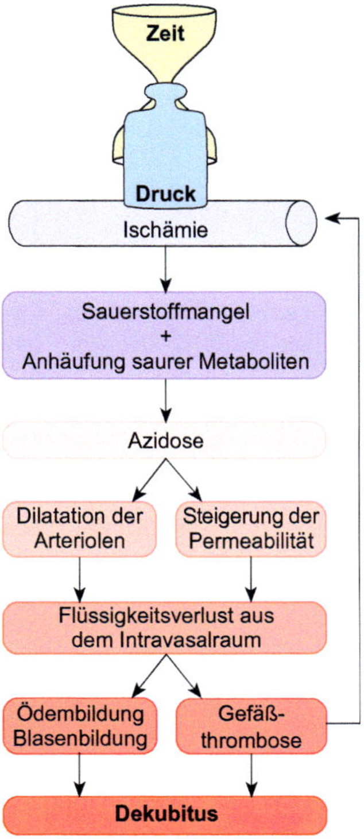

Abb. 6.3 Druck führt in mehreren Schritten zur Zerstörung des Gewebes. [A400]

Bei Kindern sollte täglich und bei Veränderungen ein umfassendes Risikomanagement durchgeführt werden.
Das generelle Dekubitus-Assessment sollte mindestens folgende Kriterien enthalten:

- Historie von Druckgeschehnissen vor der Aufnahme
- Betrachtung des Hinterhauptbereichs
- Möglichkeiten der Aktivität und Mobilität
- Geburtsgewicht oder BMI
- Hautzustand oder Reifegrad der Haut
- Luftfeuchtigkeit/Raumtemperatur
- Ernährungs- und Flüssigkeitszustand
- Sauerstoffversorgung/Durchblutung der Haut
- Medikamentöse Versorgung
- Fremdkörper (Sonden, Ab- und Zuleitungen usw.)
- Dauer des Aufenthalts im Krankenhaus

Die genannten Parameter sind ihrerseits durch vielfältige Bedingungen begünstigt, die nachfolgend beschrieben werden.

Eingeschränkte Aktivität

Unter **eingeschränkter Aktivität** leiden Menschen, wenn sie Druck und Schmerzen nicht oder nur eingeschränkt wahrnehmen und sich unzureichend bewegen, z. B. bei Apoplex, Diabetes mellitus (durch Polyneuropathie) und Multipler Sklerose.

6

Eingeschränkte Mobilität

Menschen mit **eingeschränkter Mobilität** können ihre Körperposition nicht selbstständig wechseln, z. B. bei Immobilität, Bettlägerigkeit, Ruhigstellung durch Medikamente (medikamentöse Fixierung).

Externe Risikofaktoren

Unter dem Begriff **externe Risikofaktoren** sind alle Bedingungen zusammengefasst, die bei Menschen mit eingeschränkter Aktivität und Mobilität zusätzlich das Dekubitusrisiko steigern können. Darunter sind auch jene Risikofaktoren zu verstehen, die im körperlichen Zustand der betroffenen Person begründet sind.

- **Umgebungsfaktoren:**
  - Falten, Krümel, Pflegehilfsmittel, z. B. Katheter, Sonden, Schienen, Gipsverbände
  - Scherkräfte, die entstehen, wenn sich Hautschichten unter dem Einfluss quer wirkender Kräfte deformieren, z. B. durch das Verrutschen im Bett
- **Gewebeeigenschaften:** fehlende Muskeln und Fettpolster über Knochen, z. B. bei Kachexie
- **Durchblutungsstörungen,** etwa bei folgenden Erkrankungen:
  - Arteriosklerose
  - Herz-Kreislauf-Erkrankungen, z. B. Herzinsuffizienz mit Ödemen

- Chronisch venöse Insuffizienz
- Anämie
- Diabetes mellitus (durch Schädigung kleinster Gefäße)
- **Hautschädigung,** etwa durch:
  - Schwitzen, z. B. bei Fieber
  - Feuchtigkeit bei Inkontinenz
  - Altersveränderungen der Haut, z. B. Verdünnung, Elastizitätsverlust, Falten, Austrocknung, Abnahme der Wahrnehmung
  - Chronische Hauterkrankungen
- **Abwehrschwäche** und **reduzierter Allgemeinzustand**
- **Ernährungszustand:**
  - Niedrige Albuminwerte
  - Vitamin-C-Mangel
  - Kachexie

6.3.1 Druck

Der physiologische **Druck** in den arteriellen Kapillaren beträgt 21–48 mmHg, im venösen Schenkel der Kapillaren 6–18 mmHg. Übersteigt der Auflagedruck den Druck in den Kapillaren, reagiert der Körper mit einer Erhöhung des Kapillardrucks. Dieser Kompensationsmechanismus versagt, wenn der Auflagedruck sich dem diastolischen Blutdruck nähert. Das bedeutet, der von außen kommende Druck komprimiert die Kapillaren. Ein vollständiger Verschluss der kleinen Gefäße führt zu einer **Minderdurchblutung** der betroffenen Areale. Dann bricht die Versorgung des Gewebes mit Sauerstoff und Nährstoffen ab, und die normalerweise über den Blutstrom stattfindende Entsorgung von Kohlendioxid und Stoffwechselprodukten ist unterbrochen. Hält die Druckeinwirkung an, entsteht ein Dekubitus.

Zwei Formen von Druck sind für die Entstehung von Dekubitalulzera verantwortlich (▶ Abb. 6.4):

- **Komprimierende Kräfte** wirken senkrecht auf das Gewebe. Der Druck entsteht durch das Gewicht des Körpers auf die unten liegenden Hautareale. Die Qualität der Auflagefläche trägt gegebenenfalls zur Beschleunigung der Gewebeschädigung bei, Beispiele sind nicht druckentlastende bzw. nicht druckverteilende Matratze, Falten im Bettlaken, ungepolsterte Lagerungsschienen, Prothesen, Krümel oder Fremdkörper (etwa Stöpsel) im Bett, zu enge Schuhe, Katheter und Sonden, die ungepolstert auf der Haut aufliegen, Verbände, wenn sie auf die Haut einen Druck ausüben, etwa durch Ziehen der Abdeckung des Verbandmaterials, z. B. Fixomull®.
- **Scherkräfte** wirken parallel zum Gewebe. Beim Sitzen oder Herabrutschen der betroffenen Person im Bett streben das Skelett und die tiefen Muskelschichten aufgrund der Schwerkraft nach

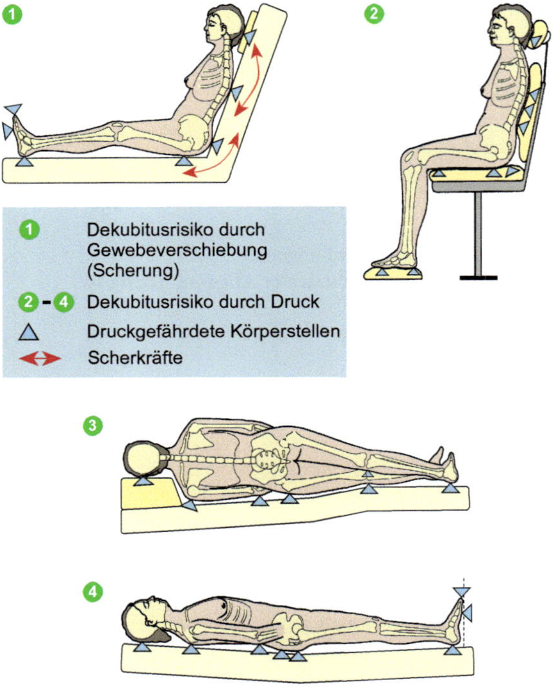

Abb. 6.4 Dekubitusrisiko durch Scherkräfte und Druck [L157]

unten, während die Haut und die oberen Anteile der Muskeln in der ursprünglichen Position verbleiben. Die Verschiebung zwischen den beiden Gewebeschichten schnürt die kleinen Blutgefäße im subkutanen Gewebe ab oder verletzt sie sogar. Dadurch entsteht ein Durchblutungsmangel mit Mangelversorgung des Gewebes.

6.3.2 Druckdauer und -stärke

Dauer und **Stärke** *(Intensität)* der Druckeinwirkung auf die Haut bestimmen die Dekubitusentstehung. Je nach Gewebetoleranz des zu pflegenden Menschen reichen oft 30 Minuten, in denen ein nicht tolerabler Druck besteht, zur Entstehung eines Dekubitus aus. Wurde die Durchblutung der Hautzellen nur kurze Zeit unterbrochen, können sie sich meist folgenlos erholen. Hält der Sauerstoffmangel jedoch länger an, sterben einzelne Zellen ab.

Verschiedene Faktoren beeinflussen Druckdauer und -intensität:

- **Unterlage:** Die Druckintensität wird erheblich von der Härte der Unterlage bestimmt. Ein Sitzpolster kann den Druck nachweislich verändern. Dabei sind viskoelastische oder gelhaltige Unterlagen gut geeignet, da sie eine besondere Druckverteilung aufweisen [15].
- **Körperposition:** Je kleiner das Hautareal ist, auf das der Druck wirkt, desto höher ist der Druck pro cm^2. Sitzende Menschen verteilen das Gewicht ihres Oberkörpers auf die relativ kleine Gesäßfläche und gehen damit das Risiko ein, an dieser Stelle einen Dekubitus zu erwerben. Dies gilt nicht nur für das aufrechte Sitzen, denn bereits bei einer Oberkörpererhöhung von 30° ist der Auflagedruck am Gesäß deutlich höher als in der flachen Rückenlage.
- **Mobilität und Aktivität:** Gesunde Menschen bewegen sich ständig und verlagern so das Gewicht ihres Körpers auf immer andere Hautgebiete. Diese weitgehend unbewusst vollzogenen Veränderungen der Position führen zu einer Druckentlastung. Bei Einschränkungen der Mobilität, z. B. durch Arthritis, Multiple Sklerose, Bewusstseinseinschränkungen, Schmerzen, bewusstseinsverändernde Arzneimittel, können Betroffene ihre Position nicht ohne fremde Hilfe ändern, sondern sind auf pflegerische Assistenz angewiesen. Positionierungen sollen so angelegt sein, dass sie die Eigenbeweglichkeit nicht einschränken. So dürfen Hilfsmittel z. B. nicht die Gelenke blockieren.
- **Körpergewicht:** Kachektische Personen weisen höhere Spitzendrücke (höchste gemessene Drücke in den Kapillaren) der Haut auf als normalgewichtige Menschen, weil ihnen an vielen Körperstellen das schützende Subkutangewebe fehlt und auch die Muskelmasse häufig reduziert ist. Bei übergewichtigen zu pflegenden Menschen lassen sich erhöhte Drücke messen, die über größere Areale verteilt sind. Die Spitzendrücke sind aber niedriger.
- **Schmerzempfinden** und **-reaktion:** Gesunde Menschen nehmen über Kribbelgefühle oder Schmerzen wahr, dass der Druck auf einen bestimmten Hautbezirk zu groß ist. Wenn Schmerzempfindungen oder -reaktionen beeinträchtigt sind, z. B. bei Querschnittslähmung oder Diabetes mellitus, funktioniert dieses Warnsystem nicht mehr.

ACHTUNG

Auch Menschen, die Schmerzmittel einnehmen, sind stärker dekubitusgefährdet und benötigen unter Umständen veränderte Positionierungsintervalle.

Der Einsatz von Risikoskalen kann bei Säuglingen und Kindern ebenso wie bei Erwachsenen flankierend genutzt werden, ersetzt aber keinesfalls ein individuelles umfassendes Risikomanagement.

6.3.3 Gewebetoleranz für Druck und Sauerstoffmangel

Definition

Gewebetoleranz: Fähigkeit von Haut und Unterhautfettgewebe, vorübergehenden Druck und Sauerstoffmangel ohne Schäden zu ertragen.

Druck und Druckdauer allein erklären die Entstehung eines Dekubitus nicht vollständig. Der Begriff **Gewebetoleranz** fasst Faktoren zusammen, die das individuelle Dekubitusrisiko beeinflussen. Bislang liegen für viele der im Folgenden aufgeführten Risikofaktoren noch keine belastbaren statistischen Werte vor. Die Risikofaktoren lassen sich zwei Gruppen zuordnen:

- Faktoren, die die Fähigkeit des Gewebes beeinflussen, Druck zu verteilen (Gewebetoleranz für Druck)
- Faktoren, die die Sauerstoffverteilung im Gewebe und seinen Sauerstoffbedarf beeinflussen (Gewebetoleranz für Sauerstoff)

Faktoren der Gewebetoleranz für Druck

- **Gewebemasse:** Gut ausgebildetes Unterhautfettgewebe und Muskulatur können Druck besser verteilen als dünne Hautschichten über Knochenvorsprüngen oder schlaffe Muskeln, z. B. bei gelähmten Menschen.
- **Alter:** Mit steigendem Lebensalter nimmt die Fähigkeit zur Druckverteilung ab. Die Gründe dafür liegen unter anderem in der veränderten Zusammensetzung des Bindegewebes, dem Nachlassen des Muskeltonus sowie der verlangsamten Regeneration von Hautzellen.
- **Dehydratation:** Unzureichende Flüssigkeitsaufnahme vermindert die Elastizität der Haut (▶ Kap. 5.2).
- **Glukokortikoidtherapie:** Die Einnahme von Glukokortikoiden über längere Zeit behindert die Kollagenbildung und die Regeneration der Kapillargefäße.
- **Albumin-Defizit:** Eiweißmangel beeinträchtigt die Regeneration von Körperzellen und stört so z. B. die Wundheilung. Gesunde erwachsene Menschen sollen deshalb nach Empfehlung der Deutschen Gesellschaft für Ernährung [16] täglich folgende Mengen **Eiweiß** zu sich nehmen:
  - Säuglinge bis 12 Monate: 1,3–2,5 g/kg KG
  - Kinder zwischen 1–15 Jahren: 1,0–0,9 g/kg KG
  - Jugendliche ab 15 Jahren und Erwachsene bis 64 Jahre: 0,8–0,9 g/kg KG
  - Ältere Menschen ab 65 Jahren: 1,0 g/kg KG

- **Vitamin-C-Defizit:** Vitamin C spielt eine Rolle beim Aufbau von Kollagenen, die empfohlene tägliche Zufuhr beträgt [17]:
  - Säuglinge bis 3 Jahre: 20 mg/Tag
  - Kinder zwischen 4–7 Jahren: 30 mg/Tag
  - Kinder zwischen 7–10 Jahren: 45 mg/Tag
  - Kinder zwischen 10–13 Jahren: 65 mg/Tag
  - Kinder zwischen 13–15 Jahren: 85 mg/Tag
  - Jugendliche zwischen 15–19 Jahren: 90–105 mg/Tag
  - Erwachsene: 95–110 mg/Tag
- **Hautfeuchtigkeit:** Schwitzen oder unsachgemäße Inkontinenzversorgung (dazu zählt z. B. auch das zu lange Verweilen in feuchten Vorlagen) führen zur Mazeration (Aufweichen) der Haut. Damit bilden sich Eintrittspforten für Mikroorganismen.

Faktoren der Gewebetoleranz für Sauerstoff

- **Fieber:** Durch das Schwitzen trocknet der Körper aus und der Sauerstoffbedarf des Gewebes steigt.
- **Umgebungstemperatur:** Eine erhöhte Raumtemperatur und zu stark wärmende Kleidung oder Bettwäsche steigern die Stoffwechselaktivität und damit den Sauerstoffbedarf des Gewebes.
- **Arzneimittel,** z. B. Betablocker: Ihre Einnahme reduziert die Hautdurchblutung um 20–30 %.
- **Albuminmangel:** Führt zu Ödemen und damit zu einer mangelhaften Sauerstoffversorgung der Haut.
- **Tabakkonsum:** Rauchen führt zu einer Konstriktion *(Verengung)* der Kapillaren. Zudem begünstigt er die Entstehung von Arteriosklerose, die mit einem verminderten Blutfluss und einer verminderten Sauerstoffversorgung der Haut einhergeht.
- **Krankheiten:** Lungenerkrankungen, Anämien, Diabetes mellitus und andere Krankheiten führen auch zu einer reduzierten Sauerstoffversorgung und Gefäßveränderungen.
- **Hypotonie** *(niedriger Blutdruck)*: Systolische Blutdrücke unter 100 mmHg sowie diastolische Drücke unter 60 mmHg können das Dekubitusrisiko erhöhen, weil der Blutdruck direkt auf die Perfusion der Kapillaren wirkt.

6.3.4 Risiken einschätzen

Die Einschätzung des individuellen Risikos für einen Dekubitus erfolgt durch eine erfahrene Pflegefachperson in zwei Stufen:

- **Initiale Einschätzung** des Dekubitusrisikos unter Berücksichtigung der drei wesentlichen Dekubitusursachen in den Bereichen Aktivität, Mobilität und externe Risikofaktoren
- **Differenzierte Einschätzung** des Dekubitusrisikos durch Hautuntersuchung (z. B. Fingerdrucktest ▶ Kap. 6.5.1), subjektive Äußerungen der betroffenen Person und zusätzliche klinische Einschätzung

Die **Häufigkeit der Risikoeinschätzung** richtet sich nach der individuellen Situation des zu pflegenden Menschen und kann von der Einrichtung im Rahmen der Qualitätssicherung und in Form eines Standards festgelegt werden.
Jede Veränderung der Mobilität, Aktivität und wesentlicher externer Risikofaktoren macht eine Überprüfung des Risikos zwingend erforderlich.

6.4 Folgen

Dekubitalgeschwüre sind mit einer erheblichen Beeinträchtigung des zu pflegenden Menschen verbunden und können durch Infektionen eine lebensbedrohliche **Sepsis** hervorrufen. Ein Dekubitus kann starke **Schmerzen** verursachen und die Mobilität zusätzlich stark beeinträchtigen. Die Therapie eines Dekubitus ist ein langwieriger Prozess. Nicht selten ist eine chirurgische Sanierung der Wunde erforderlich.

6.5 Prophylaktische Maßnahmen

6.5.1 Allgemeine Maßnahmen

Unerlässlich für den Erfolg prophylaktischer Maßnahmen sind die Aufklärung und Einbeziehung des zu pflegenden Menschen und seiner Bezugspersonen. Wenn die kognitiven und körperlichen Ressourcen der betroffenen Person eine Beteiligung an den prophylaktischen Maßnahmen möglich machen, erhöht sich der Effekt der pflegerischen Bemühungen deutlich.
Der **Druckentlastung** und **-reduzierung** gefährdeter Körperstellen kommt oberste Priorität zu. Diese erfolgen durch folgende Maßnahmen:

- Bewegungsförderung
- Positionswechsel
- Positionierungshilfsmittel

Unterstützende Maßnahmen wie Hautpflege und Ernährung beeinflussen die Gewebetoleranz. In Studien wurde festgestellt, dass die Verwendung feuchtigkeitsspendender Produkte sich positiv auf die Gewebetoleranz auswirken kann [15].
Pflegefachpersonen überprüfen die Wirksamkeit der prophylaktischen Maßnahmen in jeder Schicht durch eine sorgfältige Hautbeobachtung. Ein Dekubitus lässt sich nur verhindern, wenn alle Mitglieder des mit der Versorgung beauftragten Teams die zu ihren Aufgaben gehörenden Maßnahmen konsequent durchführen. Die Information, Schulung und Beratung von zu pflegenden Menschen und ihren Bezugspersonen in Bezug auf die Bedeutung von Dekubitusgefährdung, Bewegungsförderung, Ernährung, Positionierung, Hilfsmitteln und Erkennen eines Dekubitus ist besonders wichtig.

Hautpflege und Ernährung

Hautpflege und **Ernährung** dienen dem Erhalt und der Förderung der Gewebetoleranz, führen jedoch nicht zur Druckentlastung.
Es ist **nicht** notwendig, die Haut täglich komplett zu reinigen. Häufiger Kontakt mit waschaktiven Substanzen verringert die Widerstandsfähigkeit der Haut, weil er Feuchtigkeit entzieht und den Säureschutzmantel zerstört.
Allerdings gewährleisten die Pflegenden, dass die Haut nicht unnötig lange Nässe, z. B. durch Urin, Stuhl oder Schweiß, ausgesetzt ist. Durch anhaltende Feuchtigkeit kommt es zur Mazeration *(Aufweichen)*. Betroffene Hautareale werden wund. Es bildet sich eine **Intertrigo** *(Wundsein)*, die eine weitere Schädigung der Haut durch Infektionen (insbesondere durch Mykosen) nach sich ziehen kann.
Bei der Körperpflege achten die Pflegenden deshalb darauf, die Haut und insbesondere Areale, an denen Hautfalten entstehen (z. B. Achseln, Nacken, Analfalte) sorgfältig durch Tupfen zu trocknen. Zu starkes Reiben kann Hautirritationen und Schäden hervorrufen.
Weiterhin sollten Baumwollwäsche und andere saugende Textilien, die die Feuchtigkeit von der Haut aufnehmen, verwendet werden. Unterlagen oder Materialien zur Inkontinenzversorgung, die viel Kunststoff oder Gummi enthalten und nicht atmungsaktiv sind, sind ungeeignet, da feuchte Kammern entstehen können. Die Einlage von Stoffstreifen (Baumwolle, Leinen) in tiefe Hautfalten ist sinnvoll, wenn sie mindestens alle 6 Stunden ausgetauscht werden.
Zur Hautreinigung ist klares Wasser und bei Bedarf der Einsatz von pH-neutralen Waschzusätzen ausreichend. Bei trockener Haut empfiehlt sich die (zurückhaltende) Anwendung von Cremes und Lotionen auf Wasser-in-Öl-Basis. Bei fettiger Haut sind Produkte auf Öl-in-Wasser-Basis indiziert. Lotionen und Cremes sollten nicht in Hautfalten angewendet werden.
Die Haut von **Säuglingen** ist besonders empfindlich. Daher sind bewegungseingeschränkte Säuglinge über die Maße gefährdet, einen Dekubitus zu erleiden. Das Wickeln erfolgt individuell und muss der Situation angepasst sein (ca. 5- bis 8-mal täglich oder je nach Hautzustand öfter). Oft führen Säuglinge nach dem Füttern direkt ab, sodass ein Wickeln nach der Mahlzeit günstiger ist. Die Wahl des Wickelmaterials richtet sich nach dem Hautzustand und muss altersangepasst sein. Bei zu großen Windeln ist kein Nässeschutz garantiert, zu kleine Windeln können durch Druck und Einschneiden die Entstehung eines Dekubitus begünstigen. Bei jedem Positionswechsel und jeder pflegerischen Intervention muss die Haut auf Rötungen und Druckstellen kontrolliert werden.
Eine **ausgewogene Ernährung** garantiert die bedarfsgerechte Aufnahme von Wasser, Kohlenhydraten, Fetten, Eiweiß, Vitaminen und Spurenelementen und sorgt so für ausreichende Energie- und Nährstoffzufuhr, die für eine gesunde Haut und Eigenbewegungen notwendig ist.

ACHTUNG

Einige pflegerische Anwendungen schaden der Haut bzw. nützen der Haut nicht und sollten unterlassen werden. Dazu gehören folgende Maßnahmen:

- **Salben und Cremes,** die die Haut verschließen, z. B. Vaseline, Zinkpaste, Melkfett. Sie verstopfen die Hautporen und verhindern den Wärmeausgleich.
- **Franzbranntwein:** Dekubitusgefährdete Hautareale dürfen nicht mit alkoholischen Lösungen in Berührung kommen, da Alkohol die Haut entfettet. Folge wären Mikrorisse in der Haut, durch die Keime leicht eindringen können. Eine Nützlichkeit von Franzbranntwein ist nicht erwiesen.
- **Ätherische Öle** (z. B. Fichtennadelöl) sowie **hyperämisierende Hautpflegemittel** und **Massagen** steigern die Durchblutung der Haut nicht nachhaltig.
- **Desinfektionsmittel und Antiseptika zur Prophylaxe:** Hautkeime sind physiologisch. Die unsachgemäße Anwendung von Hautdesinfektionsmitteln und Antiseptika vernichtet die natürliche Hautflora und die pathogenen Keime gleichermaßen.

Hautbeobachtung

Die **regelmäßige Beobachtung der Haut** der betroffenen Person ist die Voraussetzung für die Planung und Evaluation der Pflegemaßnahmen. Bei dekubitusgefährdeten Menschen kontrollieren Pflegende die Haut während jeder Schicht, z. B. bei der Körperpflege oder bei den Bewegungsübungen. Zur Bestimmung individueller Positionierungs- und Bewegungsintervalle ist die Haut nach jedem Intervall zu begutachten, um die Eignung der vorangegangenen Maßnahme beurteilen zu können. Folgende Kriterien sind hilfreich:

- **Hautfarbe,** z. B. rötlich, bläulich oder blass
- **Hautzustand,** z. B. Bläschen, Läsionen, trocken oder feucht
- **Hautveränderungen,** z. B. rötliche Stelle oder Blase, die zuvor noch nicht sichtbar war

Um festzustellen, ob es sich bei einer Hautrötung um einen Dekubitus handelt, eignet sich der **Fingerdrucktest**.

Merke

Für den **Fingerdrucktest** drückt eine Pflegefachperson mit einem Finger auf die gerötete Hautregion. Wenn sich die Haut in diesem Bereich weiß färbt, handelt es sich vermutlich *nicht* um einen Dekubitus. Bleibt die Rötung bestehen, liegt ein Dekubitus Kategorie I vor.

Pflegefachpersonen dokumentieren die Hautbefunde. Sie teilen gravierende Hautveränderungen und Dekubitalulzera umgehend dem Arzt mit.

6.5.2 Spezielle Maßnahmen

Bewegungsförderung

Das Dekubitusrisiko steigt enorm, sobald der Betroffene nicht in der Lage ist, seine Körperposition selbstständig zu ändern. Der Erhalt und die Förderung der Mobilität bilden daher die wichtigsten prophylaktischen Maßnahmen zur Vermeidung eines Dekubitus. Bewegung entlastet einzelne Körperpartien oder verteilt das Körpergewicht auf größere Flächen und reduziert so den Auflagedruck. Bereits geringe Bewegungen unterbrechen die Druckbelastung und verbessern die Hautdurchblutung. Für jeden dekubitusgefährdeten zu pflegenden Menschen erstellen Pflegefachpersonen einen **Bewegungsplan** mit individuellen Bewegungs- und Positionierungsintervallen. Sie berücksichtigen dabei Gesundheitszustand, Grunderkrankungen, individuelle Bedürfnisse, Biografie und ärztliche Anordnungen.
Zur Mobilisation gehören nicht nur das Aufstehen, sondern selbst geringfügige Bewegungen – auch auf dem Stuhl und im Bett. Je nach Bewegungsfähigkeit der betroffenen Person sind entsprechende Maßnahmen zu planen, z. B. Mikrobewegungen und 30°-Position. Prinzipiell gilt es, die vorhandenen Eigenbewegungen des Menschen zu fördern. Die Positionierung soll die Bewegungsfreiheit der Gelenke nicht einschränken und selbstständige Aktivitäten so weit wie möglich fördern. Wenn die Pflegenden Bewegungsübungen in andere Pflegehandlungen, z. B. die Ganzkörperwaschung, integrieren, erfordert dieser Teil der Dekubitusprophylaxe nur einen geringen Zeitaufwand im Vergleich zum Nutzen.

ACHTUNG

Pflegende achten darauf, alle assistierten Bewegungen möglichst so auszuführen, dass keine Reibungs- und Scherkräfte entstehen. Die Anwendung von Kinästhetik und Basaler Stimulation® erleichtert die Bewegungsabläufe.

Mobilisation im Bett

Selbstständige Positionsveränderung durch Mikro- und Makrobewegungen

Gesunde Menschen verändern ihre Position selbstständig. Etwa alle fünf Minuten wechseln sie, auch im Schlaf, ihre Haltung, selbst wenn die Bewegungen von außen kaum wahrnehmbar sind (Mikrobewegung). Die so veränderte Belastung des Gewebes verhindert Dekubitalgeschwüre. Deutlich sichtbare Positionsveränderungen (Makrobewegungen) senken das Dekubitusrisiko durch Freilagerung bisher belasteter Körperstellen. Pflegefachpersonen leiten bettlägerige Menschen deshalb an, Positionswechsel allein durchzuführen. Häufig genügt bereits die Bewegung der Extremitäten, um die Druckbelastung auch für andere Bereiche des Körpers zu

verändern. Der Bettbügel oder das Bettgitter können Hilfsmittel sein, um Positionsveränderungen zu erreichen. Dabei ist zu beachten, dass das Anbringen eines Bettgitters die ausdrückliche Einwilligung des zu pflegenden Menschen oder seines Betreuers erfordert.
Zu pflegende Menschen mit Spastiken sollen sich nicht einseitig belasten. Deshalb ist es für sie kontraindiziert, mit nur einer Hand mitzuhelfen, um sich zu drehen. Pflegefachpersonen weisen die Betroffenen an, alternative Strategien zu nutzen.

Positionsunterstützung im Liegen

Ist ein zu pflegender Mensch zur selbstständigen Positionsveränderung nicht in der Lage, benötigt er pflegerische Unterstützung. Die Pflegenden orientieren sich dazu am individuellen Bedarf. Die beste Positionsänderung setzt bei der Eigenbeweglichkeit der betroffenen Person an. Die Pflegenden greifen diese Ressource auf und verstärken sie. In zunehmendem Maße kommt für diesen Zweck das schonende Bewegungskonzept der Kinästhetik zum Einsatz. Es verbindet eine für zu pflegende Menschen und Pflegende schonende Positionsveränderung mit der Eigenaktivität des betroffenen Menschen. Handlungen der Pflegenden sind dabei nie einseitig zu verstehen, sondern als ein kommunikativer Prozess zwischen zwei gleichwertigen Partnern. Auch im Konzept der Basalen Stimulation® sind Elemente zur Bewegungsförderung und Positionsunterstützung enthalten. Aus ihren Erfahrungen mit den Konzepten der Basalen Stimulation® und der Kinästhetik entwickelte die Schweizerin *Esther Klein-Tarolli* ihr Konzept „Bewegtes Lagern®“. Sie versteht Positionierung als kreativen Prozess, in dem die Pflegenden den zu versorgenden Menschen auf der Suche nach einer zweckmäßigen Position unterstützen. Hierfür entwickeln sie passende Hilfsmittel, z. B. Rollen, Keile und Halbzylinder, die die Eigenbewegung des zu pflegenden Menschen allerdings nicht einschränken dürfen.
Kennzeichen für eine aktivitätsunterstützende Position sind:

- Körpergewicht ist direkt über alle Körpermassen abgegeben. Die Person kann entspannen, weil sie kein Körperteil mit Muskelkraft halten muss.
- Gelenke sind nicht direkt unterlagert, um die Beweglichkeit nicht einzuschränken.
- Körperfunktionen wie Atmung oder Verdauung sind nicht beeinträchtigt.
- Eigenaktivität der Person ist nicht beeinträchtigt. Zu viele weiche Kissen bzw. Superweichmatratzen schränken die Eigenaktivität ein. Eine spezielle Weichlagerung ist nur einzusetzen, wenn der individuell abgestimmte Bewegungsplan für die Dekubitusprophylaxe nicht ausreicht.
- Die Art der Matratze ist individuell auszuwählen [15].

LESE- UND SURFTIPP

- Informationen zur Kinästhetik: www.kinaesthetics.de
- Informationen zur Basalen Stimulation®: www.basale-stimulation.de
- Informationen zu „Bewegtes Lagern®“: https://bewegtes-lagern.com
- Deutsches Netzwerk für Qualitätsentwicklung in der Pflege im Auftrag der Vertragsparteien nach § 113 SGB XI. Expertenstandard nach §113a SGB XI. Erhaltung und Förderung der Mobilität in der Pflege. Aktualisierung 2020. www.gs-qsa-pflege.de/dokumente-zum-download/

Positionierungen

30°-Position

Bei der **30°-Position** (▶ Abb. 6.5) ruht das Körpergewicht entweder auf der rechten oder der linken Körperhälfte. Diese Stellen eignen sich zur Druckbelastung, da sie durch die Muskulatur gut gepolstert sind und sich keine Knochenvorsprünge darunter befinden.
Für Neugeborene und Kinder wird die 30°- und 40°-Position empfohlen. Besonders am Kopf und auf der Kopfhaut sollte eine Druckeinwirkung vermieden werden.
Die Pflegenden erzielen diese Position mithilfe von zwei Lagerungskissen. Das erste Kissen legen sie rechts oder links von der Wirbelsäule unter den Rücken, das zweite unter den entsprechenden Oberschenkel. Falls vorhanden, verwenden die Pflegenden eine Lagerungsschlange. Das ist ein ca. 2 m langes Polster, das sich vom Kopf bis zu den Zehen um den gesamten Körper modellieren lässt und eine größere Auflagefläche bietet.

Schiefe Ebene

Eine andere Möglichkeit, die 30°-Position zu erreichen, ist das Herstellen einer **schiefen Ebene** (▶ Abb. 6.5). Dazu schieben die Pflegenden auf der rechten oder linken Längsseite eine gerollte Decke oder Schaumstoffkeile unter die Matratze, bis diese ca. 20 cm angehoben ist. Sie beachten, dass die Matratze über die gesamte Bettlänge erhöht sein soll. Manche zu pflegende Menschen haben auf dieser Unterlage die Befürchtung, aus dem Bett zu fallen. Ein Bettgitter, an der niedrigeren Seite angebracht, kann Sicherheit vermitteln. Sowohl das Herstellen einer schiefen Ebene (wenn klar ist, dass der zu pflegende Mensch das Hindernis nicht überwinden kann) als auch das Hochziehen des Bettgitters bedürfen der Zustimmung des zu pflegenden Menschen oder des Betreuers, da es sich um freiheitsentziehende Maßnahmen handelt.
Vorteile dieser Positionierungsmethode:

- Einfache Durchführung, auch für eine pflegende Person allein oder ungeübte Helfer
- Schonend für den zu pflegenden Menschen und die Pflegenden

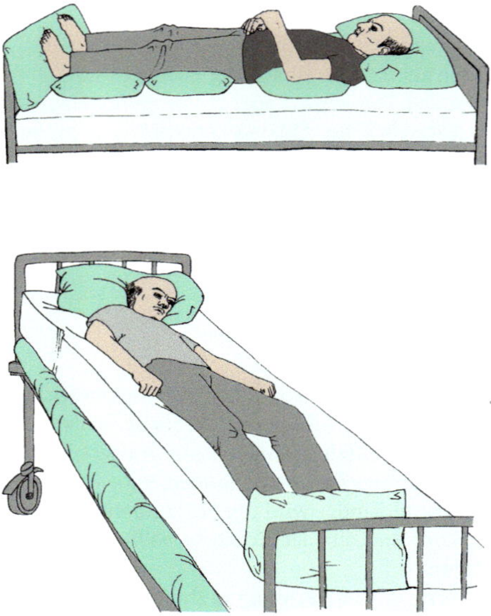

Abb. 6.5 Druckentlastende Positionen [L215]

- Gut geeignet für unruhige Menschen, da das Positionierungshilfsmittel weder verrutschen noch aus dem Bett fallen kann
- Positionierungshilfsmittel ohne direkten Hautkontakt

135°-Position

Gerade für Menschen, die sonst auf dem Bauch oder auf der Seite schlafen, bietet sich die **135°-Position** (▸ Abb. 6.5) an. Sie hat den Vorteil, das Kreuzbein völlig zu entlasten. Auch hier arbeiten Pflegende mit zwei Kissen. Eines legen sie unter eine Hälfte des Oberkörpers, das andere unter die entsprechende Hüfte vor dem Schambein, um der betroffenen Person eine angenehme Position zu ermöglichen.

Hohllagerung

Gefährdete oder betroffene Körperstellen lassen sich auch durch eine **Hohllagerung** (▸ Abb. 6.6) entlasten. Für die Fersen ist diese Technik besonders gut geeignet. Als Hilfsmittel kann z. B. ein gefaltetes Handtuch dienen, das aber nicht zu hohen Druck auf die Hautareale ausüben und nicht die Blutzirkulation beeinträchtigen darf. Außerdem sollte es über eine weiche Struktur verfügen. Positionierungshilfsmittel sind großflächig anzuwenden.

Mikropositionierungen

Mikropositionierungen simulieren die fortlaufenden Bewegungen, mit denen gesunde Menschen ihr Körpergewicht andauernd verlagern. Die Pflegenden nutzen dasselbe Prinzip, indem sie z. B. ein gefaltetes Handtuch oder ein kleines Kopfkissen in wechselnden Intervallen unter Schulter, Brustkorb, Gesäß, Oberschenkel des liegenden Menschen legen (▶ Abb. 6.7). Es ist empfehlenswert, dabei im Uhrzeigersinn vorzugehen.

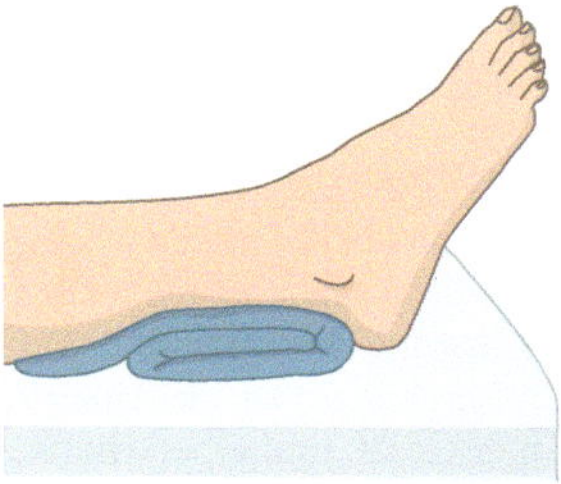

Abb. 6.6 **Hohllagerung der Ferse [L190]**

Mikropositionierungen sind besonders gut in der Nacht geeignet, weil sie die betroffene Person im Schlaf kaum stören und trotzdem gute Wirkung erzielen. Diese minimalen Verschiebungen des Körpergewichts sind allerdings nicht geeignet, große Positionierungen zu ersetzen. Mit ihnen lassen sich allenfalls Positionierungsintervalle verlängern. Günstig wirken

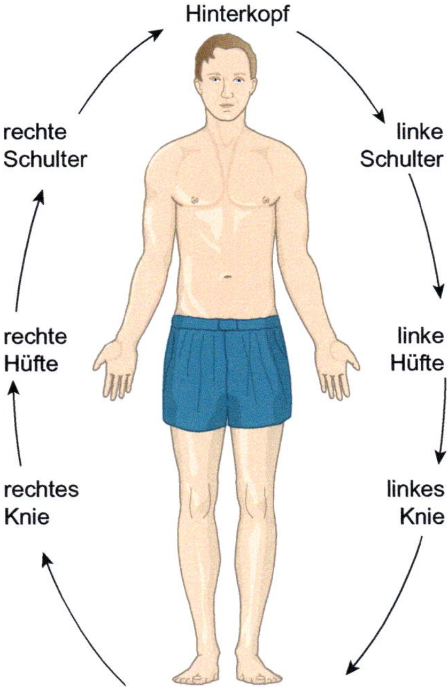

Abb. 6.7 Schema für Mikropositionierungen im Uhrzeigersinn [L138]

6

sie sich auch bei Menschen mit Schmerzen aus, weil sie lediglich geringe Bewegungen erfordern.

Positionierung im Sitzen

Die Druckbelastung der Auflageflächen ist im Sitzen höher als im Liegen. Deshalb achten die Pflegenden bei sitzenden Menschen besonders auf die Einhaltung der Intervalle von Positionswechseln, z. B. durch Kippen der Rückenlehne oder das Unterlegen eines kleinen Kissens oder Handtuchs unter Gesäß und Oberschenkel. Gut geeignet sind Stühle mit Armlehnen und verstellbarer Rückenlehne. Die Füße sollen auf dem Fußboden oder auf einer festen Unterlage stehen, weil dadurch der Oberkörper stabilisiert wird. Ungeeignet sind Sitzpositionen, bei denen der Erkrankte auf eine Seite knickt oder aus denen er herausrutschen kann.

Positionierung nach Bobath

Die Bobath-Position wird besonders bei Menschen mit Hemiplegie angewandt, die gefährdet sind, Spastiken zu entwickeln. Im Vordergrund steht die Förderung der betroffenen Seite. Die anzuwendenden Maßnahmen sind individuell zu planen. Ziele des Bobath-Konzepts sind:

- Funktionsverbesserung des betroffenen Körperabschnitts
- Erhöhung/Wiedererlangen der Selbstständigkeit und Bewegungsfähigkeiten
- Reduzierung/Hemmung von Spastiken und unphysiologischen Haltungs- und Bewegungsmustern
- Verhindern von Schmerzen und Kontrakturen
- Entwicklung der Körpersymmetrie

Positionswechsel

Selbst die beste Positionierung bleibt erfolglos, wenn die betroffene Person die Position zu lange beibehält. Nur ein regelmäßiger, individueller Positionswechsel sorgt für eine vorübergehende völlige Druckentlastung der jeweiligen Hautbezirke. Durch Einbeziehung möglichst vieler Positionen kann es gelingen, bereits vorhandene Dekubitalulzera vom Druck freizuhalten. Dies ist eine wichtige Voraussetzung für den Heilungsprozess.
Grundprinzipien aller geeigneten Positionen sind die möglichst großflächige Gewichtsverteilung auf nicht gefährdete Hautregionen sowie die Freilagerung bzw. Belastungsreduktion gefährdeter Areale. Ist eine Person wegen ihrer Erkrankung, z. B. Hüft-TEP rechts, nicht in der Lage, auf der rechten Seite zu liegen, drehen ihn die Pflegenden entweder in Linksseiten- oder Rückenlage. Umgekehrtes gilt, wenn die Positionierung auf der linken Seite kontraindiziert ist.

Merke

Die Pflegenden achten grundsätzlich darauf, die Eigenbewegung des Menschen beim Positionswechsel und in den gewählten Positionen so weit wie möglich zu erhalten und zu fördern.

In der häuslichen Pflege können Pflegende die Bezugspersonen des zu pflegenden Menschen in die Versorgung einbeziehen, um Positionierungsintervalle einzuhalten. Eine intensive Anleitung der nicht professionellen Helfer ist erforderlich.
Die Bestimmung der individuell notwendigen Positionierungsintervalle verläuft in einem Prozess, in dem Pflegefachpersonen die Wirkung ihrer Maßnahmen fortlaufend überprüfen. In Übereinstimmung mit den Wünschen und Erfordernissen des zu pflegenden Menschen (z. B. Aktionsradius bei halbseitiger Lähmung) bildet sich auf diese Weise allmählich ein geeignetes Positionierungsschema heraus.
Für Pflegende und zu pflegende Menschen ist die stufenweise Veränderung der Position besonders schonend. Beispiel: Liegt der zu pflegende Mensch in der rechten 30°-Halbseitenlage, können Pflegende durch gezieltes Entfernen von Positionierungshilfsmitteln die Position im Sinne einer Mikrobewegung mehrfach verändern, bis eine Rückenlage erreicht ist.

Positionierungshilfsmittel

Bei immobilen zu pflegenden Menschen ist eine ausreichende Druckentlastung allein durch Bewegungsförderung nicht zu erreichen. Zusätzlich sind Positionswechsel notwendig, für die die Pflegenden Hilfsmittel einsetzen. Dazu zählen Kissen, Schaumstoffkeile bzw. komplette Bett- oder Matratzensysteme.
Sie alle dienen dem Ziel, Druck auf die gefährdeten Hautareale zu minimieren und müssen individuell angepasst werden. Dazu haben sich zwei Strategien durchgesetzt:

- **Weichlagerungssysteme** vergrößern die Flächen, mit denen der Körper auf der Unterlage ruht.
- **Wechseldrucksysteme** lassen Druck nur für kurze Zeit auf definierte Hautareale wirken.

Weichlagerungssysteme

Je besser sich die Matratzenoberfläche dem Körper der positionierten Person anpasst, desto mehr verringert sich der Auflagedruck auf einzelne Körperpartien.
Mithilfe von **Weichlagerungssystemen** (speziellen Matratzen) können Pflegende die zu pflegenden Menschen **superweich** positionieren. Dadurch gewährleisten sie die Sauerstoffversorgung aller Hautbezirke.
Die Pflegenden verwenden als Matratzenauflage nur ein dünnes Laken. Es sollte glatt liegen, aber nicht festgesteckt werden. Um die optimale

Wirkung der Matratze zu erzielen, verzichten die Pflegenden darauf, weitere Hilfsmittel unter die betroffene Person zu legen.

ACHTUNG

Studien haben belegt, dass Weich- und Superweichlagerung zu einer Verlangsamung der Feinmotorik führen können. Sie beeinträchtigen zudem die Selbstwahrnehmung und Spontanbewegungen der positionierten Person. Aus diesem Grund sind Weichlagerungssysteme nicht für Personen geeignet, die über eigene Bewegungsressourcen verfügen und bei denen die Förderung der Eigenbewegung oberste Priorität hat [15].

Wechseldrucksysteme

Wechseldrucksysteme arbeiten mit kleinteilig angeordneten Luftkissen, die ein Gebläse abwechselnd mit Luft aufpumpt bzw. leert. Dadurch entsteht eine mehrfach stündlich wechselnde Druckentlastung. Auch Wechseldrucksysteme sind nicht uneingeschränkt zu empfehlen. Sie können z. B. den Muskeltonus des zu pflegenden Menschen erhöhen und damit etwa Spastiken verstärken. Deshalb sollten Wechseldrucksysteme bei Menschen nach Apoplex, mit Wahrnehmungsstörungen sowie chronischen Schmerzen nicht zur Anwendung kommen.

ACHTUNG

Der Einsatz druckreduzierender Hilfsmittel ersetzt weder die Bewegungsförderung noch die Unterstützung des zu pflegenden Menschen bei der Positionsveränderung. Da der Auflagedruck vermindert ist, können diese Hilfsmittel jedoch unter Umständen die Häufigkeit der Bewegungsübungen reduzieren helfen.

6.6 Weitere Prophylaxen im Kontext des Dekubitus

Dehydratationsprophylaxe

Durch Dehydratation verändert sich die Haut. Die Gewebetoleranz sinkt und damit steigt das Dekubitusrisiko (▶ Kap. 5.2).

Kachexieprophylaxe

Durch starkes Abnehmen verringert sich die Masse des Unterhautfettgewebes. Somit sind Knochen nicht mehr ausreichend gepolstert. Dies kann zu Hautschäden führen (▶ Kap. 8.4).

Kontrakturenprophylaxe

Mobilisation ist das Mittel der Wahl für Dekubitus- und Kontrakturenprophylaxe gleichermaßen. Durch Kontrakturen und die damit verbundenen Bewegungseinschränkungen können sich Druckdauer und -intensität auf

Hautareale erhöhen. Das Dekubitusrisiko steigt. Der Einsatz von Weich- und Superweichlagerung sowie von Wechseldrucksystemen schränkt die Bewegungsmöglichkeiten ein und vergrößert das Kontrakturrisiko (▶ Kap. 14.3).

Verwirrtheitsprophylaxe

Superweichlagerung reduziert die taktilen Reize und die Empfindung für die Position des Körperstamms und der Gliedmaßen. So erschwert sie die Orientierung und begünstigt Verwirrtheitszustände.

Kontinenzförderung

Feuchte Haut ist anfälliger für Dekubitalgeschwüre. Eine längere Einwirkung der aggressiven Bestandteile von Kot und Urin kann zur Mazeration der Haut führen. Auch Katheter können die Entstehung von Dekubitalulzera begünstigen (▶ Kap. 10.4).

LESE- UND SURFTIPP

- Institut für Innovationen im Gesundheitswesen und angewandte Pflegeforschung e. V. (IGAP): www.dekubitus.de
- Deutsches Netzwerk für Qualitätsentwicklung in der Pflege (Hrsg.). Expertenstandard Dekubitusprophylaxe in der Pflege. 2. Aktualisierung 2017. Osnabrück. www.dnqp.de
- Deutsches Netzwerk für Qualitätsentwicklung in der Pflege (Hrsg.). Expertenstandard Pflege von Menschen mit chronischen Wunden. 1. Aktualisierung 2015. Osnabrück. www.dnqp.de
- Wagner U. Positionierung: Lagerungen und Positionswechsel. Ein Praxisbuch für die Pflege. München: Elsevier, 2018.

7 Deprivation/Habituation/ Hospitalismus

Definition

Deprivation *(lat. deprivare = berauben)*: Entzug eines bedürfnisbefriedigenden Umfelds. Die Begriffe **Deprivationssyndrom** und **Hospitalismus** lassen sich synonym verwenden.
Hospitalismus beschreibt den Zustand, der durch Mangel an Reizen sowie durch psychische und physische Vernachlässigung entstehen kann.
Habituation: Abnahme motorischer und sensorischer Reaktionen und verändertes Körpergefühl auf einen gleichbleibenden Reiz. Die krankheitsbedingte Beeinträchtigung unterschiedlicher Sinnesreize wird als degenerative Habituation bezeichnet.

Deprivation bezeichnet eine Situation, in der ein chronischer Mangel an Reizen besteht. Damit sind die Betroffenen auf sich selbst als Reizgeber angewiesen und entwickeln häufig krankhafte Bewegungsmuster, z. B. Nesteln, oder Halluzinationen als Ausdruck psychischer Vermeidungsstrategien. Theoretisch ist Deprivation in verschiedene Formen einzuteilen:

- **Sensorische Deprivation** – Verminderung von Sinneseindrücken *(Reizarmut)*
- **Soziale Deprivation** – Verminderung sozialer Kontakte
- **Kognitive Deprivation** – Verminderung geistiger Anregung

Beim **Hospitalismus** werden folgende Formen unterschieden:

- **Physischer Hospitalismus** – ungünstige körperliche Veränderungen aufgrund von z. B. fehlender körperlicher Bewegung, fehlenden Prophylaxen, falscher Positionierung
- **Infektiöser Hospitalismus** (zum physischen Hospitalismus dazugehörend) – Infektionen, die durch Vernachlässigung und/oder einen Mangel an Hygiene entstehen
- **Psychischer Hospitalismus** – psychische Veränderungen/Schäden aufgrund fehlender oder mangelnder individueller Zuwendung oder Mitgestaltung des Lebens [18]

Die Formen der Deprivation/Habituation/des Hospitalismus hängen eng zusammen und bedingen einander. Das kann zu einem zusammenhängenden Störungsbild führen. So verursacht die Verminderung sozialer Kontakte eine Reduktion der Sinneseindrücke, z. B. weil die betroffene Person ihre Wohnung nicht mehr verlässt. Daraus folgt unter anderem eine Verringerung der geistigen Anregung, weil sich die Person mit

niemandem verbal und geistig austauschen kann. Im Extremfall bleibt der Rückzug auf sich selbst (psychischer Hospitalismus) der einzige Ausweg.
Zur Vermeidung einer Deprivation/Habituation und in ihrer Folge des Hospitalismus muss der zu pflegende Mensch umfassend gefordert und die Umgebung den Bedürfnissen angepasst werden. Es ist erforderlich, alle Wahrnehmungskanäle des zu pflegenden Menschen angemessen zu stimulieren. Die entsprechenden Instrumente und Maßnahmen sind z. B. im Konzept der Basalen Stimulation® enthalten.

7.1 Entstehung

Deprivation/Habituation/Hospitalismus entstehen durch **Reizarmut und Vernachlässigung.** Menschen erfahren sich selbst im ständigen Austausch mit anderen Lebewesen und Gegenständen in ihrer Umgebung. Bei der Deprivation/Habituation/dem Hospitalismus fehlt dieser Austausch.
Das Gehirn benötigt wechselnde optische und akustische Reize. Zu pflegende Menschen, die durch langfristig beibehaltene Körperposition gezwungen sind, z. B. ständig auf eine Fläche zu schauen, an der sich nichts bewegt, erleben nach einiger Zeit halluzinatorische Wahrnehmungen, z. B. krabbelnde Insekten. Solche Sinneseindrücke sind Ausdruck einer Strategie des Gehirns, sich selbst zu stimulieren.
Säuglinge und Kleinkinder werden durch Krankenhausaufenthalte, z. B. durch den Umgang mit fremden Personen (Personal, Mitpatienten) oder durch angstbehaftete Situationen (Injektionen, Untersuchungen) belastet. Dies kann z. B. zu aggressivem, apathischem und depressivem Verhalten führen, welches durch die Abwesenheit von Bezugspersonen stark begünstigt wird. Den extremen Rückzug nennt man psychischen Hospitalismus.

7.2 Klinisches Erscheinungsbild

Die Zeichen des Deprivationssyndroms variieren sehr stark. Es kann zu einer Einschränkung der Reizverarbeitung kommen. Diess zeigt sich z. B. körperlich durch folgende Symptome:
- Veränderter Geruchs- und Geschmackssinn
- Vermindertes Hörvermögen oder Ohrgeräusche (z. B. Tinnitus)
- Abnahme der Sehschärfe, des Adaptionsvermögens oder zunehmende Nachtblindheit
- Koordinations- und Gleichgewichtsstörungen
- Inkontinenz ohne organische Ursachen

Weitere psychische Merkmale können sein:
- Emotionale Verflachung
- Desinteresse an der Umgebung, an anderen Personen und an der eigenen Person (z. B. an der Körperpflege)
- Rückzug, kein Verlassen des Zimmers, keine Teilnahme an Gesprächen, Schweigen, reduzierte Bewegung

- Stereotype Bewegungen (z. B. Nesteln an der Bettdecke) oder Lautäußerungen (z. B. Summen, Klagen, ständiges Wiederholen von Sätzen oder Gebeten)
- Erhöhte Krankheitsanfälligkeit, vor allem für Infekte
- Regressives Verhalten: Versuch, Aufmerksamkeit zu erzwingen durch (unbewusstes) Verhalten wie ein Kleinkind, z. B. Essen eingeben lassen, trotz Fähigkeit selbstständig zu essen
- Asoziales Verhalten
- Selbstverletzungstendenzen
- Nahrungsverweigerung
- Resignation
- Angst

Deprivation kann in akute Verwirrtheit münden (▶ Kap. 22).

7.3 Risikofaktoren

Eine Mischung aus körperlichen, geistigen und sozialen Faktoren spielt bei der Entwicklung eines Deprivationssyndroms zusammen. Es kann zu pflegende Menschen in stationären Einrichtungen, in der häuslichen Pflege und Säuglinge, Kleinkinder sowie Jugendliche während eines Krankenhausaufenthalts betreffen. Risikofaktoren sind:

- **Sensorische Deprivation:**
  - Sehbehinderung oder Hörschädigung
  - Sensibilitätsstörungen infolge von Erkrankungen, z. B. multiple Sklerose, Apoplex, nach Operationen
  - Reizüberflutung, z. B. bei dauernder Fernsehberieselung
- **Soziale Deprivation:**
  - Angehörige und Freunde sind gestorben, weggezogen, zerstritten oder kommen nicht zu Besuch
  - Verlust der Arbeitskollegen durch Rente oder Arbeitslosigkeit
  - Fehlende Besuche bei Freunden wegen körperlicher Beschwerden
  - Fehlende, nicht erreichbare oder zu teure Veranstaltungsangebote für alte Menschen
- **Kognitive Deprivation:**
  - Mangelnde Beschäftigung, z. B. durch längeren Klinikaufenthalt, fehlende persönliche Konzepte für den Ruhestand oder nach Verlust des Partners
  - Verminderte Nutzung von Medien oder kulturellen Veranstaltungen
  - Verweigerung von Hilfsmitteln zum Lesen, Sehen oder Hören, weil die Geräte zu kompliziert, zu teuer oder zu unbequem sind
  - Pflegende übernehmen die Lösung von Problemen zu schnell (aktivitätsmindernde Pflege); Bereitschaft, sich geistig mit Problemlösungen zu beschäftigen, sinkt, nach einiger Zeit schwinden Selbstbewusstsein sowie die Kompetenz, den Alltag zu bewältigen
  - Aufgabe von Hobbys, z. B. aus körperlichen oder finanziellen Gründen

Die Einweisung in eine Klinik oder der Umzug in eine Pflegeeinrichtung erhöhen das Risiko einer Hospitalisierung beträchtlich.

Merke

Die Gewohnheiten und Tagesstrukturen zu pflegender Menschen finden in stationären Einrichtungen immer mehr Berücksichtigung. Sie werden in den Pflegealltag einbezogen, die täglichen Bedürfnisse individuell berücksichtigt und dienen damit als Ressource.

Mit dem Umzug in eine stationäre Einrichtung geben zu pflegende Menschen ihr Wohnumfeld und die meisten eigenen Möbel und Gegenstände ab, in denen sich fast immer die Summe der Lebensleistung manifestiert. Die neue Umgebung kann die Eingewöhnung erschweren. Außerdem fehlen den Betroffenen häufig Aufgaben und eigene Verantwortungsbereiche. Ein ungewohnter Geräuschpegel und eine gegebenenfalls hallende Akustik machen es Trägern von Hörgeräten schwer, auf Ansprache zu reagieren und sich an Gesprächen zu beteiligen. Bei bettlägerigen Menschen führt die Immobilität auch zum Verlust visueller Reize, eine Weichlagerung bringt die Abnahme körperlicher Stimuli mit sich und erhöht das Deprivationsrisiko.

Risiken einschätzen

Die sorgfältige Beobachtung zu pflegender Menschen auf frühe Zeichen von psychischem Hospitalismus hilft, krankhafte Veränderungen früh zu erkennen und Maßnahmen zu ergreifen, um einem Hospitalismus entgegenzuwirken. Gefährdet sind Menschen

- mit eingeschränkter Mobilität,
- mit reduzierten Sinnesfunktionen,
- die schwer Kontakt finden,
- mit psychischen Erkrankungen,
- nach schweren Schicksalsschlägen,
- deren sozialer und räumlicher Bezugsrahmen sich verändert hat und
- Menschen, die therapeutischen Restriktionen unterworfen sind, z. B. Isolation, Bettruhe.

7.4 Folgen

Mangelnde Zuwendung und der (auch zeitlich begrenzte) Verlust des gewohnten räumlichen und sozialen Umfelds können Retardierung, Depression und Hospitalismus zur Folge haben. Da sich die Folgesymptome bei Menschen aller Altersklassen beobachten lassen, ist die Prophylaxe der Deprivation eine wichtige pflegerische Aufgabe.

Bei einigen Menschen sind schon nach wenigen Tagen in deprivierender Umgebung erhebliche Störungen zu beobachten. Dazu gehören z. B. verminderte Vigilanz *(Wachheit)*, Denk- und Konzentrationsstörungen, depressive Verstimmung und Halluzinationen. Auch Verwirrtheit mit Wahrnehmungsstörungen und Orientierungslosigkeit können auftreten.

7.5 Prophylaktische Maßnahmen

Maßnahmen zur Deprivationsprophylaxe setzen Empathie und umfangreiche Kenntnisse der Biografie voraus. Entsprechende Strategien sind individuell zu planen und behutsam umzusetzen. Der zu pflegende Mensch ist, wenn möglich, in die Maßnahmenplanung einzubeziehen.

LESE- UND SURFTIPP

Eichenseer B, Gräßel E. Aktivierungstherapie für Menschen mit Demenz (MAKS). 2. Auflage. München: Elsevier, 2015.

7.5.1 Allgemeine Maßnahmen

Sinn stiften

Alle Maßnahmen zur Verhütung von Deprivation müssen sinnvoll sein. Sinnstiftende Aufgaben, die zu pflegende Menschen z. B. von früher kennen, z. B. das Falten frisch gewaschener Handtücher oder Gartenarbeit, wirken befriedigend, selbst wenn die Tätigkeit als solche eher simpel scheint. Pflegende sind aufgerufen, für betroffene Menschen Aufgaben zu finden, die den individuellen Fähigkeiten, Neigungen und dem Lebenszusammenhang entsprechen. Darin drückt sich die Wertschätzung der Person aus.

Hilfsmittel einsetzen

Pflegende achten darauf, dass zu pflegende Menschen über die Hilfsmittel (z. B. Brille, Hörgerät, Gehhilfe) verfügen, die ihren Aktionsradius im erforderlichen Umfang erweitern. Gegebenenfalls beschaffen sie diese Hilfsmittel, überprüfen die Tauglichkeit und Funktion. Es ist selbstverständlich, dass Brillen und Hörgeräte gereinigt, Batterien von Hörgeräten geladen und Reifen von Rollstühlen aufgepumpt sind. Pflegende motivieren die Betroffenen, diese Hilfsmittel zu nutzen und sich gegebenenfalls an der Pflege der Hilfsmittel zu beteiligen.
Sofern Seh- oder Hörstörungen vorliegen, vergewissern die Pflegenden sich, dass das vorhandene Hilfsmittel die vorliegende Störung angemessen kompensiert.

7.5.2 Spezielle Maßnahmen

Sensorische Stimulation

Alle Lebewesen nehmen die Welt über ihre Sinne wahr und orientieren sich anhand der daraus gewonnenen Information. Die drei wichtigsten Wahrnehmungskanäle für Menschen sind der visuelle (Sehen), der auditive (Hören) und der kinästhetische (Fühlen) Sinn.

Jeder Mensch hat einen bevorzugten Sinneskanal, den er besonders stark nutzt. Lässt dieser nach, bereitet dies dem Betroffenen große Probleme, da die anderen, weniger trainierten Sinne den Ausfall nicht ohne Weiteres kompensieren können. Eine Aufgabe der Pflegenden ist, die weniger trainierten Sinne zu fördern.
Es ist wichtig, die Sinneseindrücke nicht nur allgemein zu verstärken (z. B. durch Düfte, Möblierung, farbliche Gestaltung der Wände, Bodenbeläge, Poster, Musik), sondern darauf zu schauen, ob die betroffene Person diese Reize wahrnehmen kann und sie als positiv erlebt. Es gilt, die Angebote auf die Ressourcen und Vorlieben auszurichten. Gezielte Fragen können Aufschluss geben, welche sensorischen Fähigkeiten vorhanden sind, z. B.:

- **Sehen/hören** Sie den Vogel, … das Instrument, … das Auto, … die Kinder?
- **Riechen** Sie das Mittagessen, … die Blumen, … das Waschmittel?

Treffen Pflegende mit solchen Fragen die Interessen des zu pflegenden Menschen, können sie leicht ein Gespräch anknüpfen und den Menschen auch kognitiv stimulieren.
Das **Fühlen** können Pflegende z. B. durch Massagen mit unterschiedlichen Materialien (Bürsten, kalte und warme Waschlappen, Frotteetücher, Hände, Massageroller) trainieren, wenn der zu pflegende Mensch dies wünscht. Ist genügend Bewegungsfähigkeit vorhanden, kann der zu pflegende Mensch z. B. barfuß über verschiedene Bodenbeläge (etwa Holz, Fliesen, Teppich, Sand, Gras, im Wasser) laufen, wenn Grunderkrankungen, z. B. Diabetes mellitus, nicht dagegensprechen. Bei eingeschränkter Mobilität erfahren zu pflegende Menschen taktile Erlebnisse, indem sie z. B. mit den Händen verschiedene Materialien erspüren. Dazu eignen sich Stoffbeutel, in die Alltagsgegenstände eingenäht sind (z. B. Wäscheklammern, Löffel, Münzen). Die zu pflegenden Menschen sollen durch Tasten herausfinden, um welche Gegenstände es sich handelt.

ACHTUNG

Dabei ist darauf zu achten, dass die jeweiligen Personen nicht vorgeführt werden, sondern ihnen die Tätigkeit Spaß macht.

Bewegung trainiert den kinästhetischen Sinn. Dieser übermittelt Informationen über die Lage und Position des Rumpfs und der Gliedmaßen. Neben den klassischen Bewegungsangeboten wie Tanzen, Schwimmen und Gymnastik eignen sich alle Maßnahmen, die den zu pflegenden Menschen veranlassen, sein Zimmer zu verlassen. Die zu pflegenden Menschen sollten schrittweise an möglichst individuelle Angebote herangeführt werden, um sie nicht zu überfordern oder die Lust an den Angeboten zu nehmen. Häufig lassen sich ähnliche Hobbys mehrerer zu pflegender Menschen, z. B. Kochen, Stricken, Gartenarbeit, Handwerk, nutzen, um ein solches Angebot für Gruppen aufzubauen.

LESE- UND SURFTIPP

Nydahl P, Bartoszek G. Basale Stimulation. Neue Wege in der Pflege Schwerstkranker. 7. Auflage. München: Elsevier, 2020.

Auch durch die Gestaltung der Umgebung lassen sich zu pflegende Menschen zur Bewegung animieren. Beispiele sind helle einladende Flure, z. B. mit wechselnden Bildern, Schmuck, Möbeln, in denen sich Sitzecken befinden. Auch Außenanlagen stationärer Einrichtungen können zur Aktivität anregen, wenn sie z. B. über Kräuter-, Gemüse-, Obst-, Schnittblumengarten, Voliere, Tiergehege, Teich oder Grillstation verfügen.
Besonders für Kinder bei längerem Aufenthalt im Krankenaus ist es wichtig, dass sie ihr Zimmer mitgestalten können und persönliche Dinge vor Ort haben. Diese vertraute Umgebung kann die Selbstheilungskräfte aktivieren. Die Einbeziehung der Eltern in die Pflege der Kinder kann angstlösend und belastungsreduzierend wirken. Gut kommt bei den meisten Kindern auch ein professionell ausgebildeter Klinikclown an, denn Humor ist ein wichtiger Faktor in der Pflege.

ACHTUNG

Pflegende setzen Reize gezielt und mit zeitlichen Unterbrechungen ein. Reizüberflutung und dauerhafte Reizung führen zum Abstumpfen der Sinne (Habituation) und steigern das Deprivationsrisiko.

Soziale Stimulation

Für die geistige und emotionale Entwicklung des Menschen sind der Kontakt zu und der Austausch mit anderen Menschen von entscheidender Bedeutung. In dem Maß, wie die Kontakte abnehmen, nimmt das Deprivationsrisiko zu. Da Beziehungen zu anderen Menschen häufig über Jahre entstanden sind und von den Eigenschaften der Beteiligten leben, lassen sie sich nicht ersetzen. Soziale Stimulation erfordert also viel Fingerspitzengefühl und eine intensive Auseinandersetzung mit der Biografie der betroffenen Person. Zunächst sind die Pflegenden bestrebt, den Kontakt des zu pflegenden Menschen zu seiner Familie oder seinen Freunden zu beleben, zu begleiten und zu vertiefen, sofern er das wünscht.
Gelegentlich ist es hilfreich, Angehörige oder Freunde zu Fallbesprechungen einzuladen, um deren Sicht der Beziehungsgestaltung zu erfahren. Auch innerhalb einer Einrichtung lassen sich Strukturen beziehungsfreundlich gestalten, z. B. durch folgende Maßnahmen:

- Einführung eines Bezugspflegesystems
- „Bitte-nicht-stören-Schilder" zum Schutz der Privatsphäre
- (Sichtgeschützte) gemütliche Ecken und Lauben mit Sofas und Bänken
- Partnerschaften mit Kindergärten, anderen Alteneinrichtungen oder Tierheimen

- Einbindung ehrenamtlicher Helfer, die gezielt Kontakt zu den Bewohnern aufnehmen
- Einkaufs- oder Kaffeefahrten
- Unternehmungen mit Besuchern
- Einrichtung von Gruppen- und Hobbyräumen
- Geschlechtergemischte Wohngruppen oder -bereiche
- Förderung gegenseitiger Besuche ohne Reglementierung

Kognitive Stimulation

Die Fähigkeit zum Denken kennzeichnet den Menschen. Ein geistig stimulierendes Umfeld ist deshalb ein wichtiger Teil der Deprivationsprophylaxe. Als Maßnahmen der **kognitiven Stimulation** kommen in Betracht:

- Kulturelle Veranstaltungen in der Einrichtung, Öffnung der Räume für Konzerte, Lesungen, Veranstaltungen der Volkshochschule
- Bibliothek mit Hörbüchern und Gesellschaftsspielen einrichten
- Kostenlose Zeitungen und Zeitschriften auslegen
- Spielnachmittagen organisieren
- Arbeits- und Hobbygruppen fördern oder bilden, z. B. Haus- und Gartengestaltung, Haus- oder Stadtgeschichte, Büchereibetreuung, Pressearbeit, Politik, Handarbeit, Schach, Skat, Rommé

Merke

Dabei bietet sich die Zusammenarbeit mit anderen Einrichtungen und mit ehrenamtlichen Helfern an.

- Teilnahme an Veranstaltungen und Kontakt zur Kirche und Kirchengemeinde ermöglichen
- Kind- und altersgerechtes Spielzeug und Bücher anbieten
- Klinikclown einladen
- Märchen- und Bastelstunde planen
- Spielzimmer vorhalten

Auch die Sinne von **bewusstseinsgetrübten zu pflegenden Menschen** sind zu stimulieren, z. B. durch folgende Maßnahmen:

- Besuche von Angehörigen fördern
- Musik gezielt einsetzen (Lieblingsstück, -instrument, -gruppe)
- Gespräche führen oder Vorlesen
- Gerüche, z. B. von Lebensmitteln, eigener Bettwäsche, Parfüm/Rasierwasser des Partners anbieten
- Beleuchtung, die der Tageszeit entspricht
- Massagen und Körperkontakt (wenn der zu pflegende Mensch und der Hautzustand es zulassen)
- Passive Bewegungsübungen (▶ Kap. 14.5.2)
- Gezielte Bewegungsförderung (▶ Kap. 6.5.2)
- Snoezelen
- Raumgestaltung, z. B. Mobilés, Fotos, Bilder, Poster

Da stark kognitiv eingeschränkte zu pflegende Menschen oft nicht rückmelden können, wenn das Angebot sie überfordert, sind die stimulierenden Maßnahmen nur unter sorgfältiger Beobachtung sinnvoll. Sobald sich Zeichen der Überforderung oder Gleichgültigkeit zeigen, überdenken die Pflegenden ihre Strategie und wählen gegebenenfalls andere Maßnahmen.

7.6 Weitere Prophylaxen im Kontext der Deprivation/des Hospitalismus

Dekubitusprophylaxe

Weichlagerung zur Dekubitusprophylaxe kann die Körperwahrnehmung stören. Sie mindert taktile Reize und erschwert die Lagebestimmung des Körpers und seiner Gliedmaßen (▶ Kap. 6.5.2).

Verwirrtheitsprophylaxe

Deprivation kann Verwirrtheit verursachen.

Kontinenzförderung

Zu pflegenden Menschen, die in der Lage sind (auch mit Hilfe), die Toilette aufzusuchen, muss diese Möglichkeit gewährt werden. Die Versorgung mit Inkontinenzmaterialien kann deprivationsfördernd wirken.
Die erzwungene Verwendung von Inkontinenzhilfsmitteln nimmt dem zu pflegenden Menschen die Notwendigkeit, sich zu bewegen (Toilettengang) und verringert die Wahrnehmung der Ausscheidung (▶ Kap. 10.5.1).

Kontrakturprophylaxe

Leiden zu pflegende Menschen unter Kontrakturen, kann die Kontaktaufnahme zur Außenwelt gestört oder unmöglich sein, da Kontrakturen die Bewegung einschränken (▶ Kap. 14.4).

Schmerzprophylaxe

Ein zu pflegender Mensch, der unter Schmerzen leidet, möchte oft in Ruhe gelassen werden, da es ihm aufgrund seiner Schmerzen nicht möglich ist, mit anderen zu kommunizieren, an Veranstaltungen teilzunehmen oder sich selbstständig fortzubewegen (▶ Kap. 18.4).

Sturzprophylaxe

Zu pflegende Menschen, die schon einmal gestürzt sind, haben Angst vor neuen Stürzen und verlassen dadurch oft sehr ungern ihre vertraute Umgebung (▶ Kap. 20).

8 Ernährungsstörungen: Adipositas, Kachexie, Mangelernährung

Definition

Übergewicht (Adipositas): Body-Mass-Index bei Erwachsenen 25–29,9 kg/m², bei Kindern und Jugendlichen in der 90.–97. alters- und geschlechtsspezifischen Perzentile.
Adipositas *(Fettleibigkeit, Fettsucht)*: Body-Mass-Index bei Erwachsenen ≥ 30 kg/m², bei Kindern und Jugendlichen über der 97. alters- und geschlechtsspezifischen Perzentile.
Untergewicht *(Dystrophie)*: Body-Mass-Index unter 18,5 kg/m².
Kachexie: Auszehrung, hochgradige Abmagerung; sehr ausgeprägter Gewichtsverlust und Kräfteverfall; Body-Mass-Index < 15 kg/m².
Mangelernährung *(Malnutrition)*: negative Bilanz zwischen Aufnahme und Bedarf an Nährstoffen; entsteht durch Defizit an Nährstoffen [11].

8.1 Entstehung

Die Ursachen für die Entstehung einer Fehlernährung können vielfältig sein. Das Wissen um diese Ursachen ist wichtig, um das Essverhalten positiv zu beeinflussen.

Ursachen von Übergewicht/Adipositas

- Genetisch
- Metabolisch
- Psychisch
- Soziale Faktoren
- Falsches Essverhalten und/oder verminderte körperliche Bewegung
- Zugeführte Energie liegt über der verbrauchten Energie
- 3–5 % der Fälle: organische Ursachen, z. B. Schilddrüsenunterfunktion
- Einsamkeit/Isolation

Ursachen von Untergewicht/Kachexie

- Alkoholabusus
- Magersucht
- Tumorerkrankung
- Multimorbidität
- Einsamkeit/Isolation

Ursachen von Mangelernährung

Die Mangelernährung zieht eine Unterversorgung mit Energie, Eiweißen, Mineralstoffen und/oder Vitaminen und gegebenenfalls einen Gewichtsverlust nach sich.
Mangelernährung und *Unterernährung* sind nicht gleichzusetzen. Jemand, der nicht unterernährt ist, z. B. bei einem Body-Mass-Index (BMI) von 25 kg/m², kann trotzdem mangelernährt sein, weil er sich einseitig ernährt.
Ursachen für eine Mangelernährung können z. B. sein:

- **Physiologische Veränderungen:** nachlassendes Geschmacks- und Geruchsempfinden; vermindertes Durstgefühl; veränderte Hunger- und Sättigungsregulation
- **Veränderungen und Erkrankungen der Psyche oder des Geistes:** Verwirrtheit; Depression; Demenz
- **Gesundheitszustand:** verschiedene Grunderkrankungen, Übelkeit, Erbrechen, Diarrhö; Schmerzen
- **Essverhalten:** ungünstige Essgewohnheiten, Appetitlosigkeit

8.2 Klinisches Erscheinungsbild

Symptome des Übergewichts/der Adipositas

Die Diagnose von Übergewicht und Adipositas wird über den Body-Mass-Index (▶ Abb. 8.2) festgelegt.

Symptome des Untergewichts/der Kachexie

Merke

Übergewicht kann augenscheinlich schnell festgestellt werden. Die Diagnose von Untergewicht ist schwieriger, da z. B. durch Kleidung der Zustand verdeckt werden kann. Hier ist eine besonders intensive medizinische und pflegerische Anamnese notwendig.

8

- Schlaffe Hautfalten an Armen, Abdomen, Gesäß
- Markant hervorstehende Knochen, z. B. im Gesicht, an der Wirbelsäule, am Becken und an den Rippen
- Eingefallene Augen
- Schuppige und trockene Haut
- Blasse Hautfarbe
- Risse oder wunde Stellen im Mund und in den Mundwinkeln
- Müdigkeit, Mattigkeit, verminderte Leistungsfähigkeit, Apathie

Symptome der Mangelernährung

Kriterien, die zur Feststellung einer Mangelernährung hinzugezogen werden können, sind:

- Nicht gewollter Gewichtsverlust von > 10 % in den letzten drei bis sechs Monaten

- BMI von < 20 kg/m² und nicht gewollter Gewichtsverlust von 5 % in den letzten drei bis sechs Monaten
- BMI von < 18,5 kg/m² [11]
- Reduzierte Fettpolster

8.3 Risikofaktoren

Beobachtungskriterien zur Einschätzung der Ernährungssituation

Um den Ernährungsstatus einzuschätzen und daraus eine Ernährungsstörung abzuleiten, können folgende Faktoren zu Hilfe genommen werden:

- Körpergröße (▶ Kap. 8.5.1).
- Säuglinge werden in einer Messmulde (▶ Abb. 8.1) gemessen.
- Liegende zu pflegende Menschen können mit einem Maßband gemessen werden.
- Körpergewicht (▶ Kap. 8.5.1) und Gewichtsverlauf bestimmen.
- BMI berechnen (▶ Abb. 8.2, ▶ Kap. 8.5.1).
- Taillen- und Hüftumfang (Waist-to-Hip-Ratio) (▶ Abb. 8.3).
- Erscheinungsbild und klinische Symptome.
- Ernährungsverhalten.
- Auffallend zu eng oder weit gewordene Kleidung.

Allgemeine Risikofaktoren für Ernährungsstörungen

Verschiedene Faktoren können die Entstehung von **Untergewicht, Kachexie und Übergewicht/Adipositas** besonders begünstigen:

- Multimorbidität
- Akute und chronische Krankheiten (physisch und psychisch)
- Kognitive Beeinträchtigungen, z. B. durch Demenz
- Körperliche Beeinträchtigungen, z. B. Mobilitätsstörungen
- Verminderte Sinneswahrnehmung
- Schluckstörung sowie schlechter Mund- und/oder Zahnstatus
- Vermindertes oder erhöhtes Sättigungsgefühl
- Depressionen
- Einsamkeit, Isolation, fehlendes soziales Netz
- Ängste, z. B. im Zusammenhang mit Allergien, Unverträglichkeiten

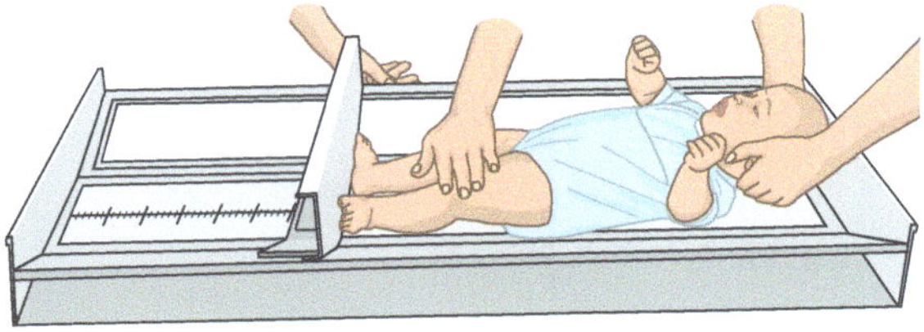

Abb. 8.1 Messmulde zum Messen eines Säuglings [L138]

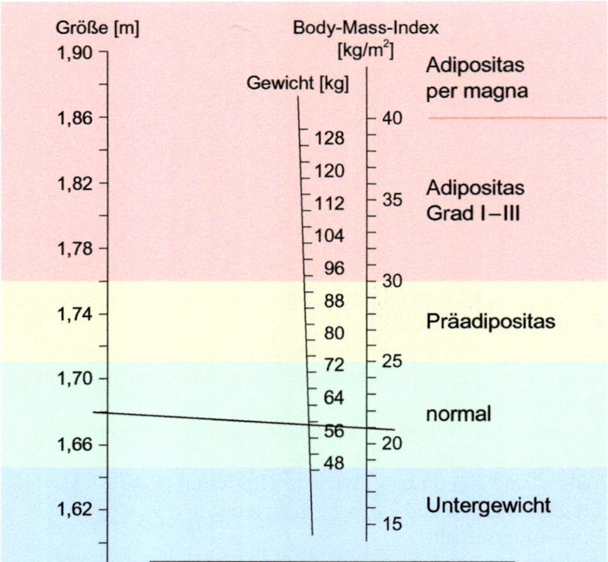

Body-Mass-Index (BMI)	
Untergewicht	▶ BMI < 18,5 kg/m²
normal	▶ BMI 18,5 – 24,9 kg/m²
Präadipositas	▶ BMI 25 – 29,9 kg/m²
Adipositas	▶ BMI ≥ 30 kg/m²

Abb. 8.2 Body-Mass-Index [A400]

8

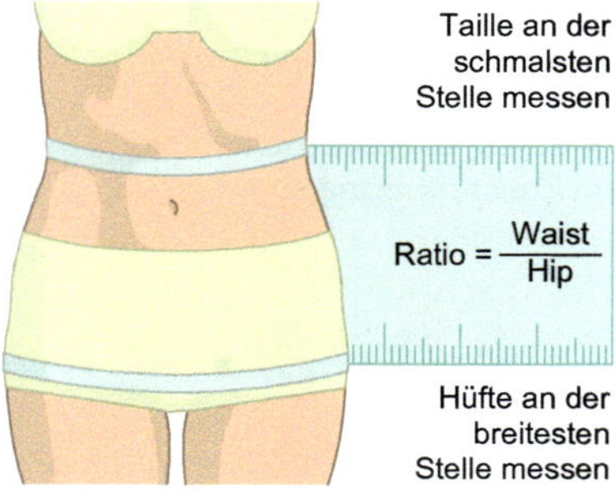

Abb. 8.3 Waist-to-Hip-Ratio [L138]

Besondere Risikofaktoren für Übergewicht/Adipositas

- Einnahme kohlenhydratreicher Lebensmittel, die kein langes Sättigungsgefühl erreichen, z. B. Weißbrot
- „Leere" Kalorien, z. B. durch vermehrte Alkoholzufuhr
- Gezuckerte Getränke
- Salzreiche Lebensmittel, die Wassereinlagerungen begünstigen
- Bewegungsmangel

Besondere Risikofaktoren für Untergewicht

- Nebenwirkungen von Medikamenten, z. B. Appetitlosigkeit mit nachfolgender geringer Verzehrmenge
- Erhöhter Energiebedarf, z. B. bei Fieber oder motorischer Unruhe
- Auswirkungen von Krankheit oder Behinderung, z. B. Übelkeit, Schmerzen

Risikofaktoren für Mangelernährung

Verschiedene Faktoren können eine Mangelernährung begünstigen, z. B.:

- Eingeschränkte Alltagsaktivität
- Akute oder chronische Erkrankungen, z. B. Tumorerkrankungen, Herzinsuffizienz, Lungenerkrankungen, Apoplex, Depressionen, M. Parkinson
- Erhöhter Energie-, Nährstoff- und Flüssigkeitsbedarf durch z. B. großflächige Wunden
- Erkrankungen im Mundraum
- Fehlender oder schlecht sitzender Zahnersatz
- Dysphagie
- Kognitive und psychische Beeinträchtigungen (z. B. Demenz, Wahnvorstellungen)
- Bulimie

Risikofaktoren für Mangelernährung bewerten

Für die Feststellung von drohender oder schon bestehender Mangelernährung stehen verschiedene Assessment-Instrumente zur Verfügung. Empfohlene Instrumente der *Deutschen Gesellschaft für Ernährungsmedizin* (DGEM) sind:

- Mini Nutritional Assessment (MNA)
- Subjective Global Assessment (SGA)
- Malnutrition Universal Screening Tool (MUST)
- Nutritional Risk Screening (NRS)

LESE- UND SURFTIPP

Die genannten Assessment-Instrumente stehen im Online-Angebot der DGEM zum Download zur Verfügung:
www.dgem.de/screening

8

8.4 Folgen

Folgen von Übergewicht/Adipositas

Übergewicht und Adipositas können Unbeweglichkeit mit der Folge weiterer Gewichtszunahme und Erkrankungen wie Diabetes mellitus oder Intertrigo mit Mykose begünstigen.

Folgen von Untergewicht

Die Folge eines Untergewichts kann eine Kachexie sein. Diese beeinträchtigt den zu pflegenden Menschen durch Schwäche in den täglichen Aktivitäten des Lebens und kann Folgeerkrankungen und -zustände nach sich ziehen.

Folgen einer Mangelernährung

Mangelernährung kann den Gesundheits- und Krankheitsverlauf negativ beeinflussen. Mögliche Folgen der Mangelernährung können z. B. sein:

- **Allgemeine Folgen:** herabgesetzter Allgemeinzustand, körperliche Schwäche, Müdigkeit, erhöhtes Sturzrisiko
- **Folgen für das Immunsystem:** häufige Infekte
- **Folgen für die Haut:** rissige Haut, erhöhte Dekubitusgefahr
- **Folgen für das Gehirn:** neurologische Störungen, Verwirrtheit
- **Morbidität:** verlangsamte Wundheilung und Rekonvaleszenz

8.5 Prophylaktische Maßnahmen

8.5.1 Allgemeine Maßnahmen

Um einer Unter-, Über- oder Mangelernährung vorzubeugen, muss zunächst der Ernährungszustand bestimmt werden. Ob ein ausgewogenes Verhältnis aller lebensnotwendigen Nährstoffe vorhanden ist oder eine Mangelernährung vorliegt, kann nur über Laborparameter bestimmt werden.

Gewicht bestimmen

Es stehen verschiedene Waagen zur Verfügung, z. B.:

- **Stehwaage:** klassisch, auch in vielen Haushalten vorhanden. Um diese Waage nutzen zu können, muss der zu pflegende Mensch sicher stehen können.
- **Sitzwaage:** im stationären Altenpflegebereich oft vorhanden.
- **Rollstuhlwaage:** Der zu pflegende Mensch wird mit dem Rollstuhl gewogen, danach wird der Rollstuhl allein gewogen und sein Gewicht von dem zuerst ermittelten Gewicht abgezogen.
- **Digitalwaage:** Säuglinge können auf einer Säuglingswaage (z. B. Digitalwaage) gewogen werden, auf der der Säugling liegen kann.
- **Inkubatorwaage:** Diese Waage ist in den Inkubator integriert, sodass das Frühgeborene die wärmende Umgebung nicht verlassen muss.

Auch der **Wadenumfang** kann Auskunft über den Ernährungszustand geben. Ein Wadenumfang unter 31 cm kann ein Hinweis auf eine Mangelernährung oder Kachexie sein.

ACHTUNG

Bei älteren Menschen kann durch Exsikkose (▶ Kap. 5.2) oder Ödeme das Körpergewicht beeinflusst werden. Dies ist bei der Feststellung des Gewichts zu berücksichtigen.
Zur korrekten Gewichtsermittlung werden Ab- und Zuleitungen, z. B. Infusionen und Sekretbeutel, während des Ablesens des Gewichts kurz angehoben. Urin- und Stuhlausscheidung können im **Säuglingsalter** zu Gewichtsschwankungen führen.

Körpergröße bestimmen

Die Körpergröße wird **im Stehen** gemessen. Kann der zu pflegende Mensch nicht gerade stehen, z. B. aufgrund einer Wirbelsäulenverkrümmung, kann die Körpergröße anhand einer **Messung der Kniehöhe** vorgenommen werden. Dazu muss das Knie im rechten Winkel gebeugt sein. Es wird der Abstand zwischen der Unterseite der Ferse und der Oberseite des Knies gemessen. Die Berechnung der Körpergröße anhand der Kniehöhe ist in ▶ Tab. 8.1 dargestellt.

BMI bestimmen

Der BMI wird aus dem Körpergewicht in Kilogramm dividiert durch die Körpergröße zum Quadrat errechnet:

$$\mathbf{BMI} = \frac{\textbf{Körpergewicht}}{(\textbf{Körpergröße in cm})^2}$$

Ernährungsverhalten positiv beeinflussen

Um die Ernährungssituation zu verbessern, müssen verschiedene Aspekte der Ernährung berücksichtigt werden. Der zu pflegende Mensch hat **Bedürfnisse,** welche die Auswahl der Speisen und Getränke beeinflussen.

Tab. 8.1 Berechnung der Körpergröße anhand der Kniehöhe

Männer	Frauen
Formel : Körpergröße in cm = (2,02 × Kniehöhe in cm) − (0,04 × Alter) + 64,19	Formel : Körpergröße in cm = (1,83 × Kniehöhe in cm) − (0,24 × Alter) + 84,88
Beispiel: Alter 69 Jahre, Kniehöhe 57 cm (2,02 × 57) − (0,04 × 69) + 64,19 = 176,57 cm	Beispiel: Alter 83 Jahre, Kniehöhe 52 cm (1,83 × 52) − (0,24 × 83) + 84,88 = 160,12 cm

Eventuell liegen **Beeinträchtigungen** vor, die die Nahrungs- und Flüssigkeitsaufnahme erschweren. Wichtig sind ein angenehmes **Umfeld** bei den Mahlzeiten, genügend Zeit zum Essen und die Berücksichtigung der **Medikamenteneinnahme,** die gegebenenfalls in Wechselwirkung mit der Nahrungsaufnahme steht.
Die **Bedürfnisse** des zu pflegenden Menschen lassen sich am besten durch die Erstellung einer Essbiografie erfragen. Dazu gehört die Abfrage von Vorlieben und Abneigungen, gewohnten Essenszeiten und Ritualen, z.B. Tischgebet, im Zusammenhang mit Mahlzeiten. Zudem ist zu klären, inwieweit die zu pflegende Person über Informationen zu einer gesunden, ausgewogenen Ernährung und dem individuellen Nährstoffbedarf verfügt.

Allgemeine Bedingungen, die sich positiv auf das Essverhalten auswirken

- Essen in Gemeinschaft
- Helle, ansprechende Umgebung bei der Nahrungsaufnahme
- Ruhige Umgebung
- Bei Bedarf Hilfestellung bei der Lebensmittelbeschaffung oder Unterstützung beim Einkauf, insbesondere in der ambulanten Pflege
- Bei Bedarf Zubereitung der Nahrung in der ambulanten Pflege
- Appetitliches Anrichten der Speisen
- Bei eingeschränktem Geruchs- und Geschmackssinn: kräftig gewürzte Speisen, sofern keine Kontraindikationen bestehen
- Information, Anleitung und Beratung zu einer gesunden, ausgewogenen Ernährung

Förderliche Bedingungen bei Übergewicht/Adipositas

- Feste Mahlzeiten
- Gezieltes Angebot an Speisen/Lebensmitteln
- Angepasste Menge an Speisen/Lebensmitteln anbieten

Förderliche Bedingungen bei Untergewicht

- Flexible Essenszeiten
- Verschiedene Wahlmöglichkeiten, gegebenenfalls Selbstbedienung
- Kleine Portionen (große Portionen nehmen zu pflegenden Menschen oft den Appetit)
- Bewegung, z.B. Spaziergänge an frischer Luft, zur Appetitanregung

Förderliche Bedingungen bei Mangelernährung

- Gezieltes Angebot an Speisen/Lebensmitteln
- Kleine Portionen (große Portionen nehmen zu pflegenden Menschen oft den Appetit)
- Bewegung, z.B. Spaziergänge an frischer Luft, zur Appetitanregung

Essprotokoll

Die Menge und Art der Lebensmittel, die ein zu pflegender Mensch zu sich nimmt, wird in einem **Essprotokoll** dokumentiert. Dieses enthält z. B. die Diätform mit begrenzter Kalorienzahl bei adipösen Menschen oder eine Mindestkalorienzahl bei untergewichtigen und kachektischen Menschen.

Beratung und Unterstützung

Die Beratung zu den Folgen von Unter-, Über- und Mangelernährung ist essenziell und muss gegebenenfalls mehrfach durchgeführt werden. Oft kommt es durch Selbstpflegedefizite zu Ernährungsstörungen. Die zu pflegenden Menschen werden von den Pflegenden unterstützt bei

- der Zubereitung und beim Anreichen der Nahrung,
- beim Anpassen der Nahrungsmittel an die individuelle Situation, z. B. Erkrankung, Zustand des Mundraums und der Zähne.

Bei Bedarf beziehen die Pflegenden die Angehörigen ein.

Um den körperlichen Entwicklungsverlauf eines Kindes zu bestimmen, wird eine **Perzentilkurve** (▶ Abb. 8.4) genutzt.

LESE- UND SURF-TIPP

Deutsches Netzwerk für Qualitätsentwicklung in der Pflege (Hrsg.). Expertenstandard Ernährungsmanagement zur Sicherung und Förderung der oralen Ernährung in der Pflege. 1. Aktualisierung 2017. Osnabrück. www.dnqp.de

8.5.2 Spezielle Maßnahmen

Spezielle Maßnahmen bei Übergewicht/Adipositas

Bei Menschen, die zu Übergewicht und in der Folge zu Adipositas neigen, ist eine bilanzierte Diät besonders wichtig. Diese kann nur erfolgreich durchgeführt werden, wenn der betroffene Mensch in diese Maßnahme einwilligt. Zudem sollte, wenn es die körperliche Verfassung zulässt, die Mobilität und Beweglichkeit gefördert werden.

Spezielle Maßnahmen bei Untergewicht/Kachexie und Mangelernährung

- **Hochkalorische Trinknahrung** kann zusätzlich zur normalen Ernährung gereicht werden; bei Mangelernährung jedoch nur dann, wenn gleichzeitig ein Untergewicht vorliegt.
- **Ess- und Trinkhilfen:** Es stehen verschiedene Hilfsmittel zur Verfügung, die das selbstständige Aufnehmen von Nahrung erleichtern, z. B. Teller mit rutschfestem Untergrund, Einhänderbrett, Greifhilfen, Becher mit einem oder zwei Griffen.
- **Eat by walking:** Besonders Menschen mit Demenz sind oft nicht in der Lage, still am Tisch zu sitzen und zu essen. Sie stehen auf und vergessen, weiterzuessen. Hier eignen sich „Essplätze“ auf dem

Laufweg sehr gut, die mit Fingerfood bestückt sind. Die zu pflegenden Menschen können sich selbst bedienen.

- **Sondenernährung:** Kann der zu pflegende Mensch oral keine Nahrung zu sich nehmen, kann er über eine PEG (perkutane endoskopische Gastrostomie) oder PEJ (perkutane endoskopische Jejunostomie) ernährt werden. Die Sondennahrung enthält alle lebensnotwendigen Nährstoffe.

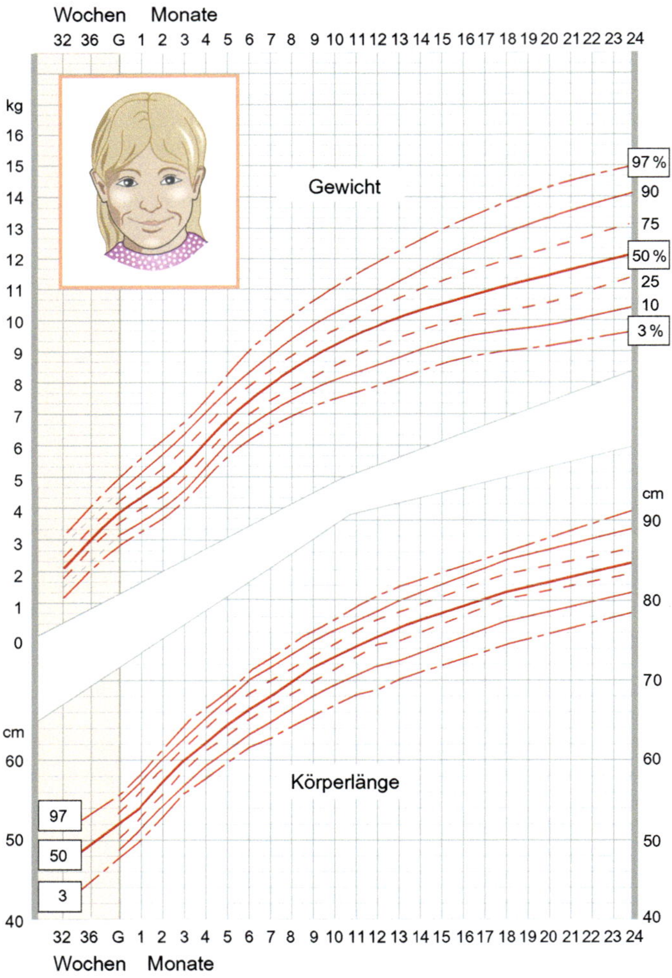

Abb. 8.4 Perzentilkurve [L157, L190]

- **Parenterale Ernährung:** Die Ernährung unter Umgehung des Magen-Darm-Trakts mittels peripher-venösem Zugang wird bei einer kurzfristigen Nahrungskarenz, z. B. bei Pankreatitis, oder über einen zentral-venösen Zugang für eine längerfristige Ernährung (z. B. bei Kurzdarmsyndrom) genutzt.
- **Essen anreichen:** Können zu pflegende Menschen das Essen nicht selbstständig zu sich nehmen, reichen die Pflegenden es an.
- **Stillen und Beikost:** Die WHO (Weltgesundheitsorganisation) empfiehlt, Säuglinge sechs Monate lang voll zu stillen. Anschließend reicht Muttermilch allein nicht mehr aus, da der Mineralstoff-, Vitamin- und Kalorienbedarf steigt.

8.6 Weitere Prophylaxen im Kontext von Adipositas, Kachexie und Mangelernährung

Dehydratationsprophylaxe

Sowohl bei Über-, als auch bei Unter- und Mangelernährung kann es zu einer Unterversorgung mit Flüssigkeit kommen, da die betroffenen Personen ein Selbstpflegedefizit aufweisen.

Deprivationsprophylaxe

Sozialer Rückzug ist oft mit einer reduzierten Nahrungsaufnahme verbunden. Zu pflegende Menschen in Aktivitäten der Einrichtung einzubinden und soziale Kontakte zu fördern können eine positive Einstellung zur Essensaufnahme bewirken (▶ Kap. 7.5).
Kachektische Menschen sind oft zu schwach, um am sozialen Leben teilzunehmen. Adipöse Menschen können oft aufgrund von Bewegungseinschränkungen nicht an Veranstaltungen teilnehmen und müssen begleitet werden.

Sturzprophylaxe

Bewegungseinschränkung bei Adipositas und körperliche Schwäche bei Kachexie oder Mangelernährung können einen Sturz nach sich ziehen.

Obstipationsprophylaxe

Unausgewogene, ballaststoffarme Ernährung und Flüssigkeitsmangel können eine Obstipation zur Folge haben.

Dekubitusprophylaxe

Sowohl kachektische als auch adipöse und mangelernährte Menschen sind gefährdet, einen Dekubitus zu erleiden.

Kontrakturprophylaxe

Bewegungseinschränkungen bei Adipositas und körperliche Schwäche bei Kachexie oder Mangelernährung können eine mangelnde Beweglichkeit der Gelenke bis Versteifung nach sich ziehen.

Thromboseprophylaxe

Kommt es aufgrund von Über-, Unter- oder Mangelernährung zu Bewegungseinschränkungen, so erhöht sich das Risiko für eine Thrombose (▸ Kap. 21).

Pneumonieprophylaxe

Körperliche Schwäche aufgrund einer Kachexie oder Mangelernährung kann Bewegungseinschränkungen bis hin zur Immobilität zur Folge haben. Dies kann eine Pneumonie (▸ Kap. 17) begünstigen.

Intertrigo- und Infektionsprophylaxe

Aufgrund der Hautfaltenbildung kann es bei adipösen Menschen schneller zu einer Intertrigo und nachfolgend zu Infektionen der Haut, z. B. Mykosen, kommen.

9 Gewalt in der Pflege

Definition

Gewalt: Gewalt in der Pflege ist ein häufig auftretendes Phänomen. Die WHO definiert Gewalt folgendermaßen: „Gewalt ist der tatsächliche oder angedrohte Gebrauch von physischer oder psychologischer Kraft oder Macht, die gegen die eigene oder eine andere Person, eine Gruppe oder Gemeinschaft gerichtet ist und die tatsächlich oder mit hoher Wahrscheinlichkeit zu Verletzungen, Tod, psychischen Schäden, Fehlentwicklung oder Deprivation führt." [19]

9.1 Entstehung

Einer Gewaltanwendung kann Aggression vorausgehen. Aggressionen kommen oft zustande, wenn jemand seine eigenen Interessen durchsetzen möchte. Dies kann über die Ausübung körperlicher und verbaler Gewalt, mit der Absicht zu verletzen, geschehen. Weitere Gründe für Aggressionen können sein:

- Notwehr, Nothilfe
- Private oder berufliche Frustration und Aussichtslosigkeit, dass sich Situationen zum Positiven entwickeln
- Einwirkungen von hohen oder niedrigen Temperaturen
- Hunger mit Hypoglykämie
- Schmerzen
- Angst
- Überforderung, z. B. von Eltern, aufgrund von Personalmangel, durch herausforderndes Verhalten von zu pflegenden Menschen oder aufgrund von Anschuldigungen von Bezugspersonen zu pflegender Menschen
- Burn-out, Mobbing, Cool-out (▸ Kap. 2)
- Eigene Gewalterfahrung
- Niedrige Gewalttoleranzschwelle

Merke

Gewalt entsteht, wenn Aggressionen ungehemmt gegen das Gegenüber gerichtet sind.

9.2 Klinisches Erscheinungsbild

Gewalt kann sich vielfältig äußern und wird von verschiedenen Faktoren beeinflusst (▶ Abb. 9.1). Nach der Stiftung Zentrum für Qualität in der Pflege [20] kann sie sich äußern als:

- Körperliche Gewalt, z. B.:
  - Grobes, hartes Anfassen
  - Schlagen, Kratzen
  - Menschen in unbequeme Position bringen, aus der er sich nicht befreien kann
  - Körperpflege mit zu heißem oder zu kaltem Wasser
  - Nahrungs- und Flüssigkeitsentzug
  - Schnelle, ruckartige Bewegungen während der Pflege
  - Unerlaubte freiheitsentziehende Maßnahmen
  - Hindernisse in den Weg stellen, die den zu pflegenden Menschen behindern
- Psychische Gewalt, z. B.:
  - Anschreien, Schimpfen
  - Beleidigen, über die Person lustig machen
  - Soziale Kontakte erzwingen/verweigern
  - Unangemessene Sprache verwenden, z. B. vulgär, nicht zum Alter passend
  - Zu hohe, nicht alters- oder krankheitsgerechte Erwartungen
  - Missachtung von Kultur und Religion
  - Aussagen missachten

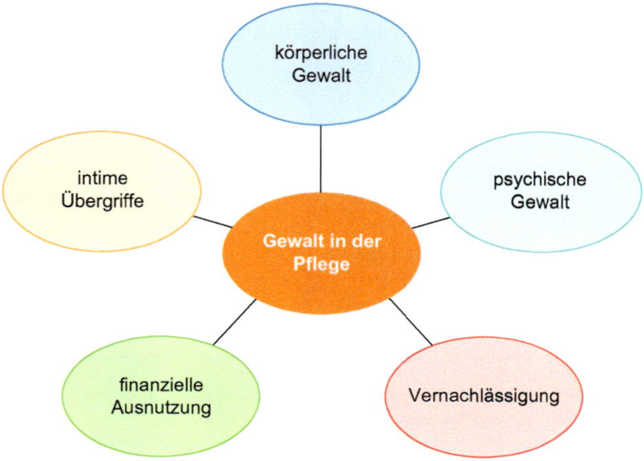
körperliche Gewalt
intime Übergriffe
psychische Gewalt
Gewalt in der Pflege
finanzielle Ausnutzung
Vernachlässigung

Abb. 9.1 Formen der Gewalt [L143]

- Vernachlässigung, z. B.:
  - Mangelnde, gefährliche Pflege
  - Unzureichende oder unangemessene Hilfestellung
  - Missachtung der Klingel, lange auf Hilfe warten lassen
  - Ständiges Stören (besonders nachts)
  - Drohen
- Intime Übergriffe, z. B.:
  - Intimsphäre missachten
  - Schamgefühle unbeachtet lassen
  - Ungefragt Post öffnen
  - Sexuelle Andeutungen/Handlungen
- Finanzielle Ausnutzung, z. B.:
  - Zustehendes Geld vorenthalten
  - Finanzielle Zuwendung/Geschenke erzwingen
  - Unbefugt über das private Vermögen verfügen

LESE- UND SURFTIPP

www.pflege.de/pflegende-angehoerige/pflegewissen/gewalt-in-der-pflege/

Merke

Gewalt in der Pflege hat verschiedene Dimensionen und kann sowohl von den Pflegenden gegen zu pflegende Menschen als auch von den zu pflegenden Menschen und deren Bezugspersonen gegen die zu Pflegenden ausgehen.

Sofortmaßnahmen bei Gewalt

Bei aufkeimender oder schon entstandener Gewalt während der Pflege sollten die betroffenen Personen die Situation sofort verlassen und Hilfe bei anderen Pflegenden suchen:

- Von der Situation abwenden
- Andere Pflegende bitten, die Pflegesituation zu übernehmen
- Kühle Waschungen (Unterarme, Gesicht) zur eigenen Beruhigung

Je nach Situation:

- **Notwehr:** muss mit den geringsten Mitteln und unmittelbar erfolgen
- **Nothilfe:** dritte Person hilft der angegriffenen Person

Zeitnah nach dem Ereignis:

- Regelmäßig mit anderen austauschen, welche Situationen Ärger bringen
- Mit Kolleginne und Kollegen über den Wutausbruch sprechen
- Professionelle Beratung annehmen

9.3 Risikofaktoren

Der Entstehung von Gewalt in der Pflege liegen verschiedene Ursachen zugrunde, die einzeln betrachtet, aber besonders wenn sie zusammen auftreten, gravierende Folgen haben können (▶ Abb. 9.2).

Die Pflegenden betreffend:
- Strukturen der Organisation
- Personelle Gründe
- Kulturelle Faktoren, welche die Pflegenden nicht beachten
- Alkohol- und Drogenmissbrauch

Die zu pflegenden Menschen betreffend:
- Veränderung der gewohnten Umgebung, strukturelle Vorgaben und Zwänge
- Kognitive Veränderungen, z. B. Demenz, Alkohol- und Drogenmissbrauch
- Schmerzen
- Unzufriedenheit mit sich und der Situation
- Sich nicht verstanden fühlen, z. B. bei Aphasie, fehlendes Verständnis der gesprochenen Sprache

Angehörige betreffend:
- Spontane Hilfebedürftigkeit des zu pflegenden Menschen
- Überforderung durch die Pflege, z. B. beim Handling, fehlendes Wissen zum Krankheitsbild
- Schlafmangel durch 24-Stunden-Betreuung
- Aufgabe des eigenen Privatlebens
- Unzufriedenheit des zu pflegenden Menschen trotz aufopferungsvoller Zuwendung
- Verpflichtung (Zwang) zu helfen, weil es sich um einen Angehörigen handelt

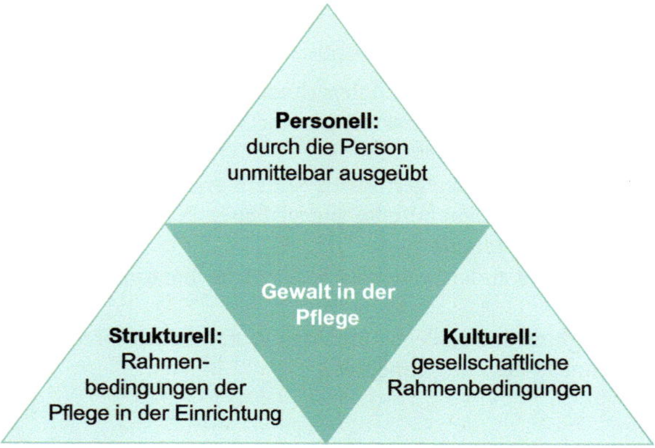

Abb. 9.2 Einflussfaktoren auf Gewalt in der Pflege [L143]

- Unbearbeitete Konflikte aus früheren Zeiten
- Unzufriedenheit mit sich und der Situation

Risikofaktoren bewerten

Um den Ausbruch von Gewalt zu verhindern, müssen die auslösenden Faktoren minimiert oder beseitigt werden.
Gewalt ist ein Phänomen, welches oft von Pflegenden ausgeht, aufgrund von Überforderung und Personalmangel. Die Personalberechnung der Pflegenden, bezogen auf die Anzahl der zu Pflegenden und den Pflegeaufwand, ist ein Instrument, mit dem die Grundlage für einen ausreichenden Personalschlüssel geschaffen werden kann. Fehlender Teamzusammenhalt und ein schlechtes Arbeitsklima stellen weitere Risikofaktoren für Gewalt in der Pflege dar.

9.4 Folgen

Gewalt kann das Vertrauensverhältnis zwischen dem zu pflegenden Menschen und Pflegenden/Angehörigen zerstören. Dies wiederum kann dazu führen, dass der zu pflegende Mensch die Pflegeinterventionen verweigert oder sich mit Gewalt wehrt.
Geht die Gewalt von dem zu pflegenden Menschen aus, kann dies bewirken, dass die Pflegenden die Pflege schnell und unzureichend durchführen. Ängste können auf beiden Seiten entstehen und diese zu einem angespannten Miteinander führen. Auch Gegengewalt, um sich gegen die ausgeübte Gewalt zu wehren oder als Reflex, kann auftreten.
Durch Gewalt können psychische Veränderungen und abnorme Verhaltensweisen in allen Altersstufen auftreten (▶ Abb. 9.3). Oft wird erst durch diese Verhaltensweisen klar, dass Gewalt ausgeübt wird.

9.5 Prophylaktische Maßnahmen

Eigene Gefühle wie Ungeduld, Frustration oder Enttäuschung frühzeitig zu erkennen und einzuordnen ist wichtig, um angemessen mit der Situation umgehen zu können.
Weiterhin spielen die Information, Schulung und Beratung von Angehörigen, Supervision der Pflegefachpersonen und ein bewältigbarer Berufsalltag eine große Rolle, um Gewalt zu vermeiden.
Die Information, Schulung und Beratung Angehöriger kann z. B. Pflegetechniken, welche die pflegerische Versorgung erleichtern, und Möglichkeiten der Entlastung umfassen. In Form von Supervision und kollegialer Beratung können Pflegefachpersonen ebenso einen Ausgleich finden wie in einer gerechten Arbeitsverteilung, ausreichenden Ruhezeiten und ausgleichenden Hobby. Selbsthilfegruppen, z. B. für Eltern behinderter Kinder, Alleinerziehende oder Angehörige von Menschen mit Demenz, können psychische Entlastung bieten und hilfreiche Alltagstipps von Betroffenen

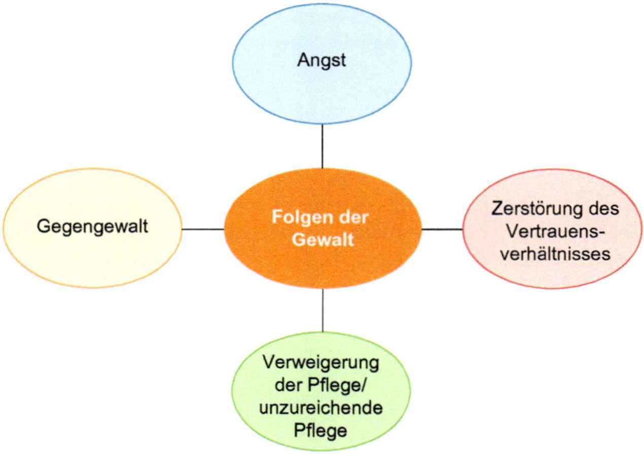
Angst
Gegengewalt
Folgen der Gewalt
Zerstörung des Vertrauens-verhältnisses
Verweigerung der Pflege/ unzureichende Pflege

Abb. 9.3 Folgen der Gewalt [L143]

für Betroffene vermitteln. Auszeiten sind für pflegende Angehörige und auch Eltern wichtig, Eltern-Kind-Einrichtungen können zeitweise vom Alltag entlasten.

Geht die Gewalt von dem zu pflegenden Menschen aus, ist es sinnvoll, z. B. freundlich und besonnen den Grund für das Verhalten zu erfragen. Ein Vorgehen nach den Maßgaben der Validation bietet sich bei psychisch und seelisch veränderten Menschen an. Selbstverständlich sind die Bedürfnisse sowie die Lebensweltorientierung des zu pflegenden Menschen zu respektieren.

Merke

Gewaltmomente sind immer genau zu dokumentieren und mit dem Vorgesetzten zu besprechen.

9

9.6 Weitere Prophylaxen im Kontext von Gewalt

Deprivationsprophylaxe

Der zu pflegende Mensch braucht verschiedene Interventionen, die ihm ermöglichen, am Alltagsleben teilzunehmen (▶ Kap. 7.5). Ansonsten kann es möglich sein, dass er sich in seine „Welt" zurückzieht und Pflegeinterventionen nicht einordnen kann, was Gewalt nach sich ziehen kann.

Inkontinenzprophylaxe

Inkontinenz und die damit verbundene pflegerische Versorgung kann beim zu pflegenden Menschen Scham auslösen (▶ Kap. 10.4), die in Gewalt münden kann.

Ernährungsstörungen

Eine Unterversorgung mit Nährstoffen kann dazu führen, dass die normalen Körperfunktionen nicht oder nur eingeschränkt funktionieren (▶ Kap. 8.4). Dadurch können das Wohlbefinden und das klare Denken und Handeln beeinträchtigt werden.

Schmerzprophylaxe

Schmerzen können Aggressionen hervorrufen, darum ist ein angemessenes Schmerzmanagement durchzuführen und umzusetzen.

Verwirrtheitsprophylaxe

Verwirrte Menschen können verschiedene Interventionen nicht einordnen, Angst bekommen und sich mit Gewalt wehren. Daher ist es sinnvoll, prophylaktische Maßnahmen, wenn möglich, zu ergreifen, um Verwirrtheit zu vermeiden.

Burn-out und Cool-out bei Pflegenden und Angehörigen

Sowohl professionell Pflegende als auch Angehörige müssen unterstützt und gestärkt werden, damit sie selbst nicht unfähig werden, eine adäquate Pflege durchzuführen. Mögliche Hilfsangebote und Unterstützungsmöglichkeiten sollten genutzt werden (▶ Kap. 2.2).

10 Harninkontinenz

Definition

Harnkontinenz: Blase kann willkürlich entleert und der Urin bis zur Entleerung gehalten werden.
Harninkontinenz: unwillkürlicher Abgang von Urin [21].

10.1 Entstehung

Eine Harninkontinenz entsteht, wenn physiologische Faktoren, die bei der Kontrolle der Harnausscheidung eine Rolle spielen, beeinträchtigt sind. Voraussetzungen für Harnkontinenz sind:

- Intakter Blasenschließmuskel
- Funktionsfähiger Harnblasenmuskel
- Durchgängige Harnröhre ohne Stenosen
- Reibungslose Weiterleitung von Nervenimpulsen von der Blase zum Gehirn und zurück

10.2 Klinisches Erscheinungsbild

Inkontinenz im Erwachsenenalter

- **Belastungsinkontinenz** *(Stressinkontinenz)*: kommt besonders bei Frauen mit Beckenbodeninsuffizienz nach Geburten, im Alter, bei Adipositas oder bei Bindegewebsschwäche vor. Macht sich durch unwillkürlichen Harnabgang beim Niesen, Husten und Heben von schweren Gegenständen bemerkbar.
- **Dranginkontinenz** *(Urgeinkontinenz)*: kommt häufig bei Männern, oft kombiniert mit einer Belastungsinkontinenz *(Mischinkontinenz)*, vor. Dabei kann eine Störung der Speicherfunktion der Blase nachgewiesen werden. Neurologische Störungen und körperliche Belastungen, z. B. beim Heben von schweren Lasten, und Husten sind die Ursachen.
- **Reflexinkontinenz:** Rückenmarksläsion oberhalb des S2-Segments (Sakralbereich) kann zu einer Spastik der Harnblase mit Überreaktion des Blasenmuskels führen.
- **Überlaufinkontinenz:** betrifft Männer, meist im höheren Alter, aufgrund von Prostatahyperplasie oder Tumoren; zeigt sich durch Harndrang, Startschwierigkeiten beim Wasserlassen, Abgang von

kleinen Urinmengen und Gefühl, ständig Restharn in der Blase zu haben [21].

Inkontinenz im Kindesalter

- **Primäre Inkontinenz:** Das Kind war noch nie in der Lage, Stuhl und Urin zu kontrollieren.
- **Sekundäre Inkontinenz:** Das Kind war sechs Monate oder länger in der Lage, Ausscheidungen zu kontrollieren, und verliert diese Fähigkeit wieder.

10.3 Risikofaktoren

Risikofaktoren für die Entstehung einer Harninkontinenz können sein:

- Eingeschränkte Mobilität und Nutzung von Gehhilfen
- Schlecht erreichbare Toilette
- Einnahme von Medikamenten, z. B. Diuretika, Psychopharmaka
- Erkrankungen, z. B. Prostatahyperplasie
- Geschwächtes Bindegewebe mit Folge von Prolaps der Blase und des Uterus, z. B. nach Geburten oder Operationen
- Adipositas
- Obstipation
- Bereits in der Kindheit aufgetretene Enuresis *(spontanes Einnässen)*
- Sportarten, die den Beckenboden belasten
- Zwang bei der „Sauberkeitserziehung" von Kleinkindern

Risikoeinschätzung

Folgende Inhalte und Fragen helfen, das Risiko einer Harninkontinenz einzuschätzen:

- Gegebenenfalls Anamnese der Situation in der Kindheit
- Verlieren Sie spontan Urin?
- Verlieren Sie Urin bei Erschütterungen des Körpers, z. B. Niesen, Lachen, Husten oder bei sportlicher Betätigung?
- Können Sie den Urin so lange halten, bis Sie auf der Toilette sind?
- Nutzen Sie Inkontinenzhilfsmittel? [22]

Die Einschätzung, ob ein Mensch inkontinent ist oder nicht, kann anhand von **Kontinenzprofilen** (▸ Tab. 10.1) vorgenommen werden.

10.4 Folgen

Die Folgen einer Harninkontinenz können vielfältig sein. Sie hängen von kulturellen, religiösen und persönlichen Faktoren ab und können vom individuellen Gesundheitsverhalten, Haltungen oder Einstellungen beeinflusst werden. Oft kreisen die Gedanken der betroffenen Person nur um die Inkontinenz, weil diese das Alltagsgeschehen bestimmt. So ist z. B. jeder Ausflug, jedes Verlassen des Hauses akribisch zu planen, z. B. im Hinsicht auf vorhandene Toiletten und ausreichend Inkontinenzhilfsmit-

Tab. 10.1 Kontinenzprofile in Anlehnung an den Expertenstandard zur Förderung der Harnkontinenz in der Pflege [22]

Profil	Erscheinungsbild	Maßnahmen (Beispiele)
Kontinenz	Es wird keine Hilfe benötigt, es kommt zu **keinem unwillkürlichen Harnverlust.**	keine
selbstständig erreichte **Kontinenz**	Person führt eigenständig Maßnahmen durch, um die Kontinenz zu erhalten. Es kommt zu **keinem unwillkürlichen Harnabgang.**	• Eigenständige Einnahme von Medikamenten • Nutzung von Toilettenhilfen • Katheterisierung • Blasentraining
mit Hilfe erreichte **Kontinenz**	Hilfemaßnahmen durch andere Person sind nötig, **kein unwillkürlicher Harnverlust.**	• Begleitung zur Toilette nach Plan • Durchführung einer Katheterisierung durch andere Person
selbstständig versorgte **Inkontinenz**	Es kommt zu **unwillkürlichem Harnverlust,** der Umgang damit kann aber ohne Hilfe erfolgen.	selbstständige Versorgung mit Inkontinenzmaterialien
hilfeabhängige **Inkontinenz**	Hilfe bei der Versorgung wird benötigt. Es kommt zu **unwillkürlichem Harnverlust.**	Versorgung mit Inkontinenzmaterialien durch eine andere Person
nicht versorgte **Inkontinenz**	Es kommt zu **unwillkürlichem Harnverlust,** Hilfe wird nicht in Anspruch genommen.	Keine Maßnahmen möglich, z. B. Leugnen des Problems

tel. Dies ist für die betroffene Person und ihre Angehörigen psychisch sehr belastend und bedeutet einen großen Einschnitt in die soziale Bewegungs- und Entfaltungsfreiheit.

Des Weiteren kann eine Inkontinenz Dermatitiden, Intertrigo und Mykosen nach sich ziehen, die schmerzhaft sein und eine medikamentöse Behandlung notwendig machen können.

Das eigene Scham- und Ekelgefühl spielt ebenso eine große Rolle und kann zu einer Deprivation führen. Die betroffenen Personen befürchten, dass ihr Gegenüber Urin riecht, sieht oder bemerkt, dass sie Inkontinenzhilfsmittel tragen.

10.5 Prophylaktische Maßnahmen

10.5.1 Allgemeine Maßnahmen

Wichtigste Voraussetzung, um kontinenzfördernde Maßnahmen einzuleiten, sind die Akzeptanz der Inkontinenz durch die betroffene Person und ihr Wunsch, den Zustand zu ändern.

- Umgebungsanpassung, z. B. schnell erreichbare Toilette
- Angepasste Kleidung: nicht zu eng, nicht zu weit, bequem, leicht zu öffnen
- Erhaltung der Mobilität
- Richtiger Umgang mit Hilfsmitteln
- Eventuell der Grunderkrankung angepasste Flüssigkeitszufuhr
- Selbst-/Fremdkatheterisierung um ungewollten Harnverlust zu vermeiden
- Nutzung von Hilfsmitteln (z. B. mobile Toiletten, Urinalkondom)
- Regelmäßig angebotene Toilettengänge nach festgelegtem Plan
- Blasentraining, z. B. bei Katheterträgern
- Gewichtsreduktion [23]

LESE- UND SURFTIPP

Deutsches Netzwerk für Qualitätsentwicklung in der Pflege (Hrsg.). Expertenstandard Förderung der Harnkontinenz in der Pflege. 1. Aktualisierung 2014. Osnabrück. www.dnqp.de

10.5.2 Spezielle Maßnahmen

Blasentraining

Mithilfe des **Blasentrainings** sollen zu pflegende Menschen einen **individuellen Miktionsrhythmus** finden, sodass sie rechtzeitig die Toilette aufsuchen. Die Frequenz der Toilettengänge richtet sich nach den Gewohnheiten, der Trinkmenge und nach Grad und Form der Inkontinenz. Mit dem Blasentraining soll die Blasenkapazität erhöht und die Fähigkeit, den Harndrang zu verdrängen, verbessert werden. Es werden Ausscheidungsintervalle von 3–4 Stunden angestrebt. Das Blasentraining eignet sich für zu pflegende Menschen mit Stress-, Drang- und Mischinkontinenz.

Angebotener Toilettengang

Es werden zwei Formen des angebotenen Toilettengangs unterschieden:
Toilettengang zu individuellen Entleerungszeiten:

- Der zu pflegende Mensch wird über zwei Tage stündlich beobachtet und es wird ein individuelles Miktionsprotokoll erstellt.
- Anhand des Miktionsprotokolls werden die Toilettenzeiten festgelegt und zwar so, dass die betroffene Person eine Viertelstunde vor der Miktion auf die Toilette, Toilettenstuhl oder Ähnliches begleitet wird.

Toilettengang zu festgelegten Zeiten:

- Der zu pflegende Mensch wird nach einem festen Zeitplan auf die Toilette begleitet, z. B. alle zwei Stunden.
- Es werden Essenszeiten und Trinkgewohnheiten berücksichtigt, z. B. erster Gang morgens nach dem Aufstehen, ca. eine Stunde nach jedem Essen und Trinken, letzter Gang um 22 Uhr, nachts gegen 2 Uhr zum Toilettengang wecken. Die Intervalle werden alle 3–5 Tage um eine Viertelstunde verlängert. Angestrebt werden 5–6 Toilettengänge am Tag.
- Der zu pflegende Mensch sollte täglich 2–3 l Flüssigkeit zu sich nehmen (wenn keine Grunderkrankung dagegenspricht). Die betroffene Person sollte die angepeilte Menge bis etwa 18 Uhr trinken, sodass der letzte Toilettengang um ca. 22 Uhr erfolgen kann und die Nachtruhe des zu pflegenden Menschen nicht unnötig gestört wird.
- Diuretika sollten morgens verabreicht werden, um vermehrte nächtliche Urinausscheidung zu vermeiden.

Ein Miktionsprotokoll strukturiert das **individuelle Toilettentraining** (▶ Tab. 10.2). Pflegende führen diese Dokumentation über mindestens sieben Tage, wenn eine Harninkontinenz festgestellt wurde. Sie dient der weiteren Klärung und Planung der Pflege, weil sie konkrete Auskunft über Häufigkeit der Blasenentleerungen, zeitliche Abstände und Urinmenge gibt. Darüber hinaus lassen sich auch Hinweise auf Ursachen und Einflussfaktoren ablesen. Sind Regelmäßigkeiten in der Urinausscheidung erkannt, ermöglichen die Pflegenden zu den erwarteten Zeiten die Ausscheidung. Sinnvoll erscheint zudem, die Urinausscheidung nicht isoliert zu dokumentieren, sondern auf dem Protokoll die Häufigkeit und Besonderheiten der Stuhlausscheidung ebenfalls zu vermerken.

Beckenbodentraining

Die Beckenbodenmuskulatur liegt unter der Harnblase und bildet die Begrenzung des Beckens nach unten. Sie trägt und unterstützt die inneren Organe und ist willkürlich beeinflussbar. Anspannung führt zum Blasenverschluss; Erschlaffung führt zur Blasenentleerung.

Tab. 10.2 Miktionsprotokoll zur Dokumentation der Harninkontinenz

Getränke (Art und Menge in ml)	Gemessene oder geschätzte (gewogene) Harnmenge	Mögliche Gründe für Inkontinenz	Uhrzeit	Datum

Regelmäßiges, ausdauerndes, konsequentes und intensives **Beckenbodentraining** stärkt Beckenboden, Bauchdecke und Zwerchfellmuskulatur. Eingesetzt werden entsprechende Übungen

- bei der Stressinkontinenz,
- zur Unterstützung des Blasentrainings bei der Dranginkontinenz,
- in der Geburtsnachbereitung zur Kräftigung des Blasenschließmuskels sowie
- bei der Kombination von Drang- und Stressinkontinenz.

Übungsbeispiel

Die Pflegefachperson fordert den zu pflegenden Menschen auf, sich gedanklich einzelne Harntropfen vorzustellen und diese durch leichte Anspannung der Beckenbodenmuskulatur im Sekundenrhythmus anzuhalten und loszulassen.

Spannen zu pflegende Menschen den Schließmuskelapparat über eine längere Zeit mit unterschiedlichem Krafteinsatz an, trainieren sie Kraft und Ausdauer. Wichtig dabei ist die Bauchatmung.

Ablauf der Übung:

- Die Pflegefachperson leitet die betroffene Person an, durch die Nase ein- und durch den Mund auszuatmen.
- Im nächsten Schritt fordert sie sie auf, zeitgleich mit der Ausatmung den Schließmuskel anzuspannen, als wollte sie einen Harntropfen anhalten.
- Steigerung des Krafteinsatzes lässt sich erreichen, wenn die übende Person während der Ausatmung gedanklich den Harnstrahl für 10 Sekunden anhält.
- Bei korrekter Ausführung der Übung ist weder eine Anspannung des Gesäßes noch der Bauchmuskulatur zu sehen.

Der zu pflegende Mensch kann über den Tag verteilt selbstständig in verschiedenen Körperhaltungen üben. Ideal ist die sitzende Position, weil sich dann die Aktivität der Schließmuskeln spüren lässt. Alternativ lässt sich in Rücken- oder Seitenlage üben, da diese Positionen keinen Druck auf Blase bzw. Schließmuskel ausüben.

Diese Grundtechnik lässt sich von Physiotherapeuten in einem individuellen Übungsprogramm mit verschiedenen Varianten kombinieren. Hier fügen sich Atemtechnik, Spannung des Verschlussapparats und Bewegung zu einem Ganzen.

Weitere Übungen

Die Pflegefachperson bittet den zu pflegenden Menschen

- eine bequeme Rückenlage einzunehmen,
- sich zu entspannen und die Beckenbodenmuskulatur zu spüren,
- während der Einatemphase zu entspannen und
- während der Ausatemphase anzuspannen.

Übung A: Beim Ausatmen After und Scheide nach innen ziehen. Diese Übung kann auch im Sitzen, Stehen und beim Gehen durchgeführt werden.
Übung B: Beim Ausatmen angewinkelte Knie zusammendrücken, After und Scheide fest verschließen.
Übung C: Beine kreuzen und Fußaußenkanten gegeneinanderdrücken (weitere Übungen ▶ Abb. 10.1).
Die Effektivität der Übungen lässt sich gut mit der Bio-Feedback-Methode erhöhen. Dabei werden die Kontraktionen der Beckenbodenmuskulatur durch einen Druckfühler gemessen, der in die Scheide oder den Enddarm eingelegt wird. Das Gerät zeigt Druckschwankungen durch Anspannen der Beckenmuskulatur optisch oder akustisch an. Die übende Person erfährt so, ob sie die richtigen Muskeln trainiert und wie stark die Anspannung ist/sein muss.

Hilfsmittel

Würfeltampon

Der **Würfeltampon** aus Silikon kommt nach ärztlicher Anordnung bei einer Stressinkontinenz zum Einsatz, die durch Gebärmutter- und Scheidensenkung ausgelöst ist. Der eingeführte Tampon zieht Blase und Mastdarm nach hinten und trainiert gleichzeitig den Beckenboden beim Stehen und Gehen. Der Tampon wird morgens in die Vagina eingeführt, abends entfernt, unter fließendem Wasser gereinigt und dann desinfiziert.

Gewichtskonen

Ein **Gewichtskonen-Set,** z. B. Femcon®, besteht aus fünf Konen mit unterschiedlichem Gewicht (20–70 g). Übt die Betroffene regelmäßig mit ihnen, kräftigt sich die Beckenbodenmuskulatur. Das Wirkprinzip besteht darin, dass ein Konus, der in die Scheide eingeführt ist, dazu neigt, herauszugleiten. Dieses Gefühl des Verlierens löst eine nervale Reaktion aus, die die Beckenbodenmuskulatur zum Zusammenziehen veranlasst, um das Sinken des Konus zu verhindern.
Durchführung

- Konus mit dem geringsten Gewicht einführen (lassen) und für etwa eine Minute halten lassen. Gelingt dies, nächstschwereren Konus ausprobieren.
- Beim nächsten Training mit dem Konus beginnen, der eine Stufe unter dem liegt, der zuletzt gerade noch gehalten werden konnte. Ziel ist, diesen Konus unter normaler Belastung, z. B. bei der Hausarbeit, 15 Minuten zu halten. Gelingt dies, kann das Training beim nächsten Mal mit dem nächstschwereren Konus fortgeführt werden.

1

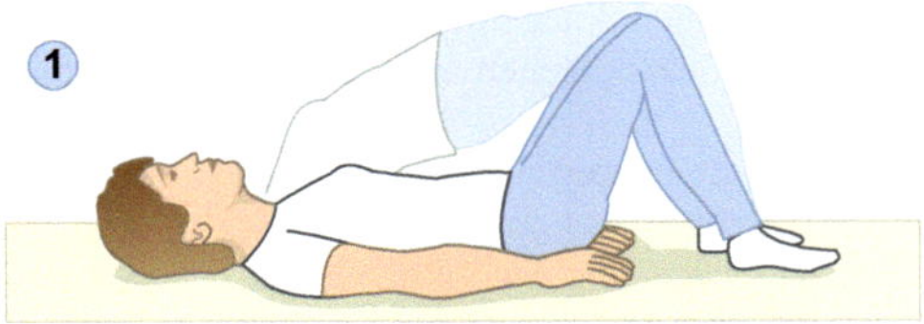

während der Ausatmung Becken anheben, während der Einatmung Becken ablegen

2

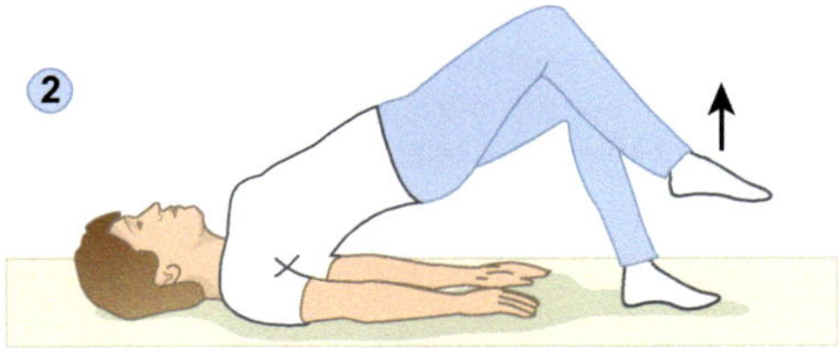

Füße im Wechsel einige Zentimeter vom Boden abheben und abstellen

3

rechte Hand zum linken Knie führen, während der Ausatmung Knie fest gegen die Hand pressen, anschließend Übung mit Hand und Knie der anderen Seite wiederholen

4

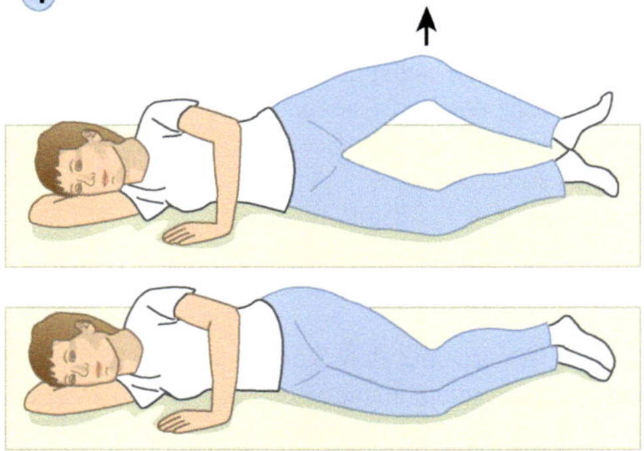

während der Ausatmung Fersen zusammendrücken und oberes Knie abspreizen, während der Einatmung Knie schließen, Übung in Linksseitenlage wiederholen

Abb. 10.1 Beckenbodenübungen [L138]

ACHTUNG
Bei vaginalen Entzündungen ist das Training zu unterbrechen, bis die Entzündung abgeheilt ist. Ebenso soll während der Menstruation das Training unterbrochen werden.

Harnröhreneinsatz

Eine weitere Möglichkeit zur Prophylaxe der Harninkontinenz ist der **Harnröhreneinsatz.** Die Ärztin setzt der betroffenen Frau einen sterilen Schlauch mit blockbarem Ballon als Sperre in die Harnröhre ein. Das Hilfsmittel verhindert unfreiwilligen Urinabgang. Bei Urindrang wird der Harnröhreneinsatz entblockt und entfernt. Die maximale Tragedauer beträgt 6 Stunden. Anschließend ist ein neuer Einsatz einzuführen.

ACHTUNG
Diese Methode kann Harnwegsinfektionen hervorrufen.

Elektrostimulation

Gute Erfolge bei der Prophylaxe der Harninkontinenz erzielt die **Elektrostimulation.** Über Elektroden reizt ein Impulsgeber die Muskulatur des Beckenbodens. Je nach Ursache verwendet man verschiedene Frequenzen. Ruhe- und Stimulationsphasen sind von unterschiedlicher Dauer und individuell anzupassen. Bei ca. 50 % der Betroffenen kommt es innerhalb von zwei bis acht Wochen zu einer Besserung. Die Elektrostimulation

- fördert das Bewusstsein für die Beckenbodenmuskulatur *(Kontinenzerhalt),*
- kräftigt die erschlaffte Beckenbodenmuskulatur und den Schließmuskel der Blase,
- verringert die Miktionsfrequenz,
- vergrößert die Blasenkapazität,
- erhöht den maximalen Verschlussdruck und
- verringert die Restharnmenge.

Kontraindikationen sind Infektionen der Harnwege und Vagina, Herzrhythmusstörungen, und Herzschrittmacher.

10.6 Weitere Prophylaxen im Kontext der Harninkontinenz

Dehydratationsprophylaxe

Zu pflegende Menschen reduzieren häufig ihre Trinkmenge aus Angst vor Inkontinenz und sind damit dehydratationsgefährdet. Durch die zunehmende Harnkonzentration und Abnahme der Spülfunktion des Urins steigt die Anfälligkeit für Harnwegsinfekte. Um die Urinmenge zu vermehren, lassen sich viele Maßnahmen aus der Dehydratationsprophylaxe verwenden. Kommen für die Zystitisprophylaxe Diuretika zum Einsatz, führen Pflegende eine Flüssigkeitsbilanzierung durch, um Dehydratation rechtzeitig zu erkennen (▶ Kap. 5.5.2).

Dekubitusprophylaxe

Regelmäßige Intimpflege und Vorlagenwechsel nach Bedarf bei unfreiwilligem Harnabgang verhindern das Mazerieren der Haut. Sie bleibt intakt und ist deshalb weniger dekubitusgefährdet (▶ Kap. 6.5.1).

Kontraktur- und Sturzprophylaxe

Wenn Betroffene bewegungseingeschränkt oder sturzgefährdet sind, müssen Maßnahmen zur Bewegungsförderung getroffen werden, damit sie in der Lage sind, rechtzeitig die Toilette oder den Toilettenstuhl zu erreichen. (▶ Kap. 14.5, ▶ Kap. 20.5.2)

Infektionsprophylaxe

Urinfeuchte Vorlagen und Kleidung, die nicht regelmäßig gewechselt werden, können die Entstehung von Harnwegsinfektionen (▶ Kap. 23) begünstigen.

Intertrigoprophylaxe

Feuchte Haut kann als Folge eine Intertrigo (▶ Kap. 13) begünstigen. Hier sind besonders der Intimbereich und die Leisten gefährdet. Urin, der lange auf der Haut verbleibt, kann zudem die physiologische Hautflora zerstören und somit die Schutzfunktion der Haut einschränken.

Deprivationsprophylaxe

Eine Inkontinenz kann bewirken, dass Betroffene sich komplett aus der sozialen Gemeinschaft zurückziehen, da die eigene Scham zu groß ist, dass andere Menschen merken, dass sie inkontinent sind.

11 Immobilitätssyndrom

Definition

Immobilitätssyndrom: Das Immobilitätssyndrom ist gekennzeichnet durch eine eingeschränkte Beweglichkeit, bedingt durch Muskelatrophie, Knochenabbau, Kontrakturen, abnehmende Lebenskraft *(Marasmus)* oder psychische Faktoren. Die Immobilität ist chronisch.

11.1 Entstehung

Die Entstehung der Immobilität kann am Phasenmodell von Zegelin nachvollzogen werden (▶ Tab. 11.1) [24]. Oft beginnt die Immobilität mit einer Instabilität der betroffenen Person und mit einem Ereignis, welches das Fortschreiten der Immobilität verstärkt.

11.2 Klinisches Erscheinungsbild

Eine Immobilität kann sich langsam, über Jahre, entwickeln oder durch eine akute Erkrankung vorübergehend oder dauerhaft entstehen. Im 5-Phasen-Modell (▶ Tab. 11.1) nach Zegelin sind die in den Phasen typisch auftretenden Merkmale beschrieben.

Tab. 11.1 Phasenmodell des Bettlägerigwerdens nach Zegelin [24]

Phase	Zu ergreifende Maßnahmen
Instabilität • Betroffene Person ist noch mobil, aber unsicher in der Bewegung. • Benutzt gegebenenfalls schon Hilfsmittel oder hält sich an Möbeln, Türrahmen usw. fest, um sich im Raum zu bewegen. • Es liegt eine Sturzgefährdung vor. • Phase kann mehrere Jahre anhalten.	• Beratung zu Maßnahmen zum Erhalt und Verbesserung der Mobilität: – Tägliche Bewegungs- und Gleichgewichtsübungen, z. B. Seniorensportgruppe – Tägliche Spaziergänge, Bewegung, gegebenenfalls in Begleitung • Beratung zu Maßnahmen der Sturzprophylaxe: – Anpassung der Umgebung – Angemessenes Schuhwerk • Hinzuziehen von Physio- und Ergotherapie

Tab. 11.1 Phasenmodell des Bettlägerigwerdens nach Zegelin [24] *(Forts.)*

Phase	Zu ergreifende Maßnahmen
Ereignis • Erkrankung, Krankenhausaufenthalt, Beinah-Stürze, Sturzgeschehen, benötigte Hilfe beim Transfer usw. können bewirken, dass die betroffene Person noch unsicherer wird oder nicht um Hilfe bitten möchte. • Bleibt oft im Bett oder verlässt ihr Zimmer/ihre Wohnung nicht mehr.	Pflegende: • Wenden bewegungsfördernde und -sichernde Mobilisationskonzepte an • Integrieren Hilfsmittel in den Transfer und nutzen diese zur Bewegungsunterstützung • Integrieren Bewegungsabläufe in die täglichen Verrichtungen • Führen Transfers und Hilfestellungen bei der Bewegung ruhig und besonnen aus
Immobilität im Raum • Zunehmende Bewegungseinschränkung. • Betroffene Person wechselt nur noch zwischen Bett und Sitzmöbeln. • Beschränkt ihre Bewegung auf wenige Schritte.	Pflegende: • Bieten Wechsel zwischen Liegen und Sitzen an und führen diesen unter angemessener Mitwirkung der betroffenen Person durch • Integrieren Bewegungsabläufe in Alltagsaktivitäten und Pflegehandlungen • Beraten die betroffene Person zu den positiven Effekten der Mobilisation • Strahlen Ruhe aus und vermitteln, dass Hilfe bei der Mobilisation selbstverständlich ist • Nutzen Bewegungskonzepte, z. B. Kinästhetik • Wirken motivierend und gehen auf Ängste ein • Sorgen für bequeme, einladende Sitzmöglichkeiten • Gestalten das Zimmer wohnlich (möglichst eigene Möbel des zu pflegenden Menschen)

11

Tab. 11.1 Phasenmodell des Bettlägerigwerdens nach Zegelin [24] *(Forts.)*

Phase	Zu ergreifende Maßnahmen
Ortsfixierung • Betroffene Person kann z. B. nicht mehr zwischen Bett und Stuhl wechseln. • Fühlt sich fixiert, ist auf Hilfe angewiesen. • Notwendige Dinge werden in Reichweite gelegt; von den anderen Dingen „verabschiedet" sich die betroffene Person. • Betroffene Person ist gelangweilt und mutlos, döst vor sich hin. • Empfängt noch gern Besuch, hat aber nichts Neues zu erzählen.	Pflegende und Angehörige: • Schlagen geistige und sinnvolle Beschäftigung vor und unterstützen gegebenenfalls bei der Durchführung • Ermöglichen soziale Kontakte • Helfen der betroffenen Person, der Tageszeit entsprechende Kleidung anzuziehen • Nutzen die Ressourcen des zu pflegenden Menschen • Mobilisieren den zu pflegenden Menschen auch aus seinem Zimmer raus (mit Einverständnis des zu pflegenden Menschen)
Bettlägerigkeit • Betroffene Person liegt rund um die Uhr im Bett. • Hat keinen Privatraum, keine Privatsphäre mehr. • Verlust von Kontrolle über den eigenen Körper, eigene Entscheidungen.	Pflegende und Angehörige: • Leiten zu aktiven Bewegungsübungen im Bett an oder führen passive Bewegungen durch • Nutzen alle Bewegungsressourcen und führen Bewegungen mit Geduld und Ruhe durch • Respektieren das Bett als Privatbereich des zu pflegenden Menschen

Merke

Oft wird bei Immobilität an Erkrankungen gedacht, die prädestiniert sind, eine Immobilität hervorzurufen. Aber auch Erkrankungen und Einschränkungen, die zunächst nicht an eine eingeschränkte Mobilität oder Immobilität denken lassen, sollten die Pflegenden Beachtung schenken. Hierzu zählen z. B. Blindheit, Depression, chronische Darmerkrankungen, die Immobilität zur Folge haben können.

11.3 Risikofaktoren

Eine eingeschränkte Mobilität kann die Immobilität zur Folge haben. Die Ursachen für eine eingeschränkte Mobilität mit gegebenenfalls folgender Immobilität können vielfältig sein, z. B.:

Ursachen, den Bewegungsapparat betreffend
- Arthrose der Knie- und Hüftgelenke
- Frakturen der unteren Extremitäten

Ursachen, das Herz-Kreislauf-System betreffend
- KHK
- Herzinsuffizienz
- COPD
- Orthostatische Dysregulierung

Ursachen, das Nervensystem betreffend
- Apoplex mit Hemiparese
- Multiple Sklerose
- Morbus Parkinson
- Demenz

Psychische Ursachen
- Depression
- Angsterkrankungen

Ursachen, die Sinnesorgane betreffend
- Gleichgewichtsstörungen
- Blindheit

Ursachen, den Darm betreffend
- Morbus Crohn
- Colitis ulcerosa

Ursachen, den Stoffwechsel betreffend
- Diabetes mellitus
- Adipositas

Ursachen, den Harntrakt betreffend: Harninkontinenz

Auch zu pflegende Menschen mit Tumorerkrankungen und Menschen, die palliativ versorgt werden, sind gefährdet, immobil zu werden.

Risikofaktoren bewerten

Die Bewertung von Risikofaktoren hängt in erster Linie vom Lebens- und Entwicklungsalter des zu pflegenden Menschen und seiner Bewegungsfähigkeit ab.

Anhand verschiedener Kriterien kann das Risiko eingeschätzt werden:
- Beweglichkeit der Gelenke, dabei wird der Bewegungsumfang in Abhängigkeit von der Art des Gelenks getestet.
- Feststellung der Muskelkraft.
- Koordination von Bewegungen.
- Vermögen, das Gleichgewicht zu halten – in verschiedenen Positionen (Sitzen, Stehen).

Der physiologische Muskeltonus der ruhenden Muskulatur ist eine wesentliche Voraussetzung für die Körperhaltung und nachfolgende Bewegung. Die Pflegefachperson konfrontiert den zu pflegenden Menschen mit seinem Körperschema. Dabei erfragt sie seine Vorstellung vom eigenen Körper, seinen Körpergrenzen und seiner Orientierung im Raum.

LESE- UND SURFTIPP

Vgl. ▶ Kap. 6.5.2

11.4 Folgen

Die Folgen der Immobilität/Bettlägerigkeit können Auswirkungen auf verschiedene Bereiche des Körpers haben:

Bewegungsapparat
- Kontrakturen (▶ Kap. 14)
- Muskelverkürzungen
- Faszienimmobilität

Herz-Kreislauf-System
- Pneumoniegefahr (▶ Kap. 17)
- Thrombosegefahr (▶ Kap. 21)
- Hypotonie

Psyche
- Depression
- Gefühl der Nutzlosigkeit durch Abhängigkeit von anderen Menschen
- Deprivation (▶ Kap. 7)

Sinnesorgane: Gleichgewichtsstörungen
Darm: Obstipation (▶ Kap. 16)
Stoffwechsel: Adipositas (▶ Kap. 8)
Haut: Dekubitusgefahr (▶ Kap. 6)

Die Förderung der Mobilität und somit die Verhinderung oder zumindest teilweise Verhinderung der Immobilität kann umfangreich dazu beitragen, Folgeprobleme (siehe oben) erst gar nicht entstehen zu lassen. Aus diesem Grund ist die Förderung der Mobilität eine so wichtige Aufgabe im Pflegealltag.

11.5 Prophylaktische Maßnahmen

11.5.1 Allgemeine Maßnahmen

„Alles Leben ist Bewegung, Bewegung ist Leben.“ Die Aussage von *Leonardo da Vinci* sagt etwas über die Wichtigkeit aus, die Bewegung im Leben spielt. Ebenso vermittelt sie indirekt, dass dem Menschen etwas fehlt, wenn er in seiner Bewegung eingeschränkt oder immobil ist.

Bei allen zu pflegenden Menschen, die von Einschränkungen der Mobilität betroffen oder von Immobilität bedroht sind, können grundsätzlich alle Maßnahmen angewendet werden, die Immobilität verhindern oder zumindest verzögern (▶ Tab. 11.1). Eine wichtige Maßnahme zur Förderung und Durchführung der Bewegung und Mobilisation ist die Anwendung des Konzepts der Kinästhetik (▶ Kap. 11.5.2).

11.5.2 Spezielle Maßnahmen

Bobath-Konzept

Bei zu pflegenden Menschen mit einer Hemiparese und anderen Hirnschädigungen oder Bewegungseinschränkungen hat sich das Bobath-Konzept bewährt. Dieses sieht eine therapeutisch-aktivierende Pflege vor, welche die Selbstständigkeit des zu pflegenden Menschen fördern kann. Nicht genutzte Nervenzellverbindungen werden aktiviert und der zu pflegende Mensch führt physiologische Bewegungsabläufe durch, um so neue neuronale Netze zu bilden. Das Bobath-Konzept basiert auf der Grundlage der normalen Bewegung und verfolgt folgende Ziele:

- Beeinflussung des Muskeltonus.
- Die normale Bewegung und eigene Wahrnehmung werden gefördert.
- Das gesamte therapeutische Team muss hinter dem Konzept stehen und an dem Konzept mitarbeiten.

Kinästhetik®

Bei der Kinästhetik® handelt es sich um eine Bewegungslehre, die sich mit der natürlichen menschlichen Bewegung beschäftigt. Bei der Anwendung dieses Konzepts werden Handlungs- und Bewegungsfähigkeiten der Pflegenden geschult. Dadurch werden sie in die Lage versetzt, zu pflegende Menschen, die in der Bewegung und Wahrnehmung beeinträchtigt sind, anzuleiten, damit diese ihre eigenen Ressourcen wahrnehmen und gezielt einsetzen können (▶ Abb. 11.1).

Kinästhetik verfolgt folgende Ziele:

- Gesundheitsverhalten der Pflegenden fördern, indem unphysiologisches Heben und Tragen vermieden wird.
- Physiologische und kräfteschonende Bewegungsabläufe gestalten – für zu pflegende Menschen und Pflegende.
- Bewegungsressourcen und -abläufe des zu pflegenden Menschen individuell und gezielt einsetzen.
- Förderung der Gesundheit des zu pflegenden Menschen, um ihm ein möglichst selbstbestimmtes Leben zu ermöglichen.
- Unterbreitung von Lernangeboten für zu pflegende Menschen für ihre täglichen Aktivitäten.
- Angst-, stress- und schmerzfreies Gestalten von Bewegung und Aktivierung des zu pflegenden Menschen.

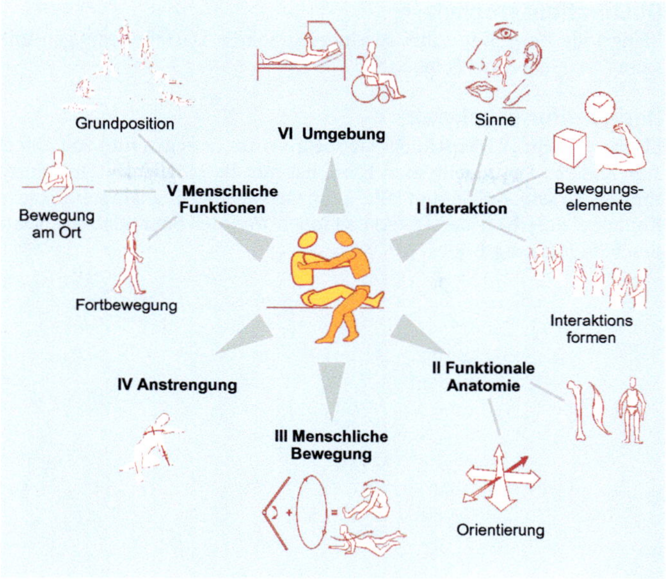

Abb. 11.1 Die sechs Konzepte der Kinästhetik [A400]

11.6 Weitere Prophylaxen im Kontext des Immobilitätssyndroms

Kontrakturprophylaxe

Eingeschränkte Mobilität und Bewegung oder Immobilität können die Versteifung von Gelenken (Kontrakturen) nach sich ziehen.

Thromboseprophylaxe

Fehlende Bewegung verzögert den venösen Rückfluss und kann zur Ausbildung einer Thrombose führen.

Pneumonieprophylaxe

Die Lungen von bettlägerigen Menschen werden nur unzureichend belüftet, da durch die fehlende Bewegung der Sauerstoffbedarf reduziert ist und die Lungen sich im Liegen schwer vollständig entfalten können.

Dekubitusprophylaxe

Immobilen Menschen fällt es oft schwer, Mikrobewegungen durchzuführen. Das Dekubitusrisiko ist dadurch erhöht.

Obstipationsprophylaxe

Mangelnde Bewegung führt zu eingeschränkten Darmbewegungen und kann Obstipation zur Folge haben.

Deprivationsprophylaxe

Ein zu pflegender Mensch, der sich selbst nicht bewegen und von einem zum anderen Ort mobilisieren kann, hat nur die Möglichkeit, in seinem Zimmer zu sein. Er benötigt Hilfe beim Ortswechsel oder kommunikative Kontakte außerhalb der Pflegesituationen und der Situation angepasste Beschäftigungsangebote.

12 Infektionen

Definition

Infektion *(Ansteckung)*: Übertragung, Haftenbleiben und Eindringen von krankheitserregenden Keimen, z. B. Viren, Pilze, Bakterien, Parasiten, in einen Organismus mit anschließender Vermehrung der Mikroorganismen.
Kontamination: Verunreinigung des menschlichen Körpers, von Gegenständen oder der Umwelt durch Mikroorganismen.

12.1 Entstehung

Infektionen können in allen Bereichen des Körpers auftreten, auf den gesamten Körper übergreifen oder die Körperfunktionen beeinträchtigen. Ausschlaggebend für den **Ausgangspunkt** einer Infektion ist, wann und wo die körperlichen Schutzmechanismen verletzt wurden (▶ Abb. 12.1) und welche Risikofaktoren oder Ursachen das Entstehen der Infektion begünstigen.

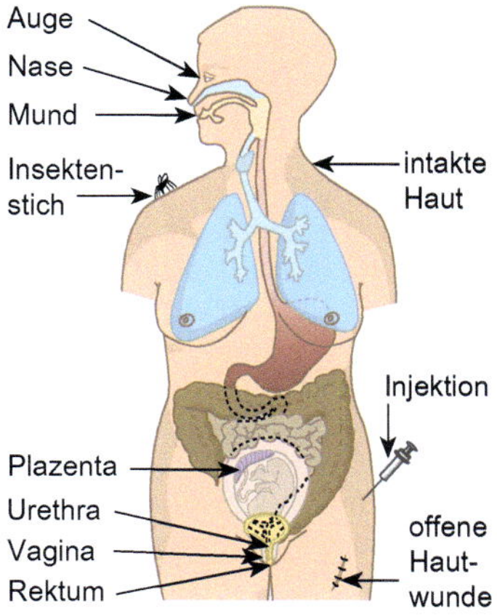

Abb. 12.1 Eintrittspforten für Keime in den menschlichen Körper [L138]

12.2 Klinisches Erscheinungsbild

Infektionen können unterschiedliche Symptome hervorrufen. Sie hängen in erster Linie von dem Organsystem ab, in dem sich die Keime angesiedelt haben. Eine Infektion des Gehirns, z. B. Hirnhautentzündung *(Meningitis)*, geht oft mit Kopfschmerzen, Nackensteifigkeit *(Meningismus)*, Fieber, Bewusstseinsstörungen, Verwirrtheit, Übelkeit und Lichtempfindlichkeit einher.

Ein typisches Zeichen in Zusammenhang mit den meisten Infektionen ist eine erhöhte Körpertemperatur. Das **Fieber** kann langsam steigen, aber auch plötzlich und fulminant auftreten. Es ist eine Reaktion des Körpers auf das fremde Eiweiß der Krankheitserreger. Unter dem Einfluss der erhöhten Körpertemperatur laufen Stoffwechselprozesse schneller ab. Das Auftreten von Fieber (ab 38,1 °C) bei einem pflegebedürftigen Menschen erfordert die umgehende Information des behandelnden Arztes.

Durch Beobachtung können Pflegende weitere Zeichen einer Infektion erkennen, z. B.:

- Vermehrtes Schwitzen
- Veränderungen des Allgemeinzustands, z. B. Mattigkeit und Schwäche
- 5 Entzündungszeichen: Schmerz (Dolor), Rötung (Rubor), Schwellung (Tumor), Funktionseinschränkung (Functio laesa) und Überwärmung (Calor)
- Sekretabsonderung und Oberflächenveränderungen bei Haut- und Schleimhautinfektionen
- Veränderungen der Atmung, vermehrter Auswurf und Husten bei Infektionen der Atemwege (Pneumonie ▶ Kap. 17.2)
- Veränderungen des Urins, z. B. Eiterbeimengung *(Pyurie)*, übelriechender Urin und Schmerzen bei der Urinausscheidung als Zeichen einer Harnwegsinfektion
- Veränderungen der Stuhlausscheidung, Durchfälle, Erbrechen bei Infektionen des Magen-Darm-Trakts

Erstmaßnahmen bei Infektionen

Die Diagnose und Therapie von Infektionen erfolgen von ärztlicher Seite. Pflegerische Informationen über den Verlauf können unterstützen, weil sie gegebenenfalls ein klareres Bild über die Entstehung der Infektion vermitteln.

Pflegende flankieren die medizinischen Maßnahmen, indem sie durch gezielte pflegerische Maßnahmen die Begleiterscheinungen der Infektion lindern. Die Senkung der Körpertemperatur kann z. B. durch Wadenwickel gelingen, wenn keine Grunderkrankung, z. B. arterielle oder venöse Erkrankungen, eine Kontraindikation darstellt.

Wadenwickel zur Fiebersenkung

Pflegende legen **Wadenwickel** (▸ Abb. 12.2) bei einer Körpertemperatur >39 °C an. Die Maßnahme erfordert eine ärztliche Anordnung. Sie ist kontraindiziert bei arteriellen Durchblutungsstörungen, Sensibilitätsstörungen, kalten Füßen und instabilem Kreislauf.

Vorbereitung

- Material
  - Gummituch
  - Stecklaken
  - 2 Leinen- oder Frottierhandtücher
  - 2 Woll- oder Frottiertücher
  - Wasser (8–10 °C unter der aktuellen Körpertemperatur; kein Eis- oder Alkoholwasser!)
  - Eventuell Apfelessig, Pfefferminztee oder Zitronensaft als Zusatz, um die kühlende Wirkung zu unterstützen (dabei sind die Vorlieben der betroffenen Person zu beachten)
- Pflegebedürftige Person informieren
- Unterschenkel und Füße inspizieren, Hautwärme überprüfen (blasse und kalte Extremitäten lassen auf Durchblutungsstörungen schließen, die einen Wadenwickel verbieten)
- Körpertemperatur messen

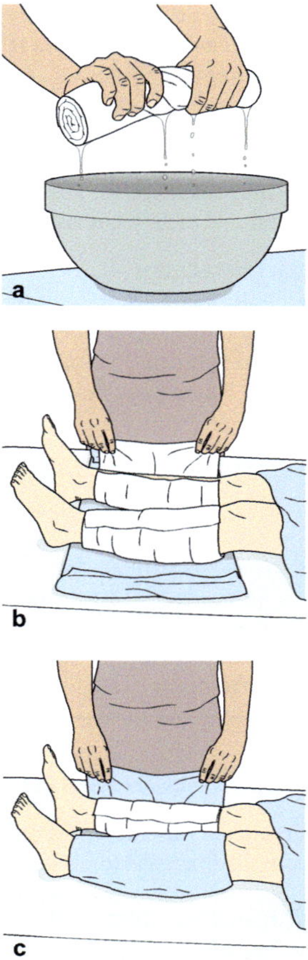

Abb. 12.2 Wadenwickel [L264]

Durchführung

- Bettdecke bis zu den Knien der pflegebedürftigen Person hochschieben, Gummituch und Stecklaken als Nässeschutz unter die Beine legen.
- Handtücher bei Erwachsenen auf eine Breite von etwa 30 cm falten, mit Wasser anfeuchten und auswringen, sodass sie nicht mehr tropfen.
- Feuchte Tücher so um die Unterschenkel legen, dass diese vom Knöchel bis unterhalb des Knies eingehüllt sind. Die Tücher sollen

locker, aber faltenfrei und mit gutem Kontakt zur Haut anliegen (Wärmeleitung).
- Trockenes Frottiertuch über die feuchten Tücher wickeln.
- Wadenwickel nach etwa 10 Minuten wechseln, damit kein Wärmestau entsteht.
- Wadenwickel ca. drei- bis viermal wiederholen, dann Pause einlegen, um den Kreislauf durch die Temperatursenkung nicht zu stark zu belasten.
- Körpertemperatur kontrollieren; Temperatursenkung sollte pro Stunde nicht mehr als 1 °C betragen.

Nachbereitung

- Puls, Blutdruck, Hautdurchblutung und Körpertemperatur regelmäßig kontrollieren, Wärmeentzug belastet auf den Kreislauf.
- Maßnahmen, Vitalzeichen und Temperaturwerte während und nach der Behandlung dokumentieren.

Merke

- Wadenwickel abbrechen, wenn die pflegebedürftige Person Unwohlsein äußert oder Kreislaufprobleme auftreten.
- Ein zu kurzer Kältereiz regt den Körper zur Wiedererwärmung an, deshalb erneuern die Pflegenden den Wadenwickel mehrmals.
- Keine Plastiktücher für den Wadenwickel verwenden, da sie einen Wärmestau verursachen können.
- Tücher benutzen, die der Körpergröße angemessen sind (Säuglinge, Kleinkinder)

12.3 Risikofaktoren

Ursächlich für eine Infektion können körperliche, psychische und umgebungsbedingte Faktoren sein.

Körperliche Ursachen

- Bei **Diabetes mellitus** und anderen Stoffwechselerkrankungen ist die natürliche, schützende Keimbesiedlung der Haut häufig gestört.
- **Hauterkrankungen,** etwa Pilzinfektionen, werden zu Eintrittspforten für Erreger.
- **Erkrankungen der Atemwege** können chronifizieren und eine dauerhafte Keimbesiedlung der Bronchien zur Folge haben.
- **Anämien** schwächen das Immunsystem.
- **Periphere arterielle Durchblutungsstörungen** erhöhen die Verletzungsgefahr der Haut und das Infektionsrisiko im betroffenen Körperteil.

- **Operationen** schaffen Eintrittspforten für Keime, reduzieren den Allgemeinzustand und schwächen damit die Immunabwehr.
- **Injektionen** (vor allem intramuskuläre) können einen Spritzenabszess durch die Verschleppung von Keimen mit der Kanüle in den Stichkanal begünstigen.
- **Wunden** können durch die Durchtrennung der Haut den Eigenschutz des Körpers vermindern und damit das Infektrisiko erhöhen.
- **Therapeutische Maßnahmen** können die Infektionsgefahr erhöhen. Spezielle infektionsverhütende Maßnahmen sind deshalb z. B. nötig bei:
  - Injektionen und Infusionen
  - Inhalation
  - Blasenkatheterisierung
  - Wundversorgung
- **Medikamente,** z. B. Kortison und Chemotherapeutika, hemmen die Immunabwehr.
- Im **Alter** lassen Teilfunktionen des Immunsystems nach und führen zu erhöhter Infektanfälligkeit.
- **Wissensdefizite** über gesundheitsfördernde Maßnahmen und Verhaltensweisen erhöhen das Infektionsrisiko.
- **Fehl-/Mangelernährung** und Rauchen schwächen die Immunabwehr.
- **Mobilitätseinschränkungen** erhöhen das Dekubitus- und Pneumonierisiko sowie die Verletzungsgefahr, sodass Erreger leichter Eintrittspforten finden.

Psychische Ursachen

Stress kann das Infektionsrisiko erhöhen. Er schwächt die Immunabwehr des Körpers und kann durch emotionale Ausnahmezustände verursacht sein, z. B.:

- Ängste, Unzufriedenheit, Unruhe
- Überforderung, z. B. im Beruf (Burn-out-Syndrom)
- Lebenskrisen
- Traurigkeit, depressive Stimmung

Umgebungsbedingte Ursachen

Eine **ungewohnte Umgebung** kann bei Menschen Stressreaktionen mit erhöhter Infektgefährdung hervorrufen. Auch die Gestaltung der Räume in Pflegeeinrichtungen beeinflusst Infektionsgefahren. Überfüllte, überheizte Räume mit geringer Luftfeuchtigkeit erhöhen z. B. die Neigung zu Atemwegsinfektionen.

12.3.1 Nosokomiale Infektionen

Definition

Nosokomiale Infektion: Infektion mit lokalen oder systemischen Infektionszeichen als Reaktion auf das Vorhandensein von Erregern oder ihren Toxinen, die im zeitlichen Zusammenhang mit einer stationären oder einer ambulanten medizinischen Maßnahme steht, soweit die Infektion nicht bereits vorher bestand (nach Infektionsschutzgesetz, IfSG)

Nosokomiale Infektionen sind meist durch Keime verursacht, die häufig in der normalen Haut- oder Schleimhautflora des Menschen vorhanden sind. Weitere Erregervorkommen in Einrichtungen des Gesundheitswesens zeigt ▶ Tab. 12.1. Die häufigsten Erreger sind *Staphylococcus aureus* und *Escherichia coli.*

Tab. 12.1 Erregerreservoire im Krankenhaus und ihre Bedeutung

Erregerreservoir	Beispiele	Hinweise und Bedeutung
Mensch	zu pflegender Mensch, Mitarbeitende, Besucher; z. B. durch Ausscheidung, Niesen, Husten, Sprechen, Körperkontakt	• Keimträger unter den Mitarbeitenden, z. B. von *Staphylococcus aureus* • Infektiöse zu pflegende Menschen • Ausscheider während der Inkubationszeit • **Hände = häufigster Übertragungsweg**
Medizinisch-technische Geräte und Instrumente	chirurgische Instrumente, Endoskope, Beatmungsgeräte, Inhalationsgeräte, Katheter, Fixateur externe, Schläuche, Milchpumpen	• Leitschienenfunktion für Bakterien • Unzureichendd gereinigte, desinfizierte oder sterilisierte Instrumente • Feuchtigkeit in Instrumenten und Geräten als Nährboden für Keime
Pflegeutensilien	Fieberthermometer, Steckbecken, Stethoskope, Blutdruckmessgeräte, Toilettenstühle, Pflegebetten	mangelhafte Desinfektion nach Gebrauch – daher: • Für jeden zu pflegenden Menschen eigene Utensilien verwenden • Nach dem Gebrauch der Utensilien auf fachgerechte Desinfektion mit adäquatem Desinfektionsmittel achten

Tab. 12.1 Erregerreservoire im Krankenhaus und ihre Bedeutung *(Forts.)*

Erregerreservoir	Beispiele	Hinweise und Bedeutung
Wasser	Trinkwasser, Wasser aus Warmwasserleitungen, Badewasser	• Pfützenkeime im Leitungswasser • Legionellen im warmen Wasser • Überlastung von Badewasser durch hohen Schmutzeintrag
Textilien	Bettwäsche, Kleidung	• Kontaminierte Sekrete und Ausscheidungen • Mikroorganismen von Haut, Schleimhäuten und Wunden
Technische und sanitäre Einrichtungen	Wasserhähne, Waschbecken, Toiletten, Klimaanlagen, Luftbefeuchter, Druckluftanlagen	Ständige Feuchtigkeit und Wärme begünstigen Vermehrung der Keime.
Abfälle	Abwasser, Wertstoffe, Restmüll	• Mikroorganismen aus Sekreten, Ausscheidungen und Wunden • Gefahr durch Verletzungen, z. B. mit infektiösen Gegenständen
Luft	• Niesen, Husten, Sprechen • Klimaanlagen, Luftbefeuchter	wichtigster Übertragungsweg für Infektionen der Atemwege
Arzneimittel	• Stechampullen, Infusionslösungen • Stellen der Medikamente	• Unsteril gelieferte Medikamente • Kontaminierte Stechampullen • Kontamination beim Auflösen mit Lösungsmittel oder Zumischen von Stoffen • Zu frühes Richten von Spritzen und Infusionslösungen
Pflanzen	Topfpflanzen, Schnittblumen	Schimmelpilze in der Erde und Pfützenkeime im Blumenwasser

Herabgesetzte Immunität, begünstigende Grunderkrankungen und Störungen der Haut- und Schleimhautbarriere können zu einer pathogenen Vermehrung der Keime führen (häufigste nosokomialen Infektionen ▶ Abb. 12.3).

Immer häufiger treten in Krankenhäusern Nosokomialkeime auf, die resistent gegen die meisten oder gar alle verfügbaren Antibiotika sind (Multi- oder Panresistenz). Dazu gehören z. B. MRSA (Methicillin-resistenter *Staphylococcus aureus*). MRSA-Stämme produzieren ein verändertes Penicillinbindeprotein, das sie resistent gegenüber allen Betalactamantibiotika (Penicilline, Cephalosporine und Carbapeneme) macht. MRSA führen zwar nicht häufiger zu Infektionen als ihre antibiotikaempfindlichen Verwandten, sind aber wesentlich schwieriger zu behandeln. MRSA-Infektionen haben neben einer höheren Mortalitätsrate auch steigende Behandlungskosten zur Folge.

Des Weiteren steigt die Zahl der pflegebedürftigen Menschen, die sich mit MRGN (multiresistente gramnegative Bakterien) infizieren. Diese Bakterienstämme sind ebenso schwer zu bekämpfen wie MRSA. Zu ihnen gehören z. B. Klebsiellen oder *Acinetobacter baumannii* [25]. Eine Zunahme ist auch bei Infektionen mit Vancomycin-resistenten Enterokokken (VRE) zu beobachten, die inzwischen auch Resistenzen gegen andere Antibiotika entwickelt haben. Der Entstehung solcher Resistenzen liegen oft inkonsequente Desinfektionsmaßnahmen und ein weitgehend unkritischer und unspezifischer Antibiotikagebrauch zugrunde.

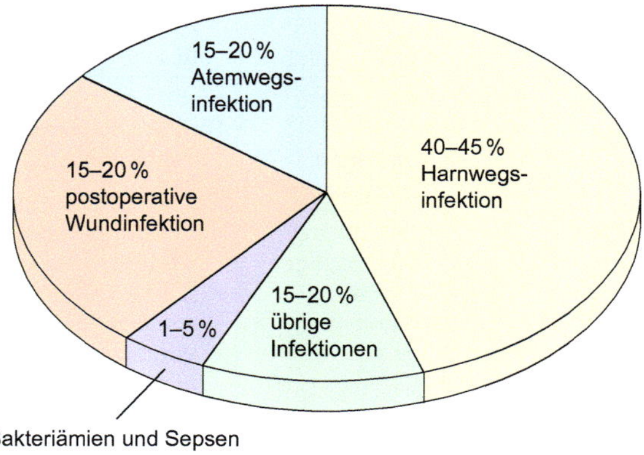

Abb. 12.3 Nosokomiale Infektionen. Bakteriämien treten auf, wenn Bakterien, z. B. über Infusionsleitungen oder Venenkanülen, in die Blutbahn gelangen. Verursachen diese Erreger Krankheitserscheinungen, entsteht eine Sepsis. [R226]

12.3.2 Risikofaktoren einschätzen

Erhöhte Infektionsgefahr besteht bei Menschen,
- die die oben genannten Risikofaktoren aufweisen oder ihnen ausgesetzt sind,
- deren Immunsystem gestört ist (krankheitsbedingt oder durch therapeutische Maßnahmen),
- die chronisch erkrankt sind,
- die Tumorerkrankungen oder
- schwere Verletzungen aufweisen und
- hochaltrig oder frühgeboren sind.

Bislang liegen keine Assessments vor, mit deren Hilfe Pflegefachpersonen Infektionsgefahren sinnvoll und umfassend einschätzen können. Eine stets sorgfältig durchzuführende prophylaktische Maßnahme ist die anlassbezogene hygienische Händedesinfektion (HHD). Dabei sind die fünf Indikationen der HHD zu beachten:
- Vor Patientenkontakt
- Nach Patientenkontakt
- Vor aseptischen Tätigkeiten
- Nach Kontakt mit potenziell kontaminiertem Material
- Nach Kontakt mit der direkten Patientenumgebung [26]

LESE- UND SURFTIPP

„Aktion Saubere Hände" mit Informationen zur HHD für Krankenhäuser, Alten- und Pflegeheime und den Bereich der ambulanten Medizin sowie für Patienten und Angehörige: www.aktion-sauberehaende.de.
Robert Koch-Institut (RKI): Empfehlungen zur Prävention und Kontrolle von Methicillin-resistenten Staphylococcus aureus-Stämmen (MRSA) in medizinischen und pflegerischen Einrichtungen: www.rki.de/DE/Content/Infekt/Krankenhaushygiene/Kommission/Downloads/MRSA_Rili.pdf

12.4 Folgen

Definition

Sepsis *(Blutvergiftung)*: Lebensbedrohliche Allgemeininfektion mit systemischer Entzündungsantwort des Körpers.

Die Folgen einer Infektion hängen von der **Pathogenität** *(Fähigkeit, krank zu machen)* und **Virulenz** *(Grad der Aggressivität)* der Erreger und von der Abwehrkraft des Organismus ab. Sie reichen von der stummen Infektion ohne Krankheitszeichen bis zur manifesten Infektion mit deutlichen Symptomen. Allein in Deutschland sterben jährlich mindestens 75.000

Menschen an Sepsis, die somit die dritthäufigste Todesursache ist. Es wird davon ausgegangen, dass 15.000–20.000 Todesfällen pro Jahr in Deutschland vermeidbar wären. 11 Millionen Menschen sterben weltweit in Folge einer Sepsis. Die Zahl der Neugeborenen liegt bei etwa 1,2 Millionen. Laut der Weltgesundheitsorganisation (WHO) ist die Mehrzahl der Todesfälle durch Sepsis vermeidbar, wenn sie als solche erkannt würde [27].
Im Gesundheitswesen nimmt die Bedeutung **nosokomialer Infektionen** zu. 2016 betrug die Gesamtprävalenz nosokomialer Infektionen bei Krankenhauspatienten 4,6 % [28]. Die Prävalenz von Infektionen, die während des aktuellen Krankenhausaufenthalts erworben wurden, lag bei 3,6 % [28]. Eine solche Infektion bedeutet für die betroffene Person eine zusätzliche Komplikation. Aufgrund zunehmender Erregerresistenzen verlaufen diese Infektionen immer öfter lebensbedrohlich. Die Verlängerung der Aufenthaltsdauer und höhere Behandlungskosten verursachen im Gesundheitswesen erhebliche Kostensteigerungen.

LESE- UND SURFTIPP

Deutsche Sepsis-Gesellschaft: www.sepsis-gesellschaft.de

12.5 Prophylaktische Maßnahmen

Bestehen für einen pflegebedürftigen Menschen Infektionsrisiken, verfügen Pflegende über zwei Ansätze für prophylaktische Maßnahmen:

- **Unterbrechung der Infektionskette**
- **Stärkung der Immunabwehr**

12.5.1 Unterbrechung der Infektionskette

Die Unterbrechung der **Infektionskette** (Infektionsquelle → Übertragungsweg → Empfänger) ist eine bedeutende pflegerische Aufgabe.

Asepsis und Antisepsis

Aseptische Maßnahmen, also Maßnahmen zur Schaffung von Keimfreiheit, sind vor allem in Bereichen mit hohen hygienischen Anforderungen notwendig, z. B. in Operationsabteilungen oder auf Stationen, die auf die Versorgung immunsupprimierter bzw. höchst infektionsgefährdeter Menschen spezialisiert sind, etwa nach Knochenmark- oder Organtransplantation oder schweren Brandverletzungen.
Antiseptische Maßnahmen dienen in erster Linie dazu, die Verbreitung von (vorhandenen) Krankheitserregern zu verhindern oder zu verringern, z. B. durch den gezielten Einsatz von Desinfektionsmitteln.

Isolierung

Die Infektionskette kann sowohl an der Infektionsquelle, z. B. bei einem infektiösen Menschen, als auch beim Empfänger, z. B. einem stark abwehrgeschwächten Menschen, unterbrochen werden, indem man die Betroffenen isoliert. Welche Maßnahmen anzuwenden sind, hängt ab von

- der Ansteckungskraft des Erregers,
- dem Übertragungsweg,
- der Gefahr, die vom Erkrankten ausgeht,
- der Gefahr für den immungeschwächten Menschen.

Isolationsformen

Der für eine sichere Unterbrechung des Infektionswegs nötige Aufwand bedingt verschiedene Formen der Isolierung:

- Die **Standardisolierung** ist häufig auf chirurgischen Stationen erforderlich, z. B. bei Menschen mit infizierten Wunden. Dafür genügt meist die Unterbringung in einem Zimmer auf einer Normalstation. Ist eine Übertragung der Keime auf andere Erkrankte ausgeschlossen, ist dazu kein Einzelzimmer erforderlich. Die standardisolierten Erkrankten dürfen ihr Zimmer nur mit ärztlicher Genehmigung verlassen und kein Zimmer betreten, in dem Menschen mit aseptischen Wunden untergebracht sind. Pflegefachpersonen planen ihren Tagesablauf so, dass sie die infizierten Erkrankten stets zum Schluss versorgen. Während des direkten Kontakts mit dem zu pflegenden Menschen tragen sie persönliche Schutzausrüstung, die aus einem langärmeligen Kittel, Handschuhen und gegebenenfalls Mund-Nasen-Schutz (je nach Art der Erregerausscheidung) besteht. Vor dem Verlassen des Zimmers ist eine Händedesinfektion notwendig. Kontaminierte Materialien werden im Zimmer in speziell gekennzeichnete Müllsäcke abgeworfen.
- Die **strikte Isolierung** betrifft Menschen mit übertragbaren Erkrankungen (auch im Verdachtsfall), z. B. mit Gelbfieber, Cholera, Tollwut, Diphtherie oder offener Tbc. Hierzu ist ein Einzelzimmer erforderlich. Die erkrankte Person darf das Zimmer nicht verlassen. Alle Personen, die das Zimmer betreten, müssen eine vollständige persönliche Schutzausrüstung tragen, die im Zimmer verbleibt oder im Zimmer in spezielle Müll- und Wäschevorrichtungen entsorgt wird. Vor dem Verlassen des Zimmers sind die Hände zu desinfizieren.
- Die **Schutzisolierung** *(Umkehrisolation)* schützt Menschen mit angeborenen oder erworbenen Immundefekten vor Keimen. Die Pflegenden desinfizieren ihre Hände vor dem Betreten des Zimmers und ziehen gegebenenfalls sterile Schutzausrüstung an.

Händehygiene

Da eine Übertragung von Mikroorganismen am häufigsten über die Hände erfolgt, ist die **Händehygiene** mit Abstand die wichtigste prophylaktische Maßnahme der gesamten Krankenhaushygiene.

Händewaschen

Die Reinigung der Hände mit Wasser und Seife erzielt keine ausreichende Verminderung der Keimbelastung. Zudem greift häufiger Kontakt mit Wasser und waschaktiven Substanzen die natürliche Barrierefunktion der Haut an. Trotzdem ist **Händewaschen** in folgenden Fällen obligat:

- Vor der Essenszubereitung und -verteilung
- Nach der Toilettenbenutzung
- Nach dem Naseputzen

Sind die Hände sichtbar verschmutzt, wischen Pflegende sie vor dem Händewaschen mit einem mit Desinfektionsmittel getränkten Papierhandtuch ab. Dabei achten sie darauf, keine Partikel der Verschmutzung in der Umgebung bzw. auf die Kleidung zu verteilen.

Händedesinfektion

Um Krankheitserreger an den Händen zu reduzieren, ist eine **Händedesinfektion** erforderlich. Sie ist notwendig:

- Vor invasiven Eingriffen, auch wenn dabei Handschuhe getragen werden (gegebenenfalls ist die ausgeweitete chirurgische Händedesinfektion erforderlich)
- Vor Kontakt mit Erkrankten, die in besonderem Maße vor Infektionen zu schützen sind (Umkehrisolation)
- Vor Tätigkeiten, bei denen eine Kontamination von sterilen Produkten möglich ist
- Vor und nach Kontakt mit Wunden, Eintrittsstellen von Kathetern, Drainagen und anderen Medizinprodukten in den Körper
- Nach Kontakt mit gegebenenfalls infektiösem Material (z. B. Blut, Sekrete, Ausscheidungen) oder kontaminierten Gegenständen, Flüssigkeiten oder Flächen
- Nach Kontakt mit Menschen, von denen Infektionen ausgehen können
- Vor dem Anziehen von Schutzhandschuhen
- Nach dem Ablegen von Schutzhandschuhen, die möglicherweise kontaminiert sind
- Vor dem Anreichen und der Ausgabe von Nahrungsmitteln

Zur Händedesinfektion verteilen die Pflegenden ca. 3–5 ml eines alkoholischen Händedesinfektionsmittels so über die trockenen Hände, dass sämtliche Innen- und Außenflächen einschließlich der Handgelenke, Flächen zwischen den Fingern, Fingerspitzen und Nagelfalze für die Dauer von ca. 30 Sekunden (abhängig vom Präparat, Herstellerangaben beachten) benetzt sind (▶ Abb. 12.4). Die Pflegenden achten darauf, dass ihre Hände während der vorgeschriebenen Einwirkzeit feucht bleiben.

Merke

Den gängigen Händedesinfektionsmitteln sind hautschützende, rückfettende Substanzen beigemischt. Sie unterstützen die natürliche Barrierefunktion der Haut. Dennoch ist eine regelmäßige Versorgung der Haut mit rückfettender Handcreme notwendig.

Hygieneregeln

Punktionen, Injektionen, Gefäßkatheterisierung und Infusionstherapie

Um Infektionen zu vermeiden, desinfizieren Pflegefachpersonen ihre Hände stets vor Kontakten mit Gefäßzugängen. Zudem

- desinfizieren sie die Haut im Bereich der Einstichstelle mit geeigneten Mitteln,
- verwenden zur Desinfektion sterile Tupfer,
- öffnen die Verpackung steriler Materialien und Arzneimitteln erst kurz vor Gebrauch und entnehmen sie unter aseptischen Bedingungen,
- inspizieren sie Verbände über Gefäßzugängen täglich; ein Wechsel findet nicht zwingend im 24-stündigen Rhythmus statt. Folienverbände, die die Beurteilung des Einstichs erlauben, können drei Tage auf der Haut verbleiben.
- Sie wechseln Systeme für Infusionslösungen zur parenteralen Ernährung und solche mit Arzneizumischungen in 24-stündigem Rhythmus und
- applizieren Infusionslösungen ohne Zwischenlagerung (Entlüftung des Systems unmittelbar vor Applikation).

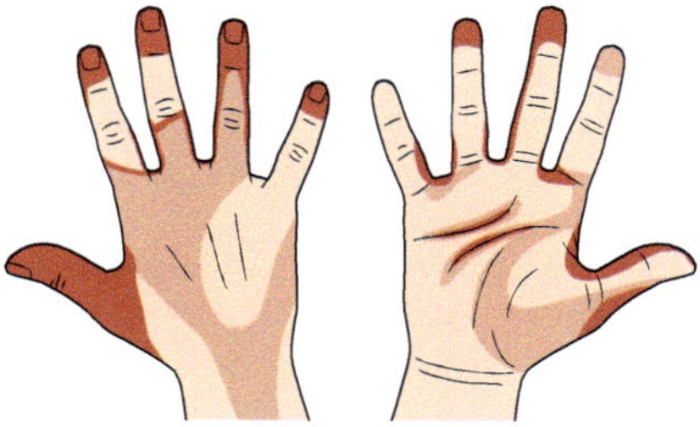

Abb. 12.4 Hautareale, die bei der Händedesinfektion häufig unberücksichtigt bleiben [L264]

Infusionssysteme werden wie folgt gewechselt:

- Nach 72 Stunden, sofern ein Bakterienfilter zwischengeschaltet ist.
- Nach 24 Stunden, wenn kein Bakterienfilter eingesetzt wird.
- Bei Blutprodukten nach 6 Stunden.
- Bei Systemen mit reinen Lipidlösungen nach 24 Stunden.

Harnblasenkatheterisierung

Die transurethrale **Harnblasenkatheterisierung** ist ein Eingriff in einen sterilen Bereich des Körpers. Die dadurch ausgelösten Harnwegsinfekte gehören zu den häufigsten nosokomialen Infektionen. Um diese Gefahr zu minimieren, sind folgende Maßnahmen zu beachten:

- Für eine längerdauernde Harnableitung, suprapubische Harnableitung bevorzugen
- Katheter unter aseptischen Bedingungen (Katheterset) legen
- Für den Harnabfluss nur ein steriles, geschlossenes Urindrainagesystem verwenden
- Vor und nach jeder Manipulation am Blasenverweilkatheter Hände desinfizieren
- Verbindung zwischen Urindrainagesystem und Katheter nicht trennen; falls unvermeidbar: Konnektionsstelle vor dem erneuten Anschließen desinfizieren, gegebenenfalls Katheter und Urindrainagesystem erneuern
- Urin zur mikrobiologischen Untersuchung nur an der vorgesehenen Punktionsstelle des Urindrainagesystems entnehmen und diese vor Punktion desinfizieren
- Spülungen und Instillationen nur bei spezieller urologischer Indikation auf ärztliche Anordnung; niemals zur Infektionsprophylaxe
- Urindrainagesystem nicht über das Blasenniveau heben
- Katheterschlauch nicht über einen längeren Zeitraum abklemmen; Harnstau begünstigt Keimvermehrung
- Harnröhrenöffnung und Katheter (von der Harnröhre weg) täglich mit Wasser und Seife reinigen und sauber halten
- Zum Entleeren des Urindrainagesystems Handschuhe tragen; Kontamination der Umgebung mit Urin vermeiden

Verbandwechsel

Folgende Maßnahmen sind nötig, damit ein **Verbandwechsel** nicht zur Verbreitung von Keimen führt:

- Erkrankte mit infizierten Wunden getrennt von solchen mit aseptischen Wunden unterbringen
- Verbandwechsel infektiöser Wunden erst durchführen, nachdem alle aseptischen Wunden versorgt sind (Arbeitsablauf bzw. in der häuslichen Pflege Routenplanung entsprechend einrichten)
- Verbandwechsel bei Erkrankten mit infizierten Wunden nur mit Schutzkleidung durchführen

- Zum aseptischen Arbeiten gegebenenfalls Hilfe einer zweiten Person in Anspruch nehmen
- Zur Materialablage ausreichend große, desinfizierte Arbeitsfläche schaffen (z. B. auf dem Verbandwagen), Arbeitsfläche nach Verbandwechsel desinfizieren
- Für die Entsorgung benutzter Instrumente durchstichfeste Behälter bereitstellen
- Abfälle in sofort verschließbaren Behältnissen entsorgen (in der häuslichen Pflege Abfälle sofort in die Restmülltonne entsorgen)
- Vor dem Entfernen des alten Verbands Hände desinfizieren und Handschuhe anziehen
- Vor Auflegen des neuen Verbands Hände desinfizieren und neue Handschuhe anziehen
- Wunden nicht mit den Händen, sondern ausschließlich mit sterilen Instrumenten oder sterilen Handschuhen berühren
- Nicht über der Wunde sprechen, niesen oder Ähnliches

Umgang mit Arzneimitteln

Um die Gefahr einer Keimvermehrung in Arzneimitteln zu reduzieren, halten Pflegefachpersonen folgende Regeln ein:

- Die Zubereitung von Arzneimitteln, die parenteral verabreicht werden, beginnt immer mit der Desinfektion von Händen und Arbeitsflächen.
- Arzneimittelmischungen werden erst unmittelbar vor der Verwendung hergestellt.
- Gummistopfen von Behältnissen zur Mehrfachentnahme von Injektionslösung, z. B. Insulin, Heparin, werden mit alkoholischem Präparat desinfiziert.

Im Umgang mit Stechampullen ist bei der Entnahme von Teilmengen zusätzlich zu berücksichtigen:

- Beim ersten Anbruch Datum und Uhrzeit auf dem Behälter vermerken.
- Arzneimittel ohne Konservierungsstoffe bis zur Wiederverwendung gekühlt aufbewahren; Hinweise des Herstellers geben Aufschluss über die maximale Aufbewahrungsdauer sowie die Bedingungen (z. B. Kühlung), die zu erfüllen sind.
- Bei geplanter Wiederverwendung bakteriendichte Belüftungskanüle verwenden oder (aus hygienischer Sicht sinnvoller) Behältnis jedes Mal neu anstechen.

Zudem zu beachten ist die 10-R-Regel bei der Medikamentengabe:

1. Richtige Person
2. Richtiges Medikament
3. Richtige Dosis
4. Richtige Applikationsart/-stelle
5. Richtiger Zeitpunkt

6. Richtige Anwendungsdauer
7. Richtige Aufbewahrung
8. Richtiges Risikomanagement
9. Richtige Dokumentation
10. Richtige Entsorgung

Umgang mit Pflegeutensilien

Im Regelfall sind Pflegeutensilien wie Toilettenstühle, Steckbecken oder Rasierapparate nicht für jede zu pflegende Person vorhanden. Die Produkte kommen deshalb mit wechselnden Personen in Kontakt. Aus diesem Grund werden

- alle Pflegeartikel nach Gebrauch desinfiziert,
- Pflegeutensilien zur Aufbereitung so weit wie möglich zerlegt und
- bis zur Wiederverwendung trocken und staubgeschützt aufbewahrt.

ACHTUNG

Für die Versorgung von Menschen mit Infektionskrankheiten verwenden Pflegende Utensilien, Medizinprodukte und Pflegehilfsmittel ausschließlich personengebunden. Einmalprodukte sind möglichst zu bevorzugen.

Aufbereitung von Medizinprodukten

Da **Medizinprodukte** eine Quelle für Infektionen sein können, stellt deren Aufbereitung einen wichtigen Beitrag zur Qualitätssicherung in der Krankenhaushygiene dar. Neben dem **Medizinproduktegesetz** *(MPG)*, der **Medizinprodukte-Betreiberverordnung** *(MPBetreibV)* und Normen, die als „anerkannte Regeln der Technik“ gelten, bilden Empfehlungen des Robert Koch-Instituts den rechtlichen Rahmen. Unter den Begriff Medizinprodukt fallen alle Materialien, die

- den menschlichen Körper berühren oder in ihn eingebracht werden,
- zur Bearbeitung oder Aufbewahrung von Körperflüssigkeiten am Menschen angewandt werden,
- der Durchleitung von z. B. Flüssigkeiten oder Gasen zur Einleitung in den Menschen dienen.

Jede Reinigung, Desinfektion und Sterilisation von Medizinprodukten ist nach § 4 der Medizinprodukte-Betreiberverordnung mit geeigneten validierten Verfahren durchzuführen.

Aufbereitete Medizinprodukte sind erst dann zur erneuten Anwendung freigegeben, wenn eine dazu berechtigte Person dies schriftlich bestätigt hat.

Desinfektion und Sterilisation

Desinfektion und **Sterilisation** sind wichtige Maßnahmen zur Verhinderung einer Ausbreitung von Krankheitserregern. Insofern sind sie auch elementarer Bestandteil einer Wiederaufbereitung von Medizinprodukten. Für die Pflege haben Desinfektionsverfahren die größere Bedeutung. Jede Einrichtung schreibt das entsprechende Vorgehen in einem Desinfektionsplan fest. Für jede Anwendung setzen Pflegende ausschließlich Wirkstoffe ein, die in der Liste der Deutschen Gesellschaft für Hygiene und Mikrobiologie (DGHM) bzw. des Robert Koch-Instituts aufgeführt sind.
Folgende Regeln sind allgemeingültig:

- Geeignete Handschuhe beim Umgang mit Desinfektionsmitteln tragen, die nicht für die Haut bestimmt sind (Desinfektionsmittel sind Zellgifte).
- Wirkstoffkonzentrat in das Wasser geben, um es zu verdünnen, nicht umgekehrt, um ein Verspritzen von Konzentrat und Schaumbildung zu vermeiden.
- Kein warmes Wasser verwenden, da es die Bildung von übelriechenden und gegebenenfalls gesundheitsschädlichen Dämpfen fördert.
- Dosierung genau einhalten (vermehrte Toxizität bei Überdosierung, Unwirksamkeit bei Unterdosierung).

LESE- UND SURFTIPP

Desinfektionsmittelliste des Robert Koch-Instituts: www.rki.de/DE/Content/Infekt/Krankenhaushygiene/Desinfektionsmittel/Desinfektionsmittellist/Desinfektionsmittelliste_inhalt.html

ACHTUNG

Sprühdesinfektionsmittel sollen aufgrund der Bildung von Aerosolen, die eingeatmet werden und zu allergischen Reaktionen führen können, nicht mehr angewandt werden.
Die Sprühdesinfektion wirkt nicht gegen Keime, die durch Staub- und Schmutzpartikel geschützt sind. Wischdesinfektionen sind wirksamer, weil sie auch eine mechanische Reinigung umfassen.
Jodhaltiges Desinfektionsmittel darf bei zu pflegenden Menschen mit einer Jodallergie nicht angewandt werden.

Desinfektionsverfahren

Es gibt verschiedene **Desinfektionsverfahren,** um pathogene Keime gezielt zu vernichten:

- **Physikalische Verfahren** basieren auf Hitze (thermische Desinfektion), Filterung oder Strahlung (▶ Tab. 12.2). Physikalische Verfahren sind im Allgemeinen umweltverträglicher und in der Anwendung sicherer. Sie sind deshalb den chemischen Verfahren vorzuziehen.

Tab. 12.2 Physikalische Desinfektionsverfahren

Desinfektionsverfahren	Desinfektionswirkung	Anwendungsbeispiele
Thermische Methoden	kochendes Wasser bei mindestens 93 °C für mindestens 3 Minuten	• Auskochen von Säuglingsartikeln • Spülmaschinen für Instrumente, Gummiartikel in der Anästhesie und OP-Schuhe • Wäsche
	strömender Wasserdampf bei mindestens 100 °C für ca. 15 Minuten	• Matratzen • Steckbecken • Andere Pflegeartikel
Filtration	Filter mit einer Porengröße < 5 µm halten 99 % der Bakterien zurück.	• Schwebstofffilter raumlufttechnischer Anlagen für aseptische Räume (z. B. OP, Intensivstation, Laminar-Air-Flow-Einheit) • Sterilfiltration von Arzneimitteln (z. B. Abfüllen von Alkohol für die Hände- und Hautdesinfektion) • Filter an medizinischen Geräten (z. B. Narkose- und Beatmungsgeräte)
Strahlung	ultraviolettes Licht	Trinkwasser

- **Chemische Verfahren** nutzen die keimschädigende Wirkung chemischer Substanzen (▸ Tab. 12.3). Sie kommen zur Anwendung, wenn die Materialien thermische Verfahren nicht aushalten *(Thermolabilität)* oder die Größe der Geräte deren Anwendung unmöglich macht.

Tab. 12.3 Chemische Desinfektionsverfahren

Wirkstoff	Anwendungsbeispiele	Besonderheiten
Alkohole z. B. Ethanol, Propanol, Isopropylalkohol	• Händedesinfektion • Hautdesinfektion • Desinfektion kleiner Flächen	• Wirken innerhalb von Sekunden, jedoch eingeschränktes Wirkungsspektrum (töten keine Sporen ab) • Wirken entfettend und ätzend
Aldehyde z. B. Formaldehyd, Glutaraldehyd	• Flächendesinfektion • Instrumenten-desinfektion • Raumdesinfektion	• Langsam wirkend, aber mit breitem Wirkungsspektrum • Aldehydallergien möglich • Formaldehyd steht im Verdacht, bei Überschreiten des MAK*-Wertes von 0,5 ppm** kanzerogen zu wirken
Halogene z. B. Chlor, Jod, Brom	• Chlor (als Hypochlorit): – Trink-, Schwimmbad- und Abwasser-desinfektion – Wäschedesinfektion – Händedesinfektion • Jod (als PVP-Jod): – Schleimhaut-desinfektion – Wundspülungen	• Breites Wirkungsspektrum, aber Wirkstoffverlust bei Kontakt mit Eiweiß und verschmutzten Oberflächen (z. B. mit Blut) • PVP-Jod nicht anwendbar bei Jodallergie • Bei großflächiger, lang dauernder Anwendung und bei Kleinkindern Gefahr der Hyperthyreose
Oxidationsmittel z. B. Ozon, Peressigsäure	• Ozon: Wasserdesinfektion • Peressigsäure und ähnliche Verbindungen: Flächendesinfektion	sehr gute bakterizide Wirkung durch freiwerdenden elementaren Sauerstoff, aber chemisch instabil

Tab. 12.3 Chemische Desinfektionsverfahren *(Forts.)*

Wirkstoff	Anwendungsbeispiele	Besonderheiten
Oberflächenaktive Substanzen z. B. quarternäre Ammoniumverbindungen (Quats), Amphotenside, Biguanide	Flächendesinfektion	• Eingeschränktes Wirkungsspektrum, z. B. von Quats auf grampositive Keime; Verwendung deshalb nur in Kombination mit anderen Wirkstoffen • Geringe Toxizität (Einsatz im Küchenbereich deshalb möglich)

* MAK = max. Arbeitsplatzkonzentration
** ppm = parts per million (Konzentrationsangabe)

12.5.2 Stärkung der Immunabwehr

Für Pflegebedürftige Personen, die einem Infektionsrisiko ausgesetzt sind, ist es wichtig, prophylaktisch abwehrstärkende Maßnahmen durchzuführen. Im Rahmen der Infektionsvorbeugung unterstützen Pflegende Betroffene in folgenden Bereichen:

- Förderung und Erhaltung der **Mobilität;** Bewegung fördert die Atmung (▶ Kap. 17.5.1), Kreislauffunktionen und Immunabwehr. Besonders geeignet: Bewegung an der frischen Luft
- Regelmäßige **Schutzimpfungen**
- Bedarfsgerechte und vitaminreiche **Ernährung**
- Ausreichende **Flüssigkeitszufuhr**
- **Reduzierter Gebrauch von Genussmitteln**
- **Psychische Ausgeglichenheit:** Eine stabile psychische Verfassung stärkt das Immunsystem. Wichtig sind dafür:
  - Vermeidung von Stressoren (z. B. ständig wechselnde Bezugspersonen, wechselnde Umgebung, permanente Geräuschkulisse, Störungen im Tagesablauf und im Schlaf-wach-Rhythmus, ungenügende Information)
  - Intakte Beziehungen (Einbindung der Angehörigen, Bezugspflegesystem)
  - Vertrauen in die Therapie und die darin eingebundenen Personen
  - Angenehme Umgebung
  - Deprivations- und Habituationsprophylaxe, sinnvolle Beschäftigung (▶ Kap. 7.5)

12.6 Weitere Prophylaxen im Kontext von Infektionen

Dehydratationsprophylaxe

Zu geringe Flüssigkeitsaufnahme führt zur Austrocknung der Haut und der Schleimhäute. Ihre Schutzfunktion für den Körper ist vermindert. Es entstehen Eintrittspforten für Keime (▶ Abb. 12.1, ▶ Kap. 5.4).

Dekubitusprophylaxe

Keime besiedeln häufig Hautareale mit Dekubitalulzera. Das Immunsystem kann die Keime wegen der verminderten Durchblutung nicht effektiv bekämpfen (▶ Kap. 6.4).

Pneumonieprophylaxe/Aspirationsprophylaxe

Gerade bei alten Menschen ist die Pneumonie eine häufige Todesursache. Aspirationsprophylaxe (▶ Kap. 3) und Pneumonieprophylaxe (▶ Kap. 17) können Infektionen der Lunge verhindern.

Prophylaxe von Mundkrankheiten

Korrekt durchgeführte Prophylaxe zur Vorbeugung von Mundkrankheiten verhindert Infektionen des Mund- und Rachenraums sowie absteigende Infektionen der Atemwege (▶ Kap. 15.5).

Zystitisprophylaxe und Kontinenzförderung

Durch Zystitisprophylaxe (▶ Kap. 23.5) und Kontinenzförderung (▶ Kap. 10.5) lassen sich Infektionen der Harnwege und Nieren verhindern. Außerdem beugen sie Mazerationen der Haut vor, die den Eintritt von Keimen begünstigen.

Intertrigoprophylaxe

Bei einer Intertrigo ist die Schutzbarriere der Haut gestört oder beschädigt. Mikroorganismen können in den Körper eindringen, es kann sich eine Mykose bilden (▶ Kap. 13.1).

Deprivations- und Habituationsprophylaxe

Psychische Veränderungen und Belastungen können das Immunsystem schwächen und dadurch Infektionen begünstigen.

LESE- UND SURFTIPP

Deutsche Gesellschaft für Hygiene und Mikrobiologie (DGHM): www.dghm.org
Robert Koch-Institut (RKI): www.rki.de
Infektionsschutzgesetz (IfSG): www.gesetze-im-internet.de/bundesrecht/ifsg/gesamt.pdf

13 Intertrigo/Dermatitis/Mykose

Definition

Intertrigo *(Wundreiben, Hautwolf)*: Ein in Körperfalten auftretendes Ekzem.
Dermatitis *(Hautentzündung)*: Akutes nichtinfektiöses Ekzem mit Rötung, Schwellung, Bläschenbildung, Nässen, Krustenbildung sowie Juckreiz.
Mykose: Erkrankungen, die durch verschiedene Pilze hervorgerufen werden.

13.1 Entstehung

Eine **Intertrigo** kann durch verschiedene Einflüsse entstehen. So sind z. B. **Übergewicht** *(Adipositas)*, Inkontinenz und starkes Schwitzen fördernde Faktoren. Eine Intertrigo entsteht durch das Aufeinanderliegen von Hautarealen. Die Prädilektionsstellen befinden sich

- hinter den Ohren,
- in den Achseln,
- unter der (weiblichen) Brust,
- zwischen Fingern und Zehen,
- in den Leisten,
- in der Analfalte,
- an den Innenseiten der Oberschenkel (▶ Abb. 13.1).

Meist führt eine Kombination aus der Minderung der Widerstandsfähigkeit der Haut aufgrund permanenter Feuchtigkeit (z. B. bei Inkontinenz) und mechanischer Beanspruchung (z. B. durch Reibung) unter dem Einfluss einer gleichzeitigen übermäßigen Besiedelung der Areale mit dem Pilz *Candida albicans* zu einer oberflächlichen Verletzung der Haut. Verminderte Hygiene, bei der z. B. Betroffene die Haut in den Falten nicht gründlich waschen und trocknen, kann die Entstehung begünstigen.
Die **Dermatitis** wird in **atopische** und **seborrhoische** Dermatitis unterschieden. Sie weisen jeweils unterschiedliche Prädilektionsstellen auf (▶ Tab. 13.1). Die Entstehung eines **seborrhoischen Ekzems** (seborrhoische Dermatitis) ist nicht vollständig geklärt. Angenommen werden z. B. eine übermäßige Talgproduktion, eine Besiedlung mit Hefepilzen, übermäßiger Alkoholkonsum, Schwächung des Immunsystems oder Stress.
Mykosen können durch Fadenpilze, Schimmelpilze oder Hefepilze entstehen. Der am häufigsten anzutreffende Pilz auf der Haut oder den

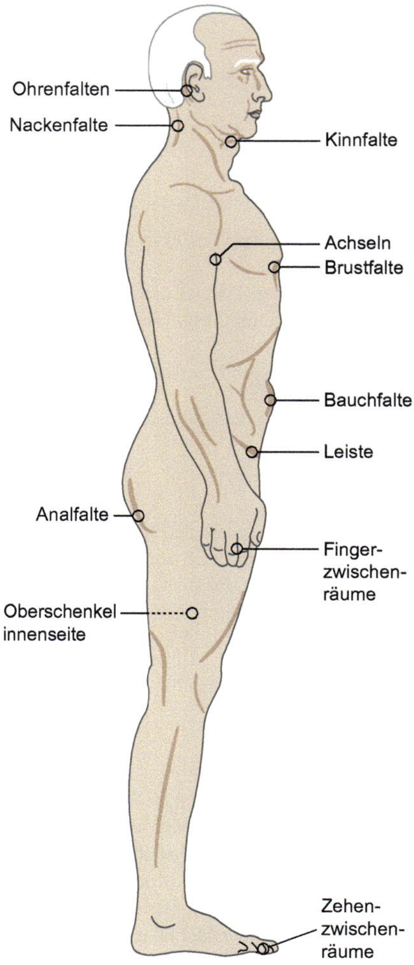

Abb. 13.1 Intertrigogefährdete Körperareale [L231]

Schleimhäuten des Menschen ist der *Candida albicans* (Hefepilz). Infektionen, die durch ihn hervorgerufen werden, nennt man **Candida-Mykosen**. Begünstigt wird die Verbreitung des Pilzes z. B. durch folgende Faktoren:

- Geschwächtes Immunsystem
- Diabetes mellitus
- Tumoren
- HIV

Tab. 13.1 Typische Prädilektionsstellen der Dermatitis

Dermatitisform	Säuglinge	Jugendliche/ Erwachsene
Atopische Dermatitis	• Wangen • Gelenkbeugen • Handgelenke • Stirn • Hals • Fußgelenke	• Symmetrisches Auftreten • Gesicht • Hals • Oberer Brustbereich • Schultergürtel • Handrücken • Gelenkbeugen
Seborrhoische Dermatitis	• Stirn • Augenbraue • Nase • Wangenbereich	• Brust • Rücken • Behaarter Kopfbereich

- Gabe von Kortison, Immunsuppressiva, Zytostatika
- Gestörte Bakterienbesiedlung durch Antibiotikagabe

Merke

Eine Intertrigo kann rasch eine Mykose nach sich ziehen. Darum sollte die Intertrigo sofort in den Anfängen behandelt werden, bevor eine Mykose entsteht.

13.2 Klinisches Erscheinungsbild

Bei der **Intertrigo** klagen die Betroffenen über Brennen oder Jucken im Bereich des betroffenen Hautareals. Die oberflächlichen Wunden können wässriges Sekret absondern. Die Haut ist gerötet und oft schmierig weißlich belegt. Wässrig gefüllte Pusteln können ebenfalls auftreten.
Die Intertrigo zeigt sich häufig scharf begrenzt und beschränkt sich dann auf die Hautstellen, die durch permanenten Kontakt mit gegenüberliegender Haut über längere Zeit nicht trocknen. Intertrigo und Dermatitis sind ursächlich nicht erregerbedingt und deshalb nicht ansteckend.
Bei der **atopischen Dermatitis** ist das Hauptmerkmal Juckreiz (Pruritus). Weiterhin können Rötungen, Nässen und Schuppenbildung auftreten. Ursachen können Allergien oder verschiedene andere Faktoren wie Textil- und Wollunverträglichkeiten, psychische Faktoren, Schwitzen, Alkohol, Nahrungsmittel oder Hausstaubmilben sein [29] (▶ Abb. 13.2). Die atopische Dermatitis ist chronisch-rezidivierend.

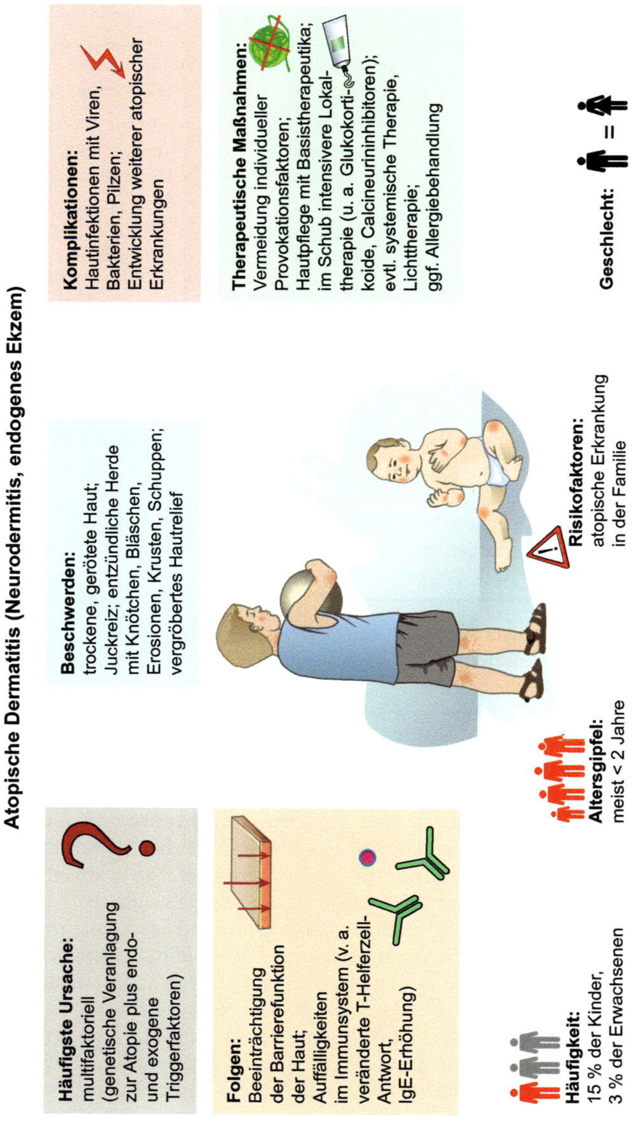

Abb. 13.2 Atopische Dermatitis [L255]

Die **seborrhoische** Dermatitis ist eine ebenfalls immer wiederkehrende Hauterkrankung, die an den talgreichen Arealen der Haut auftritt und ein gelblich-schuppendes Erythem bildet.
Mykosen erkennt man an weißen Belägen auf Haut und Schleimhaut. Bei **Säuglingen** treten häufig Mund- und Windelsoor auf. Mykosen (z. B. Ösophagussoor, Candidose der Atemwege, im Bereich der harnableitenden Organe) können Juckreiz und Schmerzen verursachen.

13.3 Risikofaktoren

Typische **Risikofaktoren:**
- Starkes Schwitzen, z. B. durch Adipositas, Fieber, zu warme Kleidung, Kleidung aus Plastik
- Feuchte Hautareale
- Urin- und Stuhlinkontinenz
- Immobilität (besonders in Verbindung mit Spastiken oder Kontrakturen)
- Hautschädigungen durch falsche Hautpflege, z. B. zu heißes Baden, ungeeignete Seifen
- Erhöhte Infektanfälligkeit, z. B. bei Diabetes mellitus
- Immunschwäche

Bei Mykosen zusätzlich:
- Schwangerschaft
- Pilleneinnahme (Antikonzeptiva)
- Antibiotika

Es gibt keine Assessments für die standardisierte Einschätzung des Intertrigo- oder Dermatitisrisikos, die sich im pflegerischen Alltag gewinnbringend einsetzen ließen. Die Pflegenden beobachten zu pflegende Menschen, die zu einer Risikogruppe gehören (z. B. aufgrund von Diabetes mellitus, Immobilität, Adipositas) sorgfältig und leiten bei ersten Zeichen einer beginnenden Hautveränderung entsprechende Maßnahmen ein.

13.4 Folgen

Aus einer Intertrigo oder Dermatitis kann sich aufgrund der gestörten oder verletzten Schutzbarriere der Haut an der entsprechenden Körperstelle, vor allem in der Analfalte, ein Dekubitus entwickeln. Auch weitergehende Hautinfektionen, besonders Mykosen, sind möglich. Daher informieren die Pflegenden den behandelnden Arzt rechtzeitig über den Befund.

13.5 Prophylaktische Maßnahmen

Die Pflegenden beachten beim Kontakt mit Hautarealen, die von Intertrigo oder Dermatitis betroffen sind, die Regeln der Hygiene. Die Hände der Pflegenden müssen, wie vor Kontakt mit anderen zu pflegenden Menschen auch, desinfiziert werden. Zusätzlich müssen bei zu pflegenden Menschen mit Intertrigo, aber besonders bei Menschen mit Dermatitiden, bei Hautkontakt immer Handschuhe getragen werden. Zum einen ist die Schutzfunktion der Haut gestört, und Mikroorganismen können schneller eindringen. Zum anderen besteht die Gefahr, Mikroorganismen von den entzündeten Hautarealen an andere zu pflegende Menschen zu übertragen. Nach der Pflege erfolgt ebenfalls eine Händedesinfektion. Von Mykosen befallene Hautareale werden zuletzt gepflegt. Die Vermeidung von Verunreinigungen und feuchten Kammern sowie die Stabilisierung des Hautzustands in der gefährdeten Körperregion sind die geeigneten Maßnahmen zur Vermeidung einer Intertrigo:

- **Inkontinenzprophylaxe** und **Toilettentraining;** bei Harn- bzw. Stuhlinkontinenz Hautkontakt mit den Ausscheidungen durch Verwendung entsprechender **Inkontinenzmaterialien** zeitlich möglichst stark limitieren, z. B. durch Kondom-Urinale, externe Urinableitungen für Frauen, Fäkalkollektoren
- Bei Bedarf individuelle und bedarfsgerechte Auswahl der **Inkontinenzversorgung** mit aufsaugenden und absorbierenden Hilfsmitteln
  - (Geformte) Vorlagen und Netzhose (offene Inkontinenzsysteme) minimieren Gefahr eines Hitzestaus
  - Inkontinenzslips (geschlossene Inkontinenzsysteme) möglichst nur bei ausgeprägter Stuhlinkontinenz und gegebenenfalls nachts verwenden

Merke

Der Kunststoffüberzug verschiedener Inkontinenzhilfsmittel dient dem Schutz der Kleidung vor flüssigen Ausscheidungen. Bei zu pflegenden Menschen, deren Hautzustand das Risiko für eine Intertrigo erhöht, kann es sinnvoll sein, auf Produkte ohne Kunststofffolie auszuweichen. Sie bieten bessere Atmungsaktivität und vermindern die Schweißbildung. Allerdings lassen sie sich nur anwenden, wenn sichergestellt ist, dass Pflegende die Vorlagen unmittelbar nach dem Abgang von Urin oder Stuhl wechseln. Dazu ist eine engmaschige Überprüfung erforderlich.

Dermatitis und Intertrigo machen eine regelmäßige **hautstabilisierende Pflege** notwendig:

- Waschwasser sollte lauwarm sein (mit Einverständnis des zu pflegenden Menschen).

- Nur **seifenfreie Waschlotionen** oder pH-neutrale Seife bzw. klares Wasser verwenden; immer mit klarem Wasser nachwaschen (Einmalwaschlappen verwenden, Waschlotion nicht ins Waschwasser geben).
- Haut und besonders Hautfalten **gut abtrocknen** (eventuell abtupfen).
- Bei diagnostizierten Dermatitiden nur die vom Arzt angeordneten Waschsubstanzen oder Salben verwenden.
- Bei starkem Schwitzen schweißreduzierende Ganzkörperwaschung anwenden und häufig **Wäsche wechseln;** luftdurchlässige, Schweiß aufsaugende Kleiderstoffe, z. B. Baumwolle, bevorzugen.
- Eventuell **Baumwollläppchen** oder Mullkompressen, die nicht fusseln, zwischen die Hautfalten legen und mehrmals täglich wechseln.
- Auf ausreichende **Flüssigkeitszufuhr** achten, da konzentrierter Urin die Haut stärker beeinträchtigt.
- **Obstipationsbehandlung,** da eine Obstipation (bedingt durch Kotballen) ständige Schmierstühle auslösen kann, die die Haut angreifen.
- Vermeidung von Diarrhöen durch Anpassung der Ernährung bzw. der Sondenkost.
- Um die Weiterverbreitung einer Mykose zu verhindern, müssen die Betroffenen mit **Antimykotika** behandelt werden, die vom Arzt angeordnet sein müssen. Auch nach Verschwinden der Mykose muss die Behandlung zwei bis drei Wochen weitergeführt werden.
- Bei **Mundsoor** werden die Beläge vor der Behandlung mit Antimykotika abgewischt.
- Pflegematerialien oder Wäsche, die mit der Mykose in Kontakt gekommen sind, müssen fachgerecht entsorgt oder einer Desinfektion zugeführt werden.

13.6 Weitere Prophylaxen im Kontext von Intertrigo, Dermatitis und Mykose

Dehydratationsprophylaxe

Ausreichende Flüssigkeitszufuhr führt zur Ausscheidung weniger konzentrierten Urins und senkt die Belastung der Haut, die bei Inkontinenz damit in Kontakt kommt (▶ Kap. 5.4).

Kontinenzförderung

Durch Inkontinenz (▶ Kap. 10) kann eine Inkontinenz-assoziierte Dermatitis entstehen [22].

Obstipationsprophylaxe

Geregelter Stuhlgang hilft, die Kontaktzeiten zwischen aggressiver Ausscheidung und der Haut in der Analfalte so weit wie möglich zu verringern (▶ Kap. 16.5).

14 Kontrakturen

Definition

Kontraktur *(lat. contrahere = zusammenziehen)*: Dauerhafte Verkürzung von Muskeln, Sehnen und Bändern mit der Folge einer irreversiblen Bewegungseinschränkung und Versteifung von Gelenken.

Eine **Kontraktur** bezeichnet eine bleibende Bewegungseinschränkung der Gelenke, die bis zur völligen Versteifung reichen kann. Nach der Art der Fehlstellung der Gelenke werden Beuge-, Streck-, Abduktions- und Adduktionskontrakturen unterschieden. Eine besondere Form ist der „Spitzfuß", der durch eine Kontraktur des oberen Sprunggelenks in Streckstellung entsteht.
Dieser Zustand sollte nicht mit *vorübergehenden* Funktionseinschränkungen von Gelenken verwechselt werden, die z. B. nach einer Gipsbehandlung auftreten. Kontrakturen sind meistens nur operativ zu beheben. Andere Bewegungseinschränkungen lassen sich durch konsequentes – mitunter schmerzhaftes – Training beeinflussen.

14.1 Entstehung

Kontrakturen entstehen durch Bewegungsmangel. Die Weichteile um die Gelenke degenerieren. Die zunehmende Verkürzung von Muskeln, Sehnen und Bändern sowie bindegewebiger Umbau der beteiligten Strukturen führen zu einer Verstärkung der Bewegungseinschränkung. Kontrakturen entstehen als Folge von Erkrankungen oder Einschränkungen, z. B.:

- **Immobilität:** Jede Muskelkontraktion führt automatisch zur Dehnung des Gegenspielers. Bei fehlender Bewegung werden Muskeln und Sehnen nicht mehr gedehnt und verkürzen sich.
- **Lähmungen:** Erkrankungen des Nervensystems führen häufig zu Kontrakturen (neurogene Kontrakturen), z. B. bei folgenden Erkrankungen:
  - Spastische Lähmungen
  - Gehirn- oder Rückenmarksverletzungen (Querschnittslähmung)
  - Zerebrale Durchblutungsstörungen
  - Multiple Sklerose
- **Schonhaltung:** Unter dem Einfluss chronischer Schmerzen versuchen pflegebedürftige Menschen häufig, eine Position zu finden, in der sie am wenigsten Schmerzen verspüren.

- **Psychische Erkrankungen:** Schwere Depressionen, Katatonie, Autismus, aber auch unerwünschte Wirkungen von Psychopharmaka können zu Bewegungseinschränkungen führen und erhöhen damit das Risiko einer Kontraktur.
- **Kontrakturen als Folge großflächiger Narben:** Bei großflächigen Verbrennungen oder Verätzungen in Gelenknähe kommt es zu einer Defektheilung mit Narbenbildung (sekundäre Wundheilung). Die Narben schrumpfen, und es entsteht ein Gewebezug, der die Bewegungen behindert; die Folge sind Narbenkontrakturen *(dermatogene Kontrakturen).*
- **Kontrakturen durch Pflege- und Behandlungsfehler:** Werden bewusstlose, gelähmte oder immobile Menschen nicht ausreichend mobilisiert, z. B. regelmäßig passiv durchbewegt, können sich Kontrakturen bilden.
- **Kontrakturen durch therapeutische Ruhigstellung.**

14.2 Klinisches Erscheinungsbild

Kontrakturen führen zu einer Zwangshaltung, die die betroffene Person nicht aufheben kann. Das Gelenk lässt sich auch passiv nicht oder nur in sehr geringem Umfang – und dann unter großen Schmerzen – bewegen.
Kontrakturen können sich an allen Gelenken bilden. Besonders oft sind die großen Gelenke betroffen, z. B. Sprung-, Knie- oder Ellenbogengelenk. Wichtig ist, die Bewegungsabläufe der betroffenen Person genau zu beobachten, um eine beginnende Bewegungseinschränkung rechtzeitig zu erkennen. Insbesondere die Gelenkstellung sowie der Funktions- und Bewegungsumfang eines Gelenks sowie Schmerzäußerungen der pflegebedürftigen Person sind zu beachten.
Die häufigste Kontraktur ist der **Spitzfuß.** Dabei handelt es sich um die Blockierung des oberen Sprunggelenks in Streckstellung *(Plantarflexion des Fußes)* (▶ Abb. 14.1).

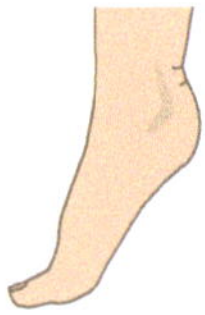
Abb. 14.1 Spitzfuß [L138]

Bei einem Spitzfuß ist der Fuß nach unten fixiert, die betroffene Person berührt nur mit den Zehenspitzen den Boden. Den Fuß über die gesamte Fußsohle abzurollen ist nicht möglich. Der Spitzfuß kann bereits entstehen, wenn Pflegebedürftige über längere Zeit im Bett liegen und die Decke den Vorfuß nach unten drückt. Auch eine lang dauernde unphysiologische Haltung der Füße im Sitzen, z. B. auf den Fußstützen eines Rollstuhls, kann zu einem Spitzfuß führen.

14.3 Risikofaktoren

Bewegungsmangel, der in eine Kontraktur mündet, kann durch zahlreiche körperliche oder geistige Faktoren verursacht sein. Gefährdete Personen lassen sich anhand der in ▶ Tab. 14.1 aufgeführten Ursachen und Risikofaktoren bestimmen. Hohes Alter und reduzierter Allgemeinzustand steigern das Kontrakturrisiko zusätzlich. Auch die **Weichlagerung** und **Wechseldrucksysteme** im Rahmen der Dekubitusprophylaxe erhöhen das Risiko einer Kontraktur, sofern nicht gleichzeitig Maßnahmen zur Bewegungsförderung ergriffen werden.

Risikofaktoren einschätzen

Gezielte **Beobachtungen** unterstützen die Einschätzung der Kontrakturgefahr. Pflegefachpersonen orientieren sich dazu z. B. an folgenden Fragen:
- Äußert die Person Schmerzen bei der Bewegung?
- Sind Bewegungsabläufe harmonisch, steif oder hölzern?
- Sind Bewegungseinschränkungen oder Schonhaltungen sichtbar?
- Vermeidet die betroffene Person bestimmte Bewegungsabläufe?

Tab. 14.1 Risikofaktoren für die Ausbildung einer Kontraktur

Bereiche	Beispiele
Gelenke	• Gelenkentzündung • Gelenkverschleiß • Gelenkverletzung
Nervensystem	• Apoplex • Morbus Parkinson • Multiple Sklerose • Lähmung • Bewusstlosigkeit • Wachkoma • Demenzielle Erkrankung
Weichteile	• Atrophie • Verletzung
Psychische Verfassung	• Depression • Antriebsminderung • Katatonie
Ruhigstellung	• Gips • Extension • Schiene
Bettlägerigkeit	• Akute Erkrankung • Fieber
Sonstige	• Schonhaltung • Sedierung • Schmerzmedikation

- Welche Gelenke sind betroffen?
- Ist die pflegebedürftige Person durch äußere Einflüsse in ihrem Bewegungswillen eingeschränkt?
- Leidet sie unter einer Grunderkrankung, die das Entstehen einer Kontraktur begünstigt? (▶ Tab. 14.1)

Ein durchgängig gebräuchliches Assessment zur Einschätzung des Kontrakturrisikos ist für den pflegerischen Alltag bisher nicht entwickelt worden. ▶ Tab. 14.2 kann einen Anhalt zur Kategorisierung der Kontrakturgefahr geben.

14.4 Folgen

Kontrakturen reduzieren die Lebensqualität durch die damit verbundene Einschränkung der Beweglichkeit der betroffenen Person in hohem Maße und ziehen im Extremfall dauerhafte Pflegebedürftigkeit nach sich. So erschwert die Streckkontraktur des Fußgelenks (Spitzfuß) die Mobilisation deutlich, da der zu pflegende Mensch nur noch auf den Zehenspitzen gehen und den Fuß beim Gehen nicht abrollen kann.
Bestehen Kontrakturen in mehreren Gelenken, kann ein zu pflegender Mensch nur noch eingeschränkt positioniert und mobilisiert werden.

Tab. 14.2 Stufenschema für die Einteilung von Kontrakturen, modifiziert nach Kämmer

Risikostufe	Beschreibung
Stufe 1	• Der zu pflegende Mensch befindet sich überwiegend in einer unveränderten Position, im Rollstuhl, Stuhl oder Bett, wobei die Gelenke aktiv bewegt werden können. **oder** • Schonhaltung, z. B. aufgrund einer Verletzung mit Einschränkung der Gelenkbeweglichkeit. Die Eigenbewegung ist erhalten.
Stufe 2	• Der zu pflegende Mensch ist in der Bewegung eingeschränkt oder an einen Ort gebunden. • Die Eigenbewegung ist z. B. durch neurologische Störungen, längerfristige Ruhigstellung, z. B. durch Gipsverband, oder Verletzungen eingeschränkt. • Die Gelenke können mit Unterstützung aktiv bewegt werden.
Stufe 3	Der zu pflegende Mensch ist überwiegend in der Bewegung eingeschränkt oder kann den Ort nicht verlassen. Die Bewegung der Gelenke ist passiv möglich.

14.5 Prophylaktische Maßnahmen

14.5.1 Allgemeine Maßnahmen: Mobilität erhalten und fördern

Die beste Kontrakturprophylaxe besteht in der Erhaltung der Mobilität und Beweglichkeit. Dazu eignen sich:

- Wichtigste Maßnahme: Aktivität, Bewegung und Mobilisation
- Beibehaltung der normalen Tag- und Nachtkleidung
- Vermeidung von ständigem Liegen im Bett, z. B. durch ausreichende und bequeme Sitzgelegenheiten innerhalb und außerhalb des Zimmers, Beschäftigungsangebote verstärkt außerhalb des Zimmers, Mahlzeiten außerhalb des Zimmers, ausreichendes Angebot von Bewegungshilfen
- Förderung der Eigenständigkeit der betroffenen Person, z. B. durch Gemeinschaftsküchen, Einrichtung von Treffpunkten
- In die Pflege eingebundene Bewegungsübungen

LESE- UND SURFTIPP

- Deutsches Netzwerk für Qualitätsentwicklung in der Pflege (Hrsg.). Expertenstandard Schmerzmanagement in der Pflege. Aktualisierung 2020. Osnabrück. www.dnqp.de
- Deutsches Netzwerk für Qualitätsentwicklung in der Pflege (Hrsg.). Expertenstandard Sturzprophylaxe in der Pflege. 2. Aktualisierung 2022. Osnabrück. www.dnqp.de
- Deutsches Netzwerk für Qualitätsentwicklung in der Pflege (Hrsg.). Expertenstandard Dekubitusprophylaxe in der Pflege. 2. Aktualisierung 2017. Osnabrück. www.dnqp.de
- Deutsches Netzwerk für Qualitätsentwicklung in der Pflege im Auftrag der Vertragsparteien nach § 113 SGB XI. Expertenstandard nach §113a SGB XI. Erhaltung und Förderung der Mobilität in der Pflege. Aktualisierung 2020. www.gs-qsa-pflege.de/dokumente-zum-download/

14.5.2 Spezielle Maßnahmen

Bewegungsübungen

Bewegungsübungen sollten mit dem Arzt und Physiotherapeuten abgestimmt sein. Sie lassen sich in andere Pflegehandlungen integrieren. Zahlreiche Möglichkeiten, z. B. bei der Körperpflege, beim Essen sowie bei der Dekubitus-, Sturz-, Thrombose- und Pneumonieprophylaxe bieten sich an. Sind Schmerzen zu erwarten, werden sie z. B. durch Kältepackungen und rechtzeitige Schmerzmittelgabe (gemäß ärztlicher Anordnung) reduziert, um das Bewegungstraining zu erleichtern. Übungen, die die Schmerzgrenze der betroffenen Person überschreiten, sind zu vermeiden. Es lassen sich passive, assistive und aktive Bewegungsübungen unterscheiden.

- **Passive Bewegungsübungen** eignen sich für immobile Menschen und für die Mobilisation nach der Entfernung von Schienen und Gipsverbänden. Die Pflegenden bewegen Muskeln, Bänder und Gelenke nach Anleitung durch die Physiotherapeutin in allen Ebenen durch.

ACHTUNG

Neigt die zu pflegende Person zu **Spastiken,** gehen die Pflegenden bei der passiven Bewegung von zentral nach peripher vor (also von der Schulter über den Ellenbogen zur Hand bzw. von der Hüfte über die Knie zu den Füßen). So wirken sie der Entstehung von Spastiken entgegen und lösen bestehende Spastiken. Übungen zur Kontrakturprophylaxe können bei Menschen mit Apoplex aber auch spastische Reaktionen auslösen [30].

- Bei **assistiven Bewegungsübungen** unterstützt die betroffene Person die durch die Pflegenden initiierten Bewegungen aktiv. Das Vorgehen gleicht ansonsten den passiven Bewegungsübungen. Angezeigt sind assistive Bewegungsübungen, wenn die Eigenmobilität teilweise erhalten ist. Sie eignen sich auch zum Mobilitätsaufbau.
- **Aktive Bewegungsübungen** führt die betroffene Person allein unter Anleitung und Kontrolle der Pflegenden durch. Wichtig ist, die Belastung zu kontrollieren. Ist die betroffene Person sicher in der Lage, die Übungen korrekt durchzuführen, ohne sich zu überfordern, kann sie auch ohne Aufsicht trainieren.
- Bei **resistiven Bewegungsübungen** arbeitet die betroffene Person gegen einen Gegendruck, den die Pflegefachperson oder der Physiotherapeut ausführt.

Positionierung

Bei immobilen Menschen führen Pflegende möglichst Positionierungen in **physiologischer Mittelstellung mit regelmäßigem Lagewechsel** durch. Auf (Super-)Weichlagerung sollte so weit wie möglich verzichtet werden, da diese Spontanbewegungen hemmt.

Hilfsmittel sind überlegt und gezielt einzusetzen, z. B. Fußstützen gegen Spitzfuß bzw. gegen die Versteifung des Kniegelenks, Handexpander, Gummi-Noppen-Bälle bzw. therapeutische Silikonknetmasse zum Grifftraining, Strickleiter gegen eine Versteifung von Schulter-, Ellenbogen- und Handgelenken.

Die Positionierung des Fußes in 90-Grad-Stellung zur Spitzfußprophylaxe im Bett mittels eines weichen Lagerungskissens kann kurzzeitig erfolgen. Dem sind Mobilisation, auch auf die Bettkante mit komplettem Aufsetzen der Fußsohle auf dem Boden und Bewegungsübungen vorzuziehen.

ACHTUNG

Nach Apoplex oder bei sonstigen neurologischen Störungen kann ein Dauerreiz auf die Fußsohle die Spastik verstärken.

14.6 Weitere Prophylaxen im Kontext der Kontraktur

Dekubitusprophylaxe

Bewegungseinschränkung infolge von Kontrakturen steigert das Dekubitusrisiko. Weichlagerung im Rahmen der Dekubitusprophylaxe kann zur Verringerung der Eigenbeweglichkeit und damit zu einem erhöhten Kontrakturrisiko führen (▸ Kap. 6.5.2).

Sturzprophylaxe

Menschen, die Angst vor Stürzen haben, weil sie z. B. schon einmal gestürzt sind, vermeiden jede unnötige Bewegung. Mit einer angemessenen Sturzprophylaxe (▸ Kap. 20.5) kann die betroffene Person zu mehr Bewegung motiviert werden.

Dehydratationsprophylaxe

Ausreichende Flüssigkeitszufuhr (▸ Kap. 5.5.1) fördert die Bildung von Gelenkschmiere *(Synovia)* und kann so die Beweglichkeit der Gelenke positiv beeinflussen.

15 Munderkrankungen

Definition

Prophylaxe von Mundkrankheiten: Der weithin benutzte Begriff der Soor- und Parotitisprophylaxe ist zu eng gewählt. Neben Soor und Parotitis sind zahlreiche Erkrankungen der Mundhöhle bekannt, deren Entstehung sich durch prophylaktische Maßnahmen beeinflussen lässt (▸ Tab. 15.1).
Mundgesundheit: Teil der allgemeinen Gesundheit, die die physiologische, entzündungs- und beschwerdefreie Funktionalität der Organe des Mundraums und der angrenzenden Strukturen beinhaltet.

15.1 Entstehung

Viele Krankheiten der Mundhöhle sind auf bakterielle Infektionen zurückzuführen. Zur natürlichen Mundflora gehören mehrere hundert Bakterienarten, von denen zahlreiche Spezies bei einer Schwäche des Immunsystems krankheitsauslösend wirken können. Besonders im **Säuglingsalter,** bei älteren Menschen und immungeschwächten Personen treten pilzbedingte Infektionen (Mundsoor) auf.
Auch Flüssigkeitsmangel kann zur Förderung dieser Erkrankungen beitragen, weil z. B. ein exsikkosebedingter Mangel an Speichel die Reinigung der Mundschleimhaut beeinträchtigt und oft eine Parotitis (Ohrspeicheldrüsenentzündung) nach sich zieht.

15.2 Klinisches Erscheinungsbild

Je nach Ausprägung der Erkrankungen bzw. nach ihrem Stadium haben die Betroffenen leichte oder erhebliche Beschwerden, z. B.:

- Schmerzen im Mund
- Mundtrockenheit *(Xerostomie),* kein oder verminderter Speichelfluss, belegte Zunge
- Verfärbungen an Schleimhäuten, Zahnfleisch und Haut
- Blutungen, Schwellungen, Bläschen, Beläge
- Weißliche, schmerzhafte Druckstellen
- Mundgeruch *(Halitosis)*
- Läsionen, Geschwüre
- Ödeme
- Karies, instabile Zähne, gerötetes aufgeworfenes Zahnfleisch, Zahnverlust

Tab. 15.1 Überblick über Erkrankungen der Mundhöhle, deren Entstehung durch pflegerische Maßnahmen beeinflussbar ist

Veränderungen	Zeichen	Ursachen und Folgen
Aphthen *(Mundausschlag)*	schmerzhafte, rundliche Erosionen der Schleimhaut an Wangeninnenseiten, Gaumen, Zahnfleisch und Zunge, in der Mitte oft weißlich, umgeben von gerötetem wallartigem Rand	• Entstehung unklar, häufig als Begleiterscheinung anderer Infektionen • Verschwinden meist von selbst, beeinträchtigen jedoch durch Schmerzen
Herpes labialis *(Lippenherpes)*	• Zunächst kleine schmerzhafte Erhebung an der Mundschleimhaut oder an den Lippen, die in Bläschen übergehen, Bläschen platzen auf, Borkenbildung • Eventuell Jucken und Brennen	• Persistierende Virusinfektion durch Herpes simplex • Tritt oft bei Immunschwäche (z. B. HIV, atopisches Ekzem), aber auch bei psychischen Belastungen auf [31] • Bläschen verschwinden meist von selbst, Rezidive jederzeit möglich
Gingivitis *(Zahnfleischentzündung)*	• Gerötete und geschwollene Schleimhaut mit Erosionen • Mundgeruch • Eventuell Fieber	• Durch Bakterien, Viren oder Pilze bei Störungen der Mundflora oder Schwächung des Immunsystems und bei Infektionskrankheiten • Verursacht Schmerzen, vor allem beim Kauen und Schlucken • Kann auf die Zunge (Glossitis) und die Mundschleimhaut (Stomatitis) übergehen und Zahnverlust nach sich ziehen [31]

Tab. 15.1 Überblick über Erkrankungen der Mundhöhle, deren Entstehung durch pflegerische Maßnahmen beeinflussbar ist *(Forts.)*

Veränderungen	Zeichen	Ursachen und Folgen
Glossitis *(Zungenentzündung)*	• Gingivitis • Schmutzig grauer Belag	Unterschieden werden • Weiße Zunge durch z. B. Candida albicans, Nikotin, Bakterien • Rote Zunge nach Bestrahlungen, Allergien, Anämien [32] • Kann zusammen mit Gingivitis und Stomatitis auftreten
Parodontitis *(bakterielle Entzündung des Zahnhalteapparats)*	• Zunächst wie bei Gingivitis • Rückgang des Zahnfleischs • Lockerung der Zähne	• Trifft Kinder, Jugendliche, Erwachsene gleichermaßen • Zahnfleisch blutet bei geringster Berührung [33] • Durch z. B. ungenügende Zahnhygiene, Rauchen, Diabetes mellitus, unbehandelte Karies • Im Endstadium droht Zahnverlust
Mundsoor *(Pilzbefall mit Candida albicans)*	grauweißer, fleckiger, haftender Belag, lässt sich streifenförmig abziehen	• Durch Störungen der Mundflora, bei Antibiotikagabe oder Schwächung des Immunsystems • Bei Nichtbehandlung und Immunschwäche Ausbreitung in die Speiseröhre und Lunge, Befall innerer Organe und Sepsis möglich
Parotitis *(Ohrspeicheldrüsenentzündung)*	• Schwellung, Rötung und Druckempfindlichkeit vor und unter dem Ohr • Spannungsschmerz beim Kauen • Eventuell Kieferklemme • Abstehende Ohrläppchen	• Meist durch aufsteigende Streptokokken bei reduziertem Speichelfluss und Störungen der Mundflora • Durch starke Schmerzen beim Kauen häufig geringere Nahrungsaufnahme; dadurch geringerer Speichelfluss und Verstärkung der Symptome bis zum Abszess

15

Tab. 15.1 Überblick über Erkrankungen der Mundhöhle, deren Entstehung durch pflegerische Maßnahmen beeinflussbar ist *(Forts.)*

Veränderungen	Zeichen	Ursachen und Folgen
Rhagaden	schmerzhafte Einrisse an Mund- oder Nasenwinkel sowie auf der Zunge	durch trockene Haut bzw. Schleimhäute, eventuell Vitamin- und Mineralstoffmangel
Stomatitis *(Entzündung der Mundschleimhaut)*	• Gingivitis • Schmutzig-graue Beläge und Schleimhautdefekte möglich	kann zusammen mit Gingivitis und Glossitis auftreten

15.3 Risikofaktoren

In der Mundhöhle herrscht ein Gleichgewicht zwischen Bakterien und Pilzen *(Mundflora)*, die sich gegenseitig in ihrem Wachstum hemmen und die Vermehrung anderer Keime (z.B. pathogener Spezies) verhindern. Zusätzlich sorgen die fortwährende Spülung mit Speichel und die Bewegungen der Zunge für die Reinigung. Folgende Faktoren bzw. Erkrankungen stören dieses Gleichgewicht und begünstigen das Auftreten von Mundschleimhautveränderungen:

- Geschwächtes Immunsystem
- Folgen einer Mangelversorgung mit lebenswichtigen Stoffen, z.B. Vitaminmangel
- Verminderte Kau- und Schlucktätigkeit, z.B. bei Bewusstlosigkeit und Schluckstörungen
- Verminderte Speichelproduktion
- Nahrungs- und Flüssigkeitskarenz
- Dehydratation, Unterernährung, Malnutrition
- Virus-, Bakterien- oder Pilzbefall
- Sauerstofftherapie, Mundatmung (Austrocknen der Mundschleimhaut)
- Medikamenteneinnahme, z.B. Antibiotika, Zytostatika, Neuroleptika
- Unzureichende oder übertriebene Mundhygiene
- Nicht sanierte Zähne oder unpassende Zahnprothese
- Erkrankungen der Mundhöhle, Bestrahlungen, operative Eingriffe
- Orale Magensonde, transoraler Tubus zur Beatmung
- Hilfebedarf bei der Zahnpflege
- Angeborene Fehlbildungen, z.B. Spaltbildung des Gaumens oder der Lippen

Risikofaktoren bewerten

Da die möglichen Ursachen so vielfältig sind, besteht das Risiko, Gefährdungen zu übersehen. Für die standardisierte pflegerische Einschätzung von Veränderungen der Mundschleimhaut wurde der **Oral Assessment Guide** (OAG) nach Eilers et al. [6] entwickelt (▶ Tab. 15.2). Er ist ursprünglich für die Versorgung von Menschen mit onkologischen Erkrankungen gedacht gewesen, eignet sich jedoch auch zur allgemeinen Beurteilung von Mundkrankheiten.

Besonders bei folgenden Personengruppen sollte die Anwendung des Assessment-Instruments Beachtung finden:

- Pflegebedürftige Menschen mit Stomatitis oder onkologischen Erkrankungen
- Personen mit Intensivpflegebedarf
- Zu pflegende Menschen mit Apoplex
- Ältere zu pflegende Menschen
- Schwangere
- Kinder in der Primärversorgung
- Patientinnen und Patienten im akutstationären Bereich

Darüber hinaus beobachten die Pflegenden pflegebedürftige Menschen sorgfältig, indem sie z. B. mehrmals täglich die Mundhöhle inspizieren.

ACHTUNG

Eine besondere Beratung zur Erhaltung der Mundgesundheit sollte bei **Schwangeren** durchgeführt werden. Durch z. B. häufiges Erbrechen kann die Mundflora geschädigt und die Schutzbarriere zerstört werden. Folge können eine vermehrte Kariesbildung und Entzündung der Mundschleimhaut sein. Ebenso sollten sich Schwangere, auch im Hinblick auf die Gesunderhaltung der Mundhöhle, ausgewogen und weitestgehend zuckerfrei ernähren.

Die Zahnpflege bei **Säuglingen und Kindern** beginnt mit dem Durchbruch des ersten Zahns. Hier sollte weiterhin beachtet werden, dass der Flaschen- und Breinahrung kein Zucker hinzugefügt wird.

LESE- UND SURFTIPP

Deutsches Netzwerk für Qualitätsentwicklung in der Pflege (Hrsg.). Expertenstandard Förderung der Mundgesundheit in der Pflege. Sonderdruck 2021. Osnabrück. www.dnqp.de

Mensch und Medien. Fachkompetenz Pflege. Professionelles Ernährungsmanagement. www.menschundmedien.de/pflege/B12-Risikofaktoren-Mund-Zahnstatus.pdf

Deutsche Gesellschaft für Palliativmedizin. Mundpflege in der letzten Lebensphase. www.dgpalliativmedizin.de/images/stories/Leitlinie_Mundpflege_in_der_letzten_Lebensphase_end.pdf

Tab. 15.2 Der Oral Assessment Guide [6] legt Beobachtungskriterien fest, für deren Ausprägungen sich Punkte vergeben lassen. Ab 8 Punkten ist die Indikation für eine spezielle Mundpflege zu prüfen.

Kategorie	Instrumente zur Bewertung	Messmethoden	Numerische und beschreibende Klassen		
			1 Punkt	2 Punkte	3 Punkte
Schlucken	Inspektion	• Erkrankten bitten, zu schlucken • Um den Würgereflex zu testen, vorsichtig einen Spatel hinten auf die Zunge legen und drücken	normal	leichte Schmerzen beim Schlucken	Unfähigkeit zu schlucken
Lippen	optisch/ palpatorisch	Beobachten und Ertasten des Gewebes	glatt, rosig und feucht	trocken oder rissig	geschwürig oder blutend
Zunge	optisch/ palpatorisch	Beobachten und Ertasten des Erscheinungsbilds des Gewebes	rosig, feucht, Papillen vorhanden	belegt oder Verlust der Papillen mit einem glänzenden Erscheinungsbild mit oder ohne Rötung	Blasen oder Rhagaden
Speichel	Zungenspatel und optisch	Spatel vorsichtig in den Mund einführen, unter Berührung der Mitte der Zunge und des Mundbodens	wässrig	dick oder zäh	kein Speichel

Tab. 15.2 Der Oral Assessment Guide [6] legt Beobachtungskriterien fest, für deren Ausprägungen sich Punkte vergeben lassen. Ab 8 Punkten ist die Indikation für eine spezielle Mundpflege zu prüfen. *(Forts.)*

Kategorie	Instrumente zur Bewertung	Messmethoden	Numerische und beschreibende Klassen		
			1 Punkt	2 Punkte	3 Punkte
Schleimhaut	optisch	Beobachten des Erscheinungsbilds des Gewebes	rosig und feucht	gerötet oder belegt (verstärkte Weißfärbung), ohne Geschwüre	Geschwüre mit oder ohne Blutung
Zahnfleisch	Zungenspatel und optisch	vorsichtig das Gewebe mit der Spatelspitze drücken	rosig, gepunktet und fest	ödematös mit oder ohne Rötung	spontane Blutung oder Blutung bei Druck
Zähne oder gebisstragender Bereich	optisch	Beobachten des Erscheinungsbilds der Zähne und des gebisstragenden Bereichs	sauber, ohne Ablagerungen	Zahnbelag oder Speisereste in einzelnen Bereichen (zwischen den Zähnen, falls vorhanden)	Zahnbelag oder Speisereste entlang des ganzen Zahnfleischrands oder im gebisstragenden Bereich

15.4 Folgen

Mundkrankheiten können Folgen haben, die nicht auf die Mundhöhle beschränkt bleiben. Zu ihnen gehören:

- Sekundärerkrankungen, z. B. Endokarditis, Glomerulonephritis, Gelenkrheumatismus durch Bakterienverschleppung
- Chronische Entzündungen
- Schmerzen
- Abszesse
- Infektionen am Kopf, z. B. der Augen oder Nasennebenhöhlen

15.5 Prophylaktische Maßnahmen

15.5.1 Allgemeine Maßnahmen

Prophylaktische Maßnahmen haben das Ziel, Mundschleimhaut, Zähne, Lippen und Speicheldrüsen intakt zu halten bzw. Veränderungen gezielt zu behandeln und somit zum allgemeinen Wohlbefinden beizutragen.
Neben der täglichen Mundpflege mit Zahnbürste, Zungenbürste und gegebenenfalls Zahnseide ist es für den zu pflegenden Menschen wichtig, **viel zu trinken,** den **Speichelfluss anzuregen** und **spezielle Mundpflege** zuzulassen. Ebenso muss die Zahnprothese herausgenommen und von Essensresten befreit werden. **Zudem ist die 1–2-mal jährliche Prophylaxe mit Kontrolle beim Zahnarzt unerlässlich.**
Zahnpflege bei **Säuglingen** und **Kindern** beginnt mit dem Durchbruch des ersten Zahns. Die Pflege wird mit einem weichen Tuch oder einer weichen Zahnbürste durchgeführt. Es kann bei Bedarf eine kindgerechte Zahncreme verwendet werden.

ACHTUNG

Der unkritische Einsatz antiseptischer Spüllösungen zerstört die natürliche Mundflora. Das dadurch entstehende Ungleichgewicht der Keime begünstigt Infektionen. Grundsätzlich gilt: Antiseptika im Mund nur bei manifesten Infektionen anwenden.

Anregung der Speichelsekretion

Um die physiologische Beschaffenheit der Mundhöhle zu erhalten, können Pflegende die Speichelsekretion durch folgende Maßnahmen anregen, wenn keine Grunderkrankung vorliegt, bei der diese Anwendungen kontraindiziert sind:

- Betroffene Person zum Kauen motivieren, z. B. auf Kaugummi, Brotrinde, trockenem Brot oder Dörrobst
- Massage der Speicheldrüsen
  - Ohrspeicheldrüsen mit leichtem Fingerdruck zum Kieferwinkel und dann zur Wange hin ausstreichen

  - Kieferspeicheldrüsen durch Ausstreichen des Mundbodens in Richtung Kinn stimulieren
- Einige Tropfen Zitronensaft auf die Zunge der pflegebedürftigen Person träufeln (Vorsicht Aspirationsgefahr durch vermehrten Speichelproduktion oder Zitronensaft)
- Pflegebedürftige Person an einer aufgeschnittenen Zitrone, Orange, Grapefruit oder dem entsprechenden Öl riechen lassen
- Zerstoßene Eiswürfel mit Zitrone bzw. Zitroneneis lutschen lassen
- Zu imitierten Kaubewegungen anleiten, z. B. bei Nahrungskarenz oder Schluckstörungen, betroffene Person zum Reden anregen
- Ausreichende Flüssigkeitszufuhr sicherstellen

15.5.2 Spezielle Maßnahmen

Mit der **speziellen Mundpflege** entfernen die Pflegenden Borken und Beläge aus der Mundhöhle, besonders in den Umschlagfalten (Raum von der Lippe bis zum Zahnfleisch). Die gegebenenfalls zweistündlich durchzuführende Maßnahme dient dazu, die Mundschleimhaut zu reinigen, anzufeuchten und zu stimulieren.
Die spezielle Mundpflege lässt sich (nach basal stimulierenden Kriterien) mit **allen Getränken** durchführen, die der Betroffene mag. Allerdings sollten säurehaltige Getränke/Flüssigkeiten nicht dauerhaft für die Mundpflege genutzt werden.
Bei **Säuglingen** verwendet man wegen der kleinen anatomischen Verhältnisse kleine Watteträger. Bei **Menschen in der Palliativversorgung** kann, z. B. aufgrund einer entzündeten Mundschleimhaut durch Bestrahlung, die Durchführung der Mundpflege eingeschränkt sein. Da die Sinne sterbender Menschen oft besonders geschärft sind, ist noch aufgeprägter auf Vorlieben und Abneigungen zu achten [34].

Vorbereitung

- **Raum:** Anwesende Personen bitten das Zimmer zu verlassen oder Sichtschutz aufstellen
- **Zu pflegenden Menschen** informieren, in aufrechte Sitzposition oder Seitenlage bringen und die Mundhöhle inspizieren. Anschließend ein Handtuch auf den Oberkörper legen, um Kleidung und Bettwäsche zu schützen
- **Pflegefachperson:** Einmalhandschuhe anziehen

Material

- Péan-Klemme
- Kleine Kompressen
- Becher mit geeigneter Flüssigkeit zum Auswischen und Spülen füllen
- Material zum Entfernen von Borken (Mundpflegemittel ▶ Tab. 15.3)
- Handtuch
- Zellstoff
- Spatel, Taschenlampe

- Abwurfbeutel, Nierenschale
- Salbe für die Lippen, z. B. Dexpanthenol
- Handschuhe
- Eventuell Material für die Zahnpflege

Durchführung

- Hygienische Händedesinfektion, gegebenenfalls Handschuhe anziehen.
- Bewusstseinsklaren pflegebedürftigen Menschen zunächst die Zähne putzen (lassen).
- Tupfer auf der Klemme fixieren, sodass die Spitze der Klemme vollständig bedeckt ist, damit ihre Kanten die Mundschleimhaut nicht verletzen. Alternativ: Tupfer um einen Finger wickeln (Handschuhe benutzen); Achtung vor Beißen!
- Tupfer in Mundpflegelösung eintauchen, am Rand ausdrücken. Der Tupfer sollte nicht zu nass sein, damit die pflegebedürftige Person die Flüssigkeit nicht aspiriert.
- Tupfer vorsichtig in den Mund einführen.
- Mundhöhle, Zähne, Wangeninnenfläche, Wangentaschen, Zunge, unter der Zunge und um den harten Gaumen vorsichtig und sorgfältig von hinten nach vorne auswischen, um eine Keimverschleppung zu vermeiden. Bei jedem Wischvorgang neuen Tupfer verwenden. Weichen Gaumen wegen Brechreizgefahr zuletzt auswischen.
- Haftende Zungenbeläge mit einer Zitronenscheibe abreiben (Einverständnis der zu pflegenden Person einholen).
- Sofern keine Aspirationsgefahr besteht: Mund ausspülen lassen.
- Lippen mit Salbe oder Fettstift eincremen.

ACHTUNG

Bei bewusstlosen Personen und Menschen mit Schluckstörungen besteht die Gefahr der Aspiration.

Nachbereitung

- Personen mit Aspirationsrisiko ca. 20–30 Minuten nach der Mundpflege in aufrechter Position sitzen lassen
- Material: gebrauchte Tupfer verwerfen und Mundpflegeset täglich erneuern
- Pflegefachperson: Handschuhe ausziehen, Hände desinfizieren und Durchführung sowie Besonderheiten dokumentieren

Tab. 15.3 Beispiele für Mundpflegemittel (Achtung! Nicht jeder mag alle Geschmacksrichtungen und Konsistenzen der verschiedenen Pflegemittel.)

Mittel	Indikation	Wirkung	Anwendung	Hinweise
Olivenöl	Borken auf der Zunge	Aufweichen und Ablösen von Borken	auf die Zunge streichen	keine Anwendung bei Personen mit Aspirationsgefährdung; Aspiration → Risiko einer Fettpneumonie
Kamille Wirkstoffe: ätherische Öle, Chamazulen, Kumarine, Muzine	• Mundpflege • Erkrankungen der Mundhöhle	• Antiphlogistisch • Mild bakterizid • Fungizid	• Lösung • Tee	• Heilende Wirkung • Austrocknende Wirkung
Künstlicher Speichel z. B. Glandosane®	Mundtrockenheit	Anfeuchtung des Mundraums	in den Mund sprühen	• Ersetzt nicht die Mundpflege • Kann Mundtrockenheit verstärken (möglicherweise zusätzliche Verringerung der physiologischen Speichelproduktion)

15

Tab. 15.3 Beispiele für Mundpflegemittel (Achtung! Nicht jeder mag alle Geschmacksrichtungen und Konsistenzen der verschiedenen Pflegemittel.) *(Forts.)*

Mittel	Indikation	Wirkung	Anwendung	Hinweise
Mittel zur Desinfektion z. B. Hexoral®, Doreperol®, Wirkstoff: Chlorhexidin	Erkrankungen der Mundhöhle	Desinfektion des Mund- und Rachenraums	unverdünnt zum Aussprühen oder Auswischen	Es wird von einer Daueranwendung aufgrund folgender Wirkungen abgeraten: • Scharfer, für die meisten Menschen unangenehmer Geschmack • Enthält Alkohol → nicht im Delir und bei alkoholkranken Menschen anwenden • Austrocknende Wirkung • Zerstören die Mundflora • Geschmacksbeeinträchtigungen • Resistenzbildungen
Myrrhe Wirkstoffzusammensetzung ist nur zum Teil bekannt	• Mundpflege • Erkrankungen der Mundhöhle	• Granulationsförderung • Desinfektion (ätherisches Öl)	• Tee • Tinktur	Tinktur bei Pinselung unverdünnt, zur Mundspülung 50- bis 100-fach verdünnt anwenden

Tab. 15.3 Beispiele für Mundpflegemittel (Achtung! Nicht jeder mag alle Geschmacksrichtungen und Konsistenzen der verschiedenen Pflegemittel.) *(Forts.)*

Mittel	Indikation	Wirkung	Anwendung	Hinweise
Pagavit® Wirkstoffe: Glyzerin, Zitronensäure, Limonenextrakt	Erfrischung	Erfrischung	Päckchen mit 3 gebrauchsfertig getränkten Wattetupfern	• Von der Daueranwendung wird aufgrund der säurehaltigen Bestandteile abgeraten • Zur speziellen Mundpflege kaum effektiv • Abfallproblem • Austrocknende Wirkung auf die Mundschleimhaut • Greift den Zahnschmelz an
Dexpanthenol z. B. Bepanthen®-Salbe, -Lösung	• Behandlung von Borken • Lippenpflege • Schleimhautverletzungen	• Aufweichen von Borken • Geschmeidighalten der Lippen • Heilende Wirkung	• Auftragen auf die Borken bzw. die Lippen • Bei Schleimhautverletzungen aufpinseln, aufsprühen, spülen	• Kein Mittel zur dauerhaften Mundpflege • Unangenehmer Geschmack

Tab. 15.3 Beispiele für Mundpflegemittel (Achtung! Nicht jeder mag alle Geschmacksrichtungen und Konsistenzen der verschiedenen Pflegemittel.) *(Forts.)*

Mittel	Indikation	Wirkung	Anwendung	Hinweise
Salbei Wirkstoffe: ätherisches Öl, Cineol, Gerb- und Bitterstoffe	Mundpflege bei Gefahr von Mundschleimhauterkrankungen	• Lokal antiphlogistisch • Bakteriostatisch • Adstringierend • Schutz der Schleimhaut gegen bakterielle, chemische und mechanische Einflüsse	• Tee • Tinktur	• Bitterer Geschmack • Tinktur bei Pinselung unverdünnt, zur Mundspülung 20-fach verdünnt anwenden
Wasserstoffsuperoxid	Erkrankungen der Mundhöhle	• Desinfektions- und Bleichmittel • Ablösung von Belägen und Speiseresten • Granulationsförderung, aber gleichzeitig Zerstörung frischen Granulationsgewebes	• 1-prozentige Lösung • Jeden bzw. jeden zweiten Tag	Reizung der Zunge und Mundschleimhaut, deshalb den Mundraum nach der Anwendung mit Wasser spülen
Backpulver		Neutralisierung der Mundhöhle nach Erbrechen	Mischung aus 1 Teelöffel Backpulver auf ein Glas Wasser	besonders während der Schwangerschaft zu empfehlen

15.6 Weitere Prophylaxen im Kontext von Munderkrankungen

Aspirationsprophylaxe

Bei einer Mundpflege, die den Speichelfluss anregt, besteht auch nach der Maßnahme erhöhte Aspirationsgefahr (▶ Kap. 3.5.1).

Dehydratationsprophylaxe

Bei dehydrierten Menschen achten die Pflegenden sorgfältig auf eine intakte Mundschleimhaut. Flüssigkeitsmangel trocknet die Schleimhäute aus, sie werden rissig und borkig. Das Infektionsrisiko steigt (▶ Kap. 5.4).

Verwirrtheitsprophylaxe

Desorientierte Menschen verweigern oft die Mundpflege, sie schützen so den intimen Gesichtsbereich vor unerwünschter Berührung. Es ist nicht sinnvoll, die Mundpflege zu erzwingen, weil dadurch z. B. die Verletzungsgefahr (für zu pflegende Menschen und Pflegende) steigt. Geduld bei der Herstellung von Vertrauen kann helfen, die Berührungstoleranz nach und nach zu erhöhen.

Deprivationsprophylaxe

Pflegebedürftige Menschen mit Munderkrankungen, die Schmerzen verspüren oder sogar dadurch beim Sprechen beeinträchtigt sind, ziehen sich möglicherweise zurück und vermeiden Kontakt zu anderen Menschen (▶ Kap. 7).

16 Obstipation

Definition

Obstipation *(lat. ob = gegen; stipare = zusammendrängen; Stuhlverstopfung)*: Verzögerte oder mangelhafte Darmentleerung höchstens alle drei bis vier Tage mit harter Stuhlkonsistenz durch vermehrten Entzug von Wasser im Dickdarm, oft verbunden mit Schmerzen bei der Defäkation und dem Gefühl unvollständiger Entleerung des Darms.

16.1 Entstehung

Obstipation ist ein multifaktorielles Geschehen, das in verschiedene Formen zu unterteilen ist:
- **Akute Obstipation** insbesondere bei Verengung des Kolons (z. B. durch Polypen oder Karzinome) oder durch Unterdrückung des Stuhldrangs bei Schmerzen in der Analregion (z. B. bei Fissuren, Hämorrhoiden)
- **Chronische** *(habituelle)* **Obstipation** vor allem bei organischen oder funktionalen Störungen der Darmmotorik (z. B. durch Querschnittslähmung oder Rektozele), ballaststoffarme Ernährung, Flüssigkeitsmangel, Hektik beim Essen, wenig Zeit für Toilettengänge und Bewegungsarmut
- **Vorübergehende** *(passagere)* **Obstipation** als Begleiterscheinung vieler Erkrankungen (z. B. Hypothyreose, Nierenkolik, neurologische Erkrankungen), nach exo- oder endogenen Intoxikationen, medikamentös bedingt (z. B. durch Opiate, Kodein, Schlafmittel)

Obstipation ist oft **Begleiterscheinung verschiedener Erkrankungen** (z. B. Darmerkrankungen, Depressionen) und **Veränderung der Lebensgewohnheiten** (z. B. Umzug in eine stationäre Einrichtung)

16.2 Klinisches Erscheinungsbild

Merke

Eine chronische Obstipation besteht nach den Rom-IV-Kriterien wenn mindestens zwei der folgenden Symptome während mindestens zwölf Wochen der zurückliegenden sechs Monate zu beobachten waren:
- starkes Pressen bei über 25 % der Defäkationen

- klumpiger oder harter Stuhlgang bei ebenfalls über 25 % der Defäkationen
- Gefühl, den Stuhl nicht komplett entleert zu haben bei über 25 % der Defäkationen
- Gefühl der Verengung bzw. Blockierung im rektalen Bereich bei über 25 % der Defäkationen
- weniger als 3 fühl- und messbare spontane Darmbewegungen/Woche
- kein/selten weicher, ungeformter Stuhl ohne Laxanzien möglich
- kein Reizdarmsyndrom vorhanden
  Gleichzeitig gilt als Kriterium, dass außer bei Gebrauch von Laxanzien kein weicher, ungeformter Stuhl abgesetzt wird und kein Reizdarmsyndrom vorliegt [35].

Beim **Säugling** ist eine echte Obstipation selten. Ein verzögerter oder fehlender Abgang von Mekonium kann auf eine Mukoviszidose, Fehlbildung des Magen-Darm-Trakts oder Störung in der Nervenversorgung hinweisen.

Bei **Klein- und Schulkindern** kommt eine nicht organisch bedingte Obstipation häufiger vor. Die Auslöser sind einseitige, ballaststoffarme Ernährung, Bewegungsmangel und geringe Flüssigkeitszufuhr. Psychische Ursachen wie Angst vor der Schule können ebenso dazu beitragen, eine Obstipation zu entwickeln.

Sofortmaßnahmen bei Obstipation

Wann immer der Verdacht auf eine Obstipation oder Obstipationsgefährdung besteht, ist die Stuhlentleerungsfrequenz zu überwachen und zu dokumentieren, um das Ausmaß der Obstipation festzustellen und ihre Folgen auf ein Minimum zu reduzieren. Eine enge Zusammenarbeit mit dem Arzt ist notwendig.

ACHTUNG

Akute Lebensgefahr besteht bei **Darmverschluss** *(Ileus)*. Zeichen dafür sind:

- Sehr schmerzhafte, kolikartige Bauchkrämpfe.
- Stuhl und Blähungen gehen nicht ab.
- Anfangs weicher, später bretthart gespannter, druckschmerzhafter Bauch.
- Erfolgt ein operativer Eingriff nicht rechtzeitig, kann es zum **Koterbrechen** *(Miserere)* kommen.
- Beim paralytischen Ileus fehlen die Darmgeräusche.

Bei Verdacht auf einen Ileus benachrichtigen die Pflegenden sofort den Arzt. Die betroffenen Person darf nichts mehr essen oder trinken; abführende Maßnahmen, z. B. Einläufe, sind kontraindiziert.

16.3 Risikofaktoren

Neben den oben genannten Ursachen spielen im pflegerischen Alltag weitere Faktoren eine Rolle für die Entwicklung einer Obstipation:

- **Altersbedingte Veränderungen** des Verdauungstrakts. Der Entleerungsreflex nimmt im Alter ab. So kann es sein, dass ältere Menschen die Füllung des Enddarms nicht wahrnehmen und der Entleerungsreiz sich nicht einstellt. Häufig benötigen die betroffenen Menschen ein höheres Stuhlvolumen im Darm, um den Reiz wahrzunehmen.
- **Nahrungskarenz.**
- Verminderte Flüssigkeitszufuhr oder verstärkte Flüssigkeitsausscheidung, weil eine **negative Flüssigkeitsbilanz** (▶ Kap. 5.5.2) zu Stuhlverhärtung führt.
- **Mangelnde Bewegung,** häufiges oder ständiges Sitzen oder Liegen wirken sich negativ auf die Darmperistaltik aus.
- Veränderung der **Umgebung** (ungewohnte Toilette) und der **Kost.**
- **Zeitmangel** der Pflegenden kann auf zu pflegende Menschen, die Unterstützung benötigen, obstipierend wirken.
- **Scham,** besonders wenn das Steckbecken oder der Toilettenstuhl verwendet werden muss.
- Missbrauch von Abführmitteln, weil **Laxanzien** eine Hypokaliämie *(Kaliummangel)* auslösen können, die zu einem Spannungsverlust der Darmwand führt.
- **Schwache Bauchmuskulatur,** die bei der physiologischen Bauchpresse das Austreten des Stuhls nicht ausreichend unterstützt.
- Veränderungen der **psychischen Verfassung,** z. B. bei Depressionen, Psychosen, Demenz, Stress, Unruhe, Sorgen.
- **Schmerzen,** z. B. nach operativen Eingriffen.

Gefährdete zu pflegende Menschen können anhand der oben genannten Ursachen und Risikofaktoren oft schon im pflegerischen Aufnahmegespräch erkannt werden. Häufig melden sich zu pflegende Menschen mit (vermuteten) Problemen bei der Defäkation bei den Pflegenden. Ist das nicht der Fall, beobachten die Pflegenden die Stuhlganggewohnheiten sorgfältig und dokumentieren ihre Befunde.

16.4 Folgen

Eine chronische Obstipation beeinträchtigt das Wohlbefinden erheblich. Die Folgen der Obstipation können schwerwiegend sein:

- Harter Stuhl verursacht **Fissuren** *(kleine Einrisse)* in der Analregion, die die Obstipation verstärken, weil sie Schmerzen bei der Defäkation auslösen. Der Stuhlgang wird unterdrückt.
- Starkes Pressen kann Hämorrhoiden ausbilden.

16

- Die lange Kontaktzeit zwischen Darmschleimhaut und giftigen Nahrungsbestandteilen kann möglicherweise Dickdarmkrebs begünstigen.
- Harte Kotballen können die Darmwand schädigen, bis hin zur **Darmperforation** *(Durchbruch der Darmwand).*
- Chronische Obstipation begünstigt die Entstehung von **Divertikeln** *(Ausstülpungen der Darmwand).* Schwerwiegend können die Folgen sein, wenn sich Divertikel entzünden *(Divertikulitis).*
- Erhöhter Druck im Darm kann einen **Harnverhalt** provozieren.

16.5 Prophylaktische Maßnahmen

Menge und Häufigkeit der Ausscheidungen hängen von der Nahrungsmenge und -beschaffenheit ab. Beim normalen Stuhlgang entleert sich nur ein kleiner Dickdarmabschnitt. Die nächste natürliche Stuhlentleerung erfolgt erst, wenn dieser Abschnitt wieder gefüllt ist. **Laxanzien** leeren den gesamten Dickdarm oder sogar Teile des Dünndarms. Daher vergeht bis zum nächsten natürlichen Stuhlreflex mehr Zeit als gewohnt. Versuchen zu pflegende Menschen diese Zeit mit der Einnahme weiterer Laxanzien zu verkürzen, überfordern sie die Leistungsfähigkeit ihres Darms. Zusätzlich entziehen sie dem Körper durch den Laxanzien-Missbrauch Wasser und Kalium. Kaliummangel führt zur Verlangsamung der Darmperistaltik und kann zu lebensbedrohlichen Herzrhythmusstörungen führen.

Ohne die Mitarbeit des zu pflegenden Menschen und gegebenenfalls der pflegenden Angehörigen ist eine Obstipationsprophylaxe nicht durchführbar. Die Pflegefachpersonen klären deshalb intensiv über die Notwendigkeit prophylaktischer Maßnahmen auf und beziehen den zu pflegenden Menschen in die Planung ein.

16.5.1 Allgemeine Maßnahmen

Gestaltung der Umgebung

Um eine Obstipation zu verhindern oder zu beheben, ist es wichtig, die Lebensgewohnheiten des betroffenen Menschen zu berücksichtigen und seine Privat- und Intimsphäre zu wahren:

- Andere Personen bitten, vorübergehend das Zimmer zu verlassen; wenn das nicht möglich ist, Sichtschutz aufstellen
- Zu pflegende Menschen, die in der Lage sind, einen Toilettenstuhl zu benutzen, zum Stuhlgang möglichst mit dem Stuhl über die Toilette oder zumindest ins Bad fahren
- Stress und Zeitdruck vermeiden
- **Gewohnheiten** berücksichtigen, z. B.:
  - Zufuhr von Speisen und Getränken, die ganz individuell die Verdauung fördern, z. B. ein Glas lauwarmes Leitungswasser, Zuckerwasser oder eine Tasse Kaffee auf nüchternen Magen

- Einhaltung eines festen Tagesablaufs und fester Zeitpunkte für den Stuhlgang, z. B. nach dem Frühstück, nach dem Mittagessen, vor dem Schlafengehen
- Lesen der Tageszeitung, eines Buchs, Hören von Musik auf der Toilette
- Benutzung von gewohntem Toilettenpapier
- Definierte Verweildauer auf der Toilette

Ernährung

Häufig entsteht eine Obstipation durch die **Umstellung der Ernährung** nach Einweisung in die Klinik oder Umzug in eine Pflegeeinrichtung. Die Nahrungsumstellung sollte deshalb so schonend wie möglich erfolgen und in enger Zusammenarbeit mit dem zu pflegenden Menschen und der Küche erfolgen.

Ballaststoffe

Bei der Obstipationsprophylaxe spielt die ballaststoffreiche Ernährung eine entscheidende Rolle (▸ Abb. 16.1).

Wichtige **Ballaststoffe** sind:

- **Zellulose** kommt vor allem in Obst und Gemüse vor. Zellulose bindet sehr viel Wasser, erhöht das Stuhlvolumen und verkürzt die Darmpassage des Speisebreis.

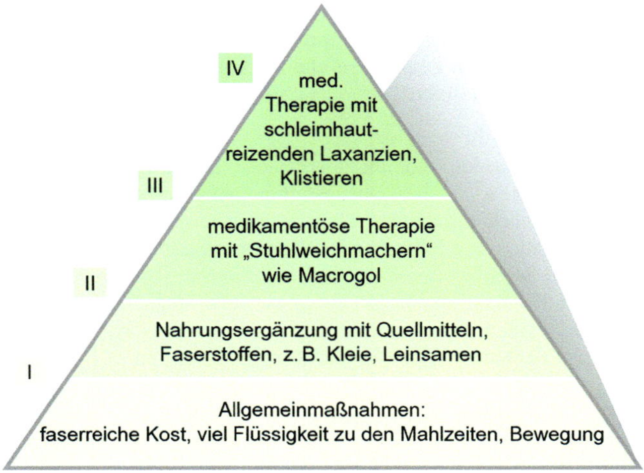

Abb. 16.1 Die Obstipationsbehandlung beginnt bei der ersten Stufe. Bei Bedarf wird ihre Intensität durch die höheren Stufen gesteigert. Beim Wechsel auf eine höhere Ebene bleiben die Maßnahmen der darunterliegenden Stufen gültig. [A300]

- **Hemizellulose** kommt vor allem in Getreide vor. Sie wirkt ähnlich wie die Zellulose.
- **Pektin** ist vor allem in Beeren-, Stein- und Kernobst enthalten. Es quillt und bildet im Darm Gelee, durch das sich die Gleitfähigkeit des Stuhls verbessert und das Stuhlvolumen erhöht.

Anzustreben ist somit eine Ernährung mit viel pektin- und faserreichem Obst, Gemüse und mit Vollkornprodukten. Diese kann bei Bedarf durch zellulosereiche Zwischenmahlzeiten wie Müsli, Joghurt oder Kefir mit Leinsamen, Weizenkleie oder Flohsamen und durch Trockenobst ergänzt werden.

ACHTUNG

Faserreiches Obst und Gemüse, Samen und Trockenobst muss mit viel Flüssigkeit aufgenommen werden, da sonst der gegenteilige Effekt eintreten kann und eine Obstipation oder sogar ein Ileus gefördert wird.

Wenn der zu pflegende Mensch bereit ist, seine Ernährung umzustellen, sollte der Wandel von einer gegebenenfalls ballaststoffarmen zu einer ballaststoffreichen Kost **schrittweise** erfolgen, da ansonsten Blähungen oder krampfartige Bauchschmerzen auftreten können.
Auch bei Kaustörungen, fehlenden Zähnen, schlecht sitzenden Zahnprothesen oder Erkrankungen der Mundhöhle kann die Umstellung schwer fallen. Es ist daher wichtig, verschiedene Angebote zu unterbreiten, aus denen der zu pflegende Mensch auswählen kann. Die Sanierung des Gebisses oder Anpassung der Zahnprothese wird gemeinsam mit dem zu pflegenden Menschen besprochen und die notwendigen Termine durch die Pflegenden koordiniert.

Flüssigkeitszufuhr

Der Flüssigkeitszufuhr kommt überragende Bedeutung in der Obstipationsprophylaxe zu. Bei Obstipationsneigung sollten zu pflegende Menschen täglich mindestens 2 l Flüssigkeit aufnehmen, sofern keine Kontraindikationen, z. B. Herz- oder Niereninsuffizienz, bestehen.
Wenn zu pflegende Menschen ballaststoffreiche Lebensmittel wegen Zahn- und Kaueinschränkungen ablehnen, ist es möglich, die Verdauung mit Gemüsesäften, Sauerkrautsaft, frisch gepressten Obstsäften, Buttermilch oder Kefir anzuregen oder Vollkornbrei zu reichen.

16.5.2 Spezielle Maßnahmen

Selbstständige Förderung der Darmbewegung

Jede Art körperlicher Bewegung fördert die Darmmotorik *(Peristaltik)*. Ein mobiler Darm befördert den Speisebrei schneller und sorgt dafür, dass dem Stuhl nicht zu viel Wasser entzogen wird. Es ist also wichtig, die **Mobilität** des zu pflegenden Menschen zu erhalten bzw. zu **erhöhen.** Spezielle Übungen können die **Bauchmuskulatur** trainieren und damit die beim Abführen erforderliche **Bauchpresse** kräftigen. Geeignete Bewegungsformen sind z. B.:

- **Gehen und Treppensteigen**
- **Spaziergänge** im Freien
- Einfache **Bewegungsübungen:**
  - *Bauchschnellen:* beim Einatmen Bauch einziehen, dann ruckartig nach vorn schnellen lassen und dabei ausatmen. Diese Übung kann beliebig oft durchgeführt werden oder zehnmal vor der geplanten Darmentleerung.
  - *Bauchpresse:* Bauch kräftig einziehen, bis zehn zählen und dann langsam entspannen. Diese Übung kann dreimal täglich mit jeweils fünf Wiederholungen durchgeführt werden.
  - *Knieheben im Sitzen oder Liegen:* einen Oberschenkel mit gebeugtem Unterschenkel so hoch wie möglich anziehen, kurz halten und langsam zurückbewegen; rechts und links jeweils zehnmal wiederholen.

Weitere physikalische Maßnahmen zur Anregung der Peristaltik:

- Heißes **Duschen.** Brausekopf ca. 10 cm von der Bauchdecke entfernt halten und kleine Kreise über den Bauch ziehen, am rechten Unterbauch beginnen und dem Verlauf des Dickdarms folgen. Diese Prozedur kann mehrfach wiederholt werden. Vorher ist die Wassertemperatur mit dem zu pflegenden Menschen abzusprechen.
- Rhythmische **Bauchmassage.** Der zu pflegende Mensch nimmt eine entspannte Sitzhaltung ein. Er legt seine Hände so auf den Bauch, dass sich die Finger im Bereich des Nabels mit etwa 10 cm Abstand gegenüberliegen; Bauchdecke mit den Fingern leicht eindrücken und loslassen; möglichst angenehmen Rhythmus finden.

Die Übungen darf der zu pflegende Mensch nur durchführen, wenn keine Kontraindikationen vorliegen.

Förderung der Darmbewegung durch Pflegende

Kolonmassage

Die **Kolonmassage** regt Darmbewegungen an. Sie darf nicht bei Entzündungen, Tumoren im Bauchraum, Durchfall oder Darmverschluss angewendet werden.

Vorbereitung:

- Günstigster Zeitpunkt: frühestens eine Stunde nach der letzten und spätestens eine Stunde vor der nächsten Mahlzeit
- Zu pflegende Person bitten, die Blase zu entleeren, eventuell unterstützen

Durchführung (▶ Abb. 16.2):

- An die rechte Seite der entspannt liegenden Person stellen
- Rechte Hand auf Punkt 1 legen und mit der linken Hand beschweren
- Mit kreisenden Bewegungen die fünf Punkte im Uhrzeigersinn insgesamt 5 Minuten lang massieren, bei jeder Einatmung einen

16

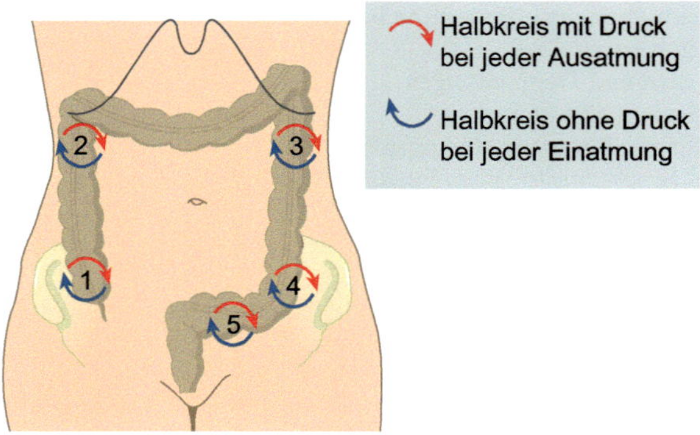

Abb. 16.2 Kolonmassage [L138]

Halbkreis ohne Druck, bei jeder Ausatmung einen Halbkreis mit Druck (der Druck kommt von der linken Hand) in Richtung der physiologischen Peristaltik ausführen (bei schneller und flacher Atmung nur bei jedem zweiten Atemzug massieren)

- Zwischen den Punkten fortlaufend massieren, nach jedem Kreis ein Stück weiter ansetzen
- Ab Punkt 3 auf die linke Bauchseite wechseln
- Keinen Druck gegen die physiologische Peristaltik ausüben, deshalb:
  - Mit Druck in Peristaltikrichtung massieren
  - Mit der massierenden Hand nicht senkrecht drücken, sondern schräg in Richtung der Peristaltik. Senkrechter Druck → Ausbreitung in beide Richtungen
  - Bauchmassage bei **Babys und Kleinkindern:** Mischung aus Basisöl (Sesam- oder Mandelöl) und 1–2 Tropfen Lavendelöl anwärmen und in kreisenden Bewegungen um den Bauchnabel einmassieren oder auf einen mit Wasser angewärmten Waschlappen 1–2 Tropfen Ingweröl geben, einige Minuten auf dem Bauch liegen lassen und dann im Uhrzeigersinn massieren [36]

ACHTUNG

Die Kolonmassage darf nicht schmerzhaft sein.

Flankenwackeln

Flankenwackeln regt die Dickdarmmotorik an und entspannt die Bauchdecke.

Durchführung: Die beiden angewärmten Hände werden auf Taillenhöhe unter die Flanken (seitliche Bauchregion) geschoben. Nun werden die Hände rhythmisch und locker bewegt und die Bauchdecke damit zum

Wackeln gebracht. An jeder Seite wird die rhythmische Bewegung 3–5 Minuten durchgeführt [37].

Baucheinreibung

Eine **Baucheinreibung** regt die Darmperistaltik an und wirkt sich bei Blähungen wohltuend aus.

Durchführung: Die Hände der Pflegenden liegen rechts und links neben dem Nabel. Sie bewegen sich entsprechend dem Dickdarmverlauf im Uhrzeigersinn kreisförmig um den Nabel. Die linke Hand beschreibt einen ganzen Kreis, die rechte Hand vom linken Beckenkamm über die Schambeinmitte hinaus einen Halbkreis. Im Bereich der Magengrube *(Sonnengeflecht)* ist jeder Druck zu vermeiden. Die Bauchhaut darf sich nicht in Falten verschieben. Eine Kreisbewegung dauert ungefähr einen langsamen Atemzug. Die Einreibung nimmt etwa zwei Minuten in Anspruch.

Merke

Die Verwendung von ätherischen Ölen kann die Wirkung einer Baucheinreibung verstärken. Die Pflegenden bedenken, dass ausschließlich Öle in guter Qualität (z. B. aus der Apotheke) zu verwenden sind. Zudem können Menschen allergisch auf die Inhaltsstoffe reagieren. Deshalb ist es ratsam, vor der Anwendung zuerst einen Kontakttest durchzuführen, bei dem das Öl auf ein kleines Hautareal aufgetragen wird. Wenn sich an dieser Stelle Hautirritationen zeigen, z. B. Rötung, Juckreiz, kommt das Öl nicht zur Anwendung. Zudem sollte der Duft des ätherischen Öls für den zu pflegenden Menschen angenehm sein. Die Anwendung ätherischer Öle erfordert eine Rücksprache mit dem behandelnden Arzt. Gegen Verstopfung und Blähungen wirken insbesondere:

- Melisse
- Majoran
- Kamille
- Kümmel
- Anis
- Fenchel
- Lavendel
- Kreuzkümmel

Die Pflegende mischt ca. ½ Teelöffel des ätherischen Öls mit 20 ml kaltgepresstem Olivenöl und erhält so eine Mischung, die gegebenenfalls für mehrere Anwendungen reicht. Diese Mischung ist mehrere Tage lang haltbar, wenn sie in einem verschließbaren Fläschchen aus dunklem Glas aufbewahrt wird. Im Handel sind auch gebrauchsfertige Ölmischungen erhältlich.

Schmerzen vermeiden

- Bei vorangegangenen Bauchoperationen und wenn während der Bauchpresse Schmerzen bestehen, leitet die Pflegefachperson den zu pflegenden Menschen an, während des Stuhlgangs von außen einen **Gegendruck** auszuüben.
- Durch **veränderte Ernährung** kann für weichen Stuhl gesorgt werden.
- Bei Erkrankungen im Analbereich mit schmerzhafter Defäkation, z. B. bei Hämorrhoiden oder Analfissuren:
  - **Vor** der geplanten Darmentleerung ein Sitzbad in Kamillelösung durchführen oder nach ärztlicher Anordnung schmerzstillende oder entzündungshemmende Zäpfchen verabreichen, z. B. Faktu®
  - Anus mit Gleitmittel oder Vaseline einreiben, wirkt gleichzeitig stimulierend auf den Defäkationsreflex
  - **Nach** jedem Stuhlgang Analregion waschen und mit einer Wund- und Heilsalbe, z. B. Bepanthen®, eincremen
  - Kalte, feuchte Umschläge wirken abschwellend und lindern die Schmerzen nach der Defäkation

16.6 Weitere Prophylaxen im Kontext der Obstipation

Die im Rahmen anderer Prophylaxen (Dekubitus-, Kontrakturen-, Pneumonie- und Thromboseprophylaxe) durchgeführte Mobilisation unterstützt auch die Obstipationsprophylaxe, da körperliche Bewegung die Darmperistaltik anregt.

Verwirrtheitsprophylaxe

Bei Verletzung der Darmschleimhaut durch harten Stuhl können Bakterien in den Blutkreislauf gelangen und schwere Verwirrtheitszustände auslösen (▶ Kap. 22.1).

Intertrigo- und Dekubitusprophylaxe

Ständige Schmierstühle können in der Analfalte eine Intertrigo (▶ Kap. 13.5) und am Kreuzbein einen Dekubitus (▶ Kap. 6.5.1) begünstigen.

Dehydratationsprophylaxe

Flüssigkeitsmangel kann die Geschmeidigkeit des Stuhls negativ beeinflussen und somit eine Obstipation hervorrufen (▶ Kap. 5.2).

17 Pneumonie

Definition

Pneumonie *(Lungenentzündung)*: Entzündung des Lungenparenchyms durch allergische, physikalisch-chemische oder infektiöse Ursachen.

17.1 Entstehung

Nach der zeitlichen Abfolge können folgende Pneumonien unterschieden werden:

- **Primäre Pneumonien** treten ohne Vorerkrankung bei zuvor gesunden Menschen auf.
- **Sekundäre Pneumonien** können als Folge von Vorerkrankungen, z. B. Bronchitis, Herzinsuffizienz, Karzinom, auftreten.

Nach den anatomischen Strukturen werden Pneumonien wie folgt unterschieden:

- **Lobärpneumonie,** bei der ein kompletter Lungenlappen betroffen ist. Häufigste Erreger sind Streptococcus pneumoniae und Staphylococcus aureus. Tritt vor allem bei Kindern auf.
- **Bronchopneumonien** sind herdförmige Entzündungen, die Bronchiolen und das umgebende Gewebe betreffen.
- **Interstitielle Pneumonien** erstrecken sich in erster Linie auf das Lungeninterstitium *(Zwischengewebe)* und nur in geringem Maß auf den Alveolarraum; häufigste Form der Pneumonie bei immungeschwächten Menschen, z. B. aufgrund von Aids oder immunsuppressiver Therapie.
- **Pleuropneumonien** betreffen neben der Lunge auch die Pleura *(Pleuritis)*.

In Abhängigkeit von den Symptomen unterscheidet man zusätzlich zwischen **typischen** (akut einsetzenden) und **atypischen** Pneumonien, bei denen die Krankheitszeichen langsam und durch für Pneumonien untypische Bakterien entstehen. Bei Menschen mit Aids kommt vor allem die Pneumonie durch den Pilz *Pneumocystis jirovecii* (früher *Pneumocystis carinii* genannt) vor.

Weiterhin können Pneumonien nach ihrer Ätiologie unterteilt werden:

- **Ambulant erworbene Pneumonie:** außerhalb von medizinischen Einrichtungen erworbene Pneumonie

- **Nosokomial erworbene Pneumonie:** Pneumonie, die im zeitlichen Zusammenhang mit dem Aufenthalt in einer medizinischen Einrichtung, z. B. Krankenhaus, erworben wird

Eine Sonderform ist die **Neugeborenenpneumonie.** Die Entstehung der Pneumonie steht entweder in direktem Zusammenhang mit der Geburt durch Erreger aus dem Geburtskanal oder auf der Neugeborenenstation oder tritt isoliert etwa sieben Tage nach der Geburt, besonders bei beatmeten Neugeborenen auf. Meistens entstehen diese Pneumonien durch Streptokokken, Staphylokokken, E. coli oder Klebsiellen [38].

17.2 Klinisches Erscheinungsbild

Bei einer **typischen Pneumonie,** die überwiegend durch bakterielle Erreger, z. B. Pneumokokken, Streptokokken, Staphylokokken, verursacht wird, entwickelt sich innerhalb von 12–24 Stunden ein schweres Krankheitsbild. Die Erkrankten haben plötzlich hohes Fieber und oft Schüttelfrost. Gleichzeitig tritt Husten auf. Nach kurzer Zeit fördern die Betroffenen eitriges, gelbliches oder grünes Sputum. Blutbeimengungen können den Auswurf rotbraun färben. Oft klagen Erkrankte über Atemnot *(Dyspnoe)* und Schmerzen beim Atmen *(pleuritischer Schmerz)*. Auffallend ist ein süßlicher oder übelriechender Mundgeruch *(Foetor ex ore)*. Einige Erkrankte atmen schnell und flach, wobei die Nasenflügel sich deutlich bewegen *(Nasenflügeln)* und die betroffene Brustkorbhälfte sichtbar weniger an der Atmung teilnimmt *(Schonatmung)*. Manchmal tritt eine Zyanose auf.

17

Atypische Pneumonien sind oft durch Chlamydien, Mykoplasmen, Legionellen oder Viren verursacht. Sie beginnen langsam und uncharakteristisch mit trockenem Husten und Fieber, das meist unter 39 °C liegt. Das Allgemeinbefinden ist anfänglich nur mäßig beeinträchtigt.

ACHTUNG

In höherem Lebensalter sind die Krankheitszeichen auch bei schweren Pneumonien oft nur gering ausgeprägt. Alarmzeichen für eine Pneumonie bei alten Menschen sind z. B.:

- Abgeschlagenheit
- Appetitlosigkeit
- Atemabhängige Schmerzen
- Eventuell Abhusten von Sputum

Bei **Säuglingen** kann eine **Bronchiolitis** (viral bedingte Entzündung der kleinen Luftwege, begleitet von Giemen) rasch zu einer Pneumonie führen oder wie diese anmuten. Symptomatisch können Dyspnoe, schnelles Atmen, Husten, feuchte Rasselgeräusche und Giemen auftreten. Bei Säuglingen unter sechs Monaten kann es zur Apnoe kommen. Wichtig sind eine ausreichende Flüssigkeitszufuhr und Sauerstoffgabe.

17.3 Risikofaktoren

Gesunde Menschen wechseln ihre Körperhaltung regelmäßig und belüften so abwechselnd unterschiedliche Lungenabschnitte. In Seitenlage ist z. B. der jeweils oben liegende Lungenflügel besser mit Sauerstoff versorgt. Bei Müdigkeit löst das Atemzentrum Gähnen und tiefes Seufzen aus und bringt so (vor einer längeren Phase geringer Belüftung) alle Lungenanteile zur Entfaltung. Solche automatisch ablaufenden Mechanismen entfallen bei bettlägerigen Menschen. Durch Bewegungseinschränkung sind bettlägerige Menschen nicht in der Lage, wechselnde Partien des Brustkorbs zu entlasten. Deshalb bleiben über zu lange Zeit weitgehend die Lungenabschnitte, die sich nahe der Auflagefläche im unten liegenden Teil des Brustkorbs befinden, minderbelüftet. Bettruhe und Mobilitätseinschränkung vermindern gegebenenfalls das Atemminutenvolumen deutlich. Die Brustatmung verstärkt diese Tendenz.

Folge ist, dass die Alveolen *(Lungenbläschen)* kollabieren und sich ihre Wände aneinanderlegen *(Atelektasen)*. Damit ist ein idealer Nährboden für Bakterien geschaffen.

Zusätzlich begünstigen eine aus der Minderbelüftung resultierende Mangeldurchblutung sowie ein Bronchialsekretstau die Entstehung einer Infektion, die lebensbedrohliche Folgen haben kann.

Von einer ausreichenden Durchblutung hängt auch die Abwehrfunktion der Lunge ab. Der Blutstrom

- bringt Zellen und Wirkstoffe der Immunabwehr an ihren Wirkort, z. B. Granulozyten, Immunglobuline,
- er entfernt Gewebetrümmer und
- transportiert chemische Signale über das Eindringen von Keimen, die weitere Abwehrmaßnahmen auslösen.

17

Risikofaktoren einschätzen

Außer durch Immobilität steigt das Risiko einer Atembeeinträchtigung durch weitere Faktoren:

- **Atemstörungen,** z. B. durch:
  - Schädigung des Atmungssystems aufgrund chronischer Atemwegserkrankungen
  - Oberflächliche Atmung aufgrund von Schmerzen, Angst, Depression, Medikamenteneinnahme
  - Mangelnde natürliche Reinigung der Atemwege, z. B. bei Tracheostoma
  - Unsachgemäße Positionierung, die die Atembewegungen des Brustkorbs einschränkt
  - Lähmungen
- **Schluckstörungen** *(Dysphagien)*
- **Linksherzinsuffizienz**
- Zerstörung der natürlichen Mundflora bei falscher oder **mangelnder Mundpflege** (▸ Kap. 15.5.1)

- **Verminderte Immunabwehr,** z. B. nach Operationen, bei immunsuppressiver Therapie oder infektiösen Vorerkrankungen
- **Störungen im Atemzentrum**

Zur Einschätzung der Pneumoniegefährdung ist in der pflegerischen Praxis die Atemskala nach Bienstein ([39], ▶ Tab. 17.1) geeignet. Dieses Assessment-Instrument ist wissenschaftlich nicht validiert. Seine Anwendung schärft jedoch den Blick für die Pneumoniegefährdung des betroffenen Menschen. Je mehr Punkte eine Person auf der Atemskala erreicht, desto höher ist ihr Risiko, eine Pneumonie zu erwerben.

Tab. 17.1 Atemskala nach Bienstein [39]

			Punkte
Bereitschaft zur Mitarbeit	0	kontinuierliche Mitarbeit	
	1	Mitarbeit nach Aufforderung	
	2	nur nach Aufforderung	
	3	keine	
Vorliegende Atemwegserkrankungen	0	keine	
	1	leichter Infekt im Nasen-/Rachenraum	
	2	Bronchialinfekt	
	3	Lungenerkrankung	
Frühere Lungenerkrankungen	0	keine	
	1	leichte, z. B. bronchopulmonale grippale Infekte	
	2	schwere Verläufe	
	3	schwere Lungenerkrankung mit bleibender Atemfunktionseinschränkung	
Immunschwäche	0	keine	
	1	leicht (z. B. lokale Infektion)	
	2	erhöht	
	3	völlig	

17

Tab. 17.1 Atemskala nach Bienstein [39] *(Forts.)*

			Punkte
Raucher/Passivraucher	0	Nichtraucher, geringfügiges Passivrauchen	
	1	pro Tag 6 leichte Zigaretten*	
	2	pro Tag 6 starke Zigaretten oder regelmäßiges Passivrauchen (z. B. rauchender Partner)	
	3	intensives Rauchen, mehr als 6 starke Zigaretten, ständiger passiver Rauchkonsum	
Schmerzen	0	keine	
	1	leichte Schmerzen, Dauerschmerzen	
	2	mäßige atmungsbeeinflussende Schmerzen	
	3	starke atmungsbeeinflussende Schmerzen	
Schluckstörungen	0	keine	
	1	bei flüssiger Nahrung	
	2	bei breiiger Nahrung	
	3	komplette Schluckstörungen, auch beim Schlucken von Speichel	
Manipulative orotracheale Maßnahmen	0	keine	
	1	Pflegemaßnahmen, z. B. Nasen- und Mundpflege	
	2	oronasale Absaugung	
	3	orale/nasale/endotracheale Absaugung ohne oder mit liegendem Tubus	

17

Tab. 17.1 Atemskala nach Bienstein [39] *(Forts.)*

			Punkte
Mobilitätseinschränkung	0	keine	
	1	eingeschränkte Mobilität, durch Gehhilfen kompensierbar	
	2	hauptsächlich Bettruhe	
	3	völlige Einschränkung	
Beruf	0	kein lungengefährdender Beruf	
	1	Arbeit in lungengefährdendem Beruf für 1–2 Jahre	
	2	für 2–10 Jahre	
	3	>10 Jahre	
Intubationsnarkose, Beatmung	0	in den zurückliegenden 3 Wochen keine	
	1	kurze Intubationsnarkose (<2 Stunden)	
	2	lang dauernde Intubationsnarkose (>2 Stunden)	
	3	mehrere Intubationsnarkosen oder >12 Stunden Beatmung	
Bewusstsein	0	keine Einschränkung	
	1	leichte Einschränkung (reagiert auf Ansprache folgerichtig)	
	2	reagiert auf Ansprache nicht folgerichtig	
	3	keine Reaktion	

Tab. 17.1 Atemskala nach Bienstein [39] *(Forts.)*

			Punkte
Atemanstrengung	0	Zwerchfell- und Thoraxatmung ohne Anstrengung	
	1	Zwerchfell- und Thoraxatmung mit Anstrengung	
	2	Zwerchfell- und Thoraxatmung mit großer Hilfestellung	
	3	keine Zwerchfell- und Thoraxatmung möglich	
Atemfrequenz	0	14–20 Atemzüge/Minute	
	1	unregelmäßige Atmung	
	2	regelmäßige bradypnoische oder tachypnoische Atmung	
	3	regelmäßige, sehr tiefe oder auch oberflächliche Atemzüge oder zwischen tachypnoisch und bradypnoisch wechselnde Atmung	
Atemdepressive Medikamente	0	keine	
	1	unregelmäßige Einnahme, geringe Atemdepression	
	2	regelmäßige Einnahme, mäßige Atemdepression	
	3	regelmäßige Einnahme spezifisch atemdepressiver Medikamente (z. B. Opiate, Barbiturate)	
Summe			

Bewertung
- 0–6 Punkte = nicht gefährdet
- 7–15 Punkte = gefährdet
- 16–45 Punkte = hochgradig gefährdet, manifeste Atemstörung

* Seit Inkrafttreten des Gesetzes zur Umsetzung der Richtlinie über Tabakerzeugnisse und verwandte Erzeugnisse vom 4. April 2016 dürfen Nikotin- und Kondensatwerte nicht mehr auf den Verpackungen ausgewiesen werden.

17

17.4 Folgen

Bei Menschen, die vor der Entstehung der Pneumonie gesund waren **(primäre Pneumonie),** ist die Prognose einer bakteriellen oder viralen Pneumonie meist gut. Bei einer **sekundären Pneumonie,** die aufgrund einer bestehenden Herz-Lungen-Erkrankung oder einer Immunschwäche entstehen können, sind Komplikationen häufiger. Hierzu gehören respiratorische Insuffizienz, Lungenabszess *(eitrige Einschmelzung von Lungengewebe),* Pleuraerguss und Pleuraempyem *(eitriger Pleuraerguss),* Herzinsuffizienz, Kreislaufsymptome bis hin zum Schock, Thrombosen mit Thromboemboliegefahr und systemische Erregerausbreitung (z. B. mit Meningitis).

17.5 Prophylaktische Maßnahmen

Auch wenn sich der Begriff **Pneumonieprophylaxe** streng genommen nur auf die Gefahr einer Lungenentzündung begrenzt, umfasst er alle Maßnahmen, mit denen Pflegende sämtliche Atembeeinträchtigungen erkennen und zu verhüten suchen.

17.5.1 Allgemeine Maßnahmen

17

Pneumonieprophylaxe ist eine Aufgabe aller Mitglieder des therapeutischen Teams, die den zu pflegenden Menschen betreuen. Einige Maßnahmen, z. B. Inhalationen mit Medikamenten, Sauerstoffgabe, Absaugen und Einreibungen, bedürfen der ärztlichen Anordnung. Physio- und Ergotherapeuten schulen die Erkrankten in Atemübungen und Mobilisationstechniken. Pflegende führen wesentliche Teile der Pneumonieprophylaxe durch, z. B. während der Mobilisation oder durch atemstimulierende Einreibung (ASE).

Alle Maßnahmen verfolgen die vier LISA-Ziele (▶ Abb. 17.1):

- **L**ungenbelüftung verbessern
- **I**nfektion vermeiden
- **S**ekret verflüssigen, lösen und entleeren
- **A**spiration vermeiden (▶ Kap. 3.5)

Bei **unreifen Frühgeborenen** bedeutet LISA: *less invasive surfactant application* und meint damit die Gabe von Surfactant [40], einem Faktor, der verhindert, dass die Alveolen bei der Ausatmung kollabieren. Surfactantmangel kann zum Atemnotsyndrom bis hin zum Atemstillstand führen.

Mobilisation

Eine unspezifische Möglichkeit und die beste Maßnahme der Pneumonieprophylaxe ist die körperliche **Mobilisation.** Jede Form der Bewegung verstärkt und vertieft die Atmung und hilft, alle Lungenabschnitte zu belüften. Körperliche Aktivität fördert die Sekretlösung und den Transport des Bronchialschleims.

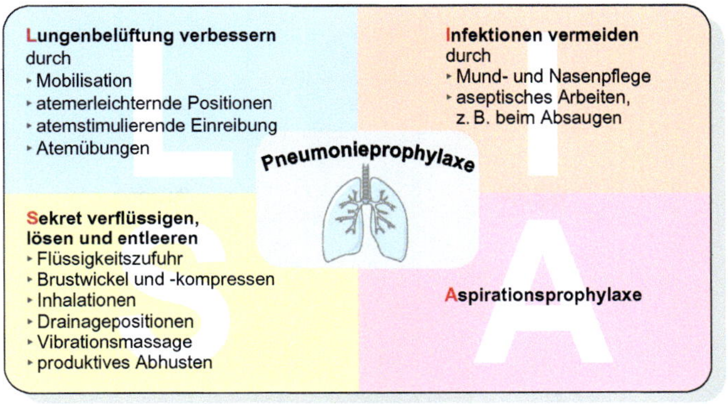

Abb. 17.1 LISA-Ziele und -Maßnahmen zur Pneumonieprophylaxe im Überblick [L138]

17.5.2 Spezielle Maßnahmen

Atemübungen

Atemübungen *(Atemgymnastik)* helfen, alle Lungenabschnitte zu belüften und eine physiologische Atemtechnik, z. B. die Bauch- und Flankenatmung (▶ Abb. 17.2), auch über die eigentliche Übungszeit hinaus, anzuwenden. Durch ein regelmäßiges, länger andauerndes Training werden auch die natürlichen Selbstreinigungsmechanismen der Atemwege aktiviert. Bei **chronischen Atemwegserkrankungen** können Atemübungen die Erkrankung positiv beeinflussen. Atemübungen können z. B. unter Anleitung erfahrener Pflegender (gegebenenfalls mit Atemtherapie-Ausbildung) oder Physiotherapeuten je nach körperlichen Kapazitäten des zu pflegenden Menschen mehrmals täglich durchgeführt werden.

Tiefe Ein- und Ausatmung

Tiefe, bewusste **Ein- und Ausatmung** hilft, die Belüftung aller Alveolen zu sichern. Mobile Menschen sorgen fortlaufend für eine gute Belüftung der Lunge, indem sie in unregelmäßigen Abständen bei verschiedenen Bewegungsabläufen tiefer einatmen.

Bettlägerige Menschen müssen zum tiefen Ein- und Ausatmen motiviert werden. Pflegende fordern sie auf, mehrmals täglich drei- bis fünfmal tief und langsam ein- und auszuatmen. Dies kann besonders gut durch z. B. Singen und Gähnen gelingen. Sauerstoffreiche Luft, z. B. bei geöffnetem Fenster oder Atemtraining im Freien, verbessert den Erfolg der Atemübungen erheblich.

17

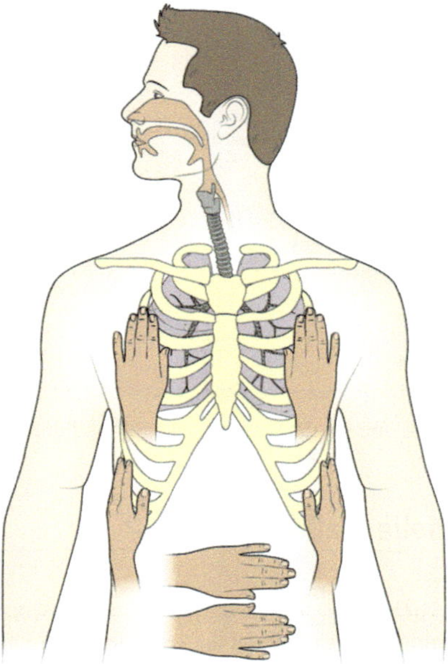

Abb. 17.2 Auflegen der Hände bei der Kontaktatmung [L264]

Kontaktatmung

Zur **Kontaktatmung** legen Pflegende ihre Hände auf den Brustkorb und den Bauch des zu pflegenden Menschen und bitten ihn, gezielt in diese Areale zu atmen (▶ Abb. 17.2). Diese Übung bewirkt eine gesteigerte Wahrnehmung der Atmung.

Je nachdem für welchen Atemtyp die betroffene Person sensibilisiert werden soll, wählen die Pflegenden unterschiedliche Kontaktflächen. Die Hände liegen

- zur Bauchatmung auf dem Bauch,
- zur Flankenatmung auf der Basis der Lungenflügel seitlich am Brustkorb,
- zur Brustatmung auf dem Brustkorb.

Die betroffene Person stellt sich während der Übung vor, gegen die Hände der Pflegenden zu atmen. Während der Ausatmung kann die Pflegende durch leichten Druck das Senken des Brustkorbs und Einziehen des Bauchs unterstützen. Diese Übung ist etwa zehn Atemzüge lang und mehrmals täglich durchzuführen. Kooperative zu pflegende Menschen können sie nach einigen Wiederholungen selbstständig ohne die Hände aufzulegen ausführen.

Atmen gegen Widerstand

Das **Ausatmen gegen einen Widerstand** führt zu einer vertieften Atmung, weil der Übende intensiv einatmet, um über genügend Kraft für die Ausatmung zu verfügen.
Die Pflegenden bitten die betroffene Person z. B.,

- einen Luftballon aufzupusten (kontraindiziert bei Hypertonie),
- Wattebällchen wegzupusten,
- mit einem Strohhalm in einem Wasserglas Blasen zu erzeugen oder auch Seifenblasen zu pusten.

Um eine Hyperventilation zu vermeiden, legt der zu pflegende Mensch zwischen den Übungen Pausen ein. Die Übungen eignen sich besonders gut für **demente Menschen,** die zu einem kontinuierlichen Atemtraining nur eingeschränkt in der Lage sind.
Mit solchen und ähnlichen Techniken, z. B. Tierstimmen nachahmen, singen, lachen oder Heißes kalt pusten, lässt sich die Atmung spielerisch und abwechslungsreich den ganzen Tag über trainieren.

ACHTUNG

Menschen mit Lungenemphysem sollen Atemübungen gegen Widerstand nur nach Rücksprache mit dem Arzt anwenden. Der erhöhte Druck in den Lungen kann zur Zerstörung weiterer Lungenbläschen führen und damit die Gasaustauschfläche verringern. Platzen große Emphysemblasen, gelangt gegebenenfalls Luft in den Spalt zwischen den Pleurablättern und verursacht einen Pneumothorax, bei dem der betroffene Lungenflügel kollabiert und nicht mehr für die Atmung zur Verfügung steht. In diesem Fall besteht ein Notfall!

17

Eine weitere, einfach durchzuführende Übung ist die **dosierte Lippenbremse** (▶ Abb. 17.3). Dazu atmet der zu pflegende Mensch mit geschlossenem Mund durch die Nase ein. Während der Ausatmung lässt er die Luft leicht und ohne Anstrengung zwischen den locker aufeinander liegenden Lippen geräuschlos entweichen. Dies erzeugt einen Widerstand, der den Druck in den Luftwegen künstlich erhöht, die Bronchiolen öffnet und den Widerstand in den tiefer gelegenen Atemwegen reduziert. Die Übung erleichtert die Ausatmung und verbessert die Lungenbelüftung.

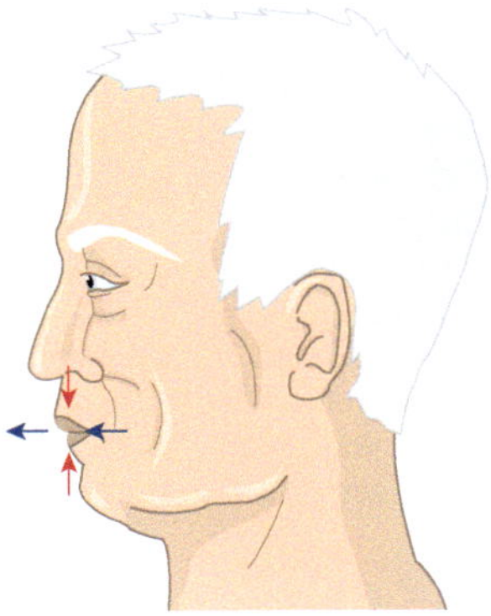

Abb. 17.3 Dosierte Lippenbremse [L138]

Der zu pflegende Mensch achtet darauf, ohne Druck auszuatmen und keine Geräusche zu erzeugen. Es geht darum, sich Zeit für den fließenden Atem zu nehmen.

ACHTUNG

Während der Übung überwachen Pflegende den zu pflegenden Menschen. Übersteigt die Atemfrequenz 24 Atemzüge/Minute, verfärbt sich die Haut zyanotisch oder fühlt sich die betroffene Person nicht wohl, ist die Übung sofort abzubrechen.

SMI-Atemtrainer

SMI-Atemtrainer *(Sustained Maximal Inspiration Trainer)* forcieren die langsame und vertiefte Einatmung. Es stehen flow- und volumenorientierte Geräte zur Verfügung.

- **Flow-orientierte Geräte:** Die Strömungsgeschwindigkeit der Einatemluft soll einen (Mediflo®) oder mehrere (Triflo®) Bälle im Gerät in der Schwebe halten.
- **Volumen-orientierte Geräte:** Das zu erreichende Ziel ist optisch markiert.

Bei geplanten **Operationen** beginnen die Pflegenden das Atemtraining mit dem zu pflegenden Menschen bereits vor dem Eingriff, da es betroffenen Personen in der postoperativen Phase erfahrungsgemäß schwerer fällt, neue Techniken zu erlernen. Zudem lernt die erkrankte Person so, ihre Atemleistung unter normalen Umständen, z. B. in Schmerzfreiheit, kennen. Dies motiviert sie, nach der Operation ihren Ausgangswert zu erreichen.

17

Atemübung mit einem flow-orientierten Gerät:

- Zu pflegenden Menschen informieren und bitten, sich zu setzen
- Nase mit Nasenklemme verschließen oder durch betroffene Person zuhalten lassen
- Zu pflegenden Menschen bitten auszuatmen
- Mundstück mit den Lippen fest umschließen lassen
- Anweisen, langsam und gleichmäßig einzuatmen, sodass der Ball steigt
- Ball 2–3 Sekunden in der Schwebe halten lassen
- Luft kurz anhalten lassen
- Gerät absetzen und langsam ausatmen lassen
- 8- bis 10-mal wiederholen, mehrmals täglich durchführen
- Erkrankten beim Abhusten des Sekrets unterstützen

SMI-Trainer sind Einmalartikel, die personengebunden eingesetzt werden.

VRP-Gerät

VRP-Geräte *(Flutter)* funktionieren über einen unterschiedlich hohen Atemwegswiderstand (**v**ario-**r**esistance-**p**ressure, kurz VRP). Dabei verlegt eine Kugel in einem Kunststoffstück den Atemweg, schafft also eine künstliche Enge, gegen die der Übende ausatmet.
Wie bei der dosierten Lippenbremse erhöht sich durch das Ausatmen gegen Widerstand der Druck in den Bronchiolen, beim Einatmen normalisiert er sich. Die dabei entstehenden Druckschwankungen versetzen die Luft in den Bronchiolen in Schwingungen. Diese Vibrationen, auch „endobronchiale Perkussion" genannt, lösen zähes Sekret von der Bronchialwand, sodass es leichter abgehustet werden kann. Angewendet wird das VRP-Gerät zur

- Lösung von Bronchialsekret, z. B. bei chronischer Bronchitis, Bronchiektasie und Mukoviszidose,
- Verhinderung eines Bronchialkollapses oder
- Dämpfung eines Hustenreizes.

Bevor der zu pflegende Mensch mit der Atemübung beginnt, erklären die Pflegenden die Funktion des Geräts und seinen Nutzen.

Durchführung

- Im Sitzen mit aufrechter Körperhaltung üben → größerer Bewegungsspielraum des Zwerchfells
- Mundstück fest mit den Lippen umschließen
- Tief durch die Nase einatmen
- Atem kurz anhalten, dann gleichmäßig in das Gerät ausatmen
- Ablauf 7-mal wiederholen, dann eine Pause von fünf Atemzügen einlegen, dann erneut sieben Atemzüge mit dem Gerät usw.
- Dauer eines Atemtrainings: 10 Min.; bei akuter Pneumoniegefahr stündlich wiederholen

Zur Reinigung kann man das Gerät auseinandernehmen, mit warmem Wasser abspülen, trocknen lassen und die Teile zusammenschrauben.

Atemerleichternde Positionen

Das Pneumonierisiko bettlägeriger, immobiler Menschen lässt sich durch regelmäßige Positionswechsel verringern, unter deren Einfluss nach und nach verschiedene Lungenabschnitte belüftet und gut durchblutet werden. Die in ▶ Tab. 17.2 beschriebenen atemerleichternden Positionen unterstützen die Belüftung und Entlastung der Lunge. Der zu pflegende Mensch wechselt mehrmals täglich zwischen den Positionen. Die Positionen sollen nicht mit Schmerzen verbunden sein. Insbesondere alte Menschen tolerieren Dehnpositionen meist nicht lange. Es genügt, sie für etwa 5–10 Minuten beizubehalten.

Tab. 17.2 Atemerleichternde Positionen zur wechselnden Unterstützung der Belüftung verschiedener Lungenabschnitte [L264, L138]

Positionstyp	Wirkung	Beschreibung
Oberkörperhochlagerung 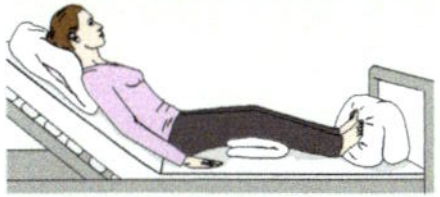	erleichtert Atmung, deshalb zur Anwendung bei Dyspnoe geeignet	• Oberkörper erhöht positionieren • Arme zur Unterstützung der Atemhilfsmuskulatur unterlagern; reduziert gleichzeitig den Druck auf die Sitzbeinhöcker • Einsatz einer Rolle unter den Oberschenkeln zur Entspannung der Bauchmuskulatur **Beachten:** • Dekubitusgefahr durch Scherkräfte, wenn Betroffener nach unten rutscht (vor allem am Kreuzbein) • Rutschbremse und Druckreduktion an den Fersen beachten • Position regelmäßig wechseln, da sie eine verminderte Belüftung der unteren Lungenabschnitte forciert

Tab. 17.2 Atemerleichternde Positionen zur wechselnden Unterstützung der Belüftung verschiedener Lungenabschnitte [L264, L138] *(Forts.)*

Positionstyp	Wirkung	Beschreibung
Seitenposition 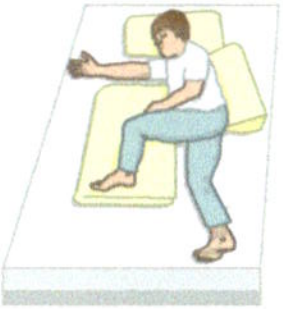 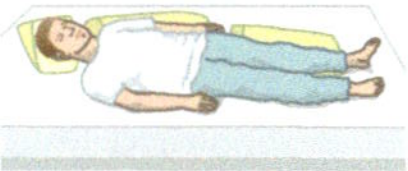 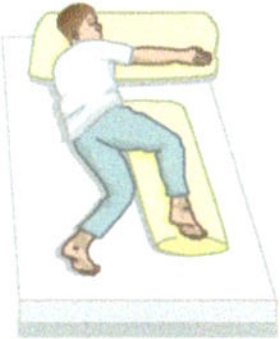	• Verhindert Sekretansammlung • Gute Belüftung des oben liegenden Lungensegments • Erleichtert Abhusten von Sekret	• Bei 90°-Position eventuell oben liegendes Bein anwinkeln lassen – oft genügt es, die betroffene Person in die 30°-Seitenlage zu bringen • Unten liegenden Arm ausstrecken • Eventuell Positionierungshilfsmittel verwenden • Seitenposition zweistündlich wechseln, damit alle Lungensegmente belüftet werden **Beachten:** • Hohe Druckbelastung in 90°-Position auf Hüfte, Brustkorb und Knöchel, deshalb bei Dekubitusgefährdung nach 30 Minuten Positionswechsel • Effektivität lässt sich steigern, wenn der obere Arm ebenfalls nach vorne und oben positioniert wird, sodass sich der Brustkorb zusätzlich dehnt

Tab. 17.2 Atemerleichternde Positionen zur wechselnden Unterstützung der Belüftung verschiedener Lungenabschnitte [L264, L138] *(Forts.)*

Positionstyp	Wirkung	Beschreibung
Halbmondposition in Rückenlage 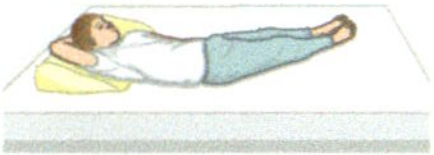	gute Belüftung der Lunge auf der gedehnten Seite durch Vergrößerung der Atemfläche	• Rückenlage: Eine Hand der betroffenen Person über den Kopf legen, die andere Hand und die gestreckten und geschlossenen Beine bewegen sich aufeinander zu • Positionierung so lange, wie es die betroffene Person toleriert, etwa 5–10 Minuten
Dreh-Dehnlage 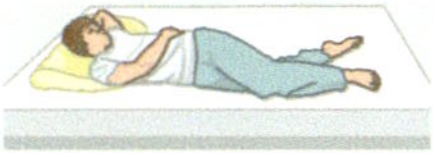	• Erleichtert die Atmung • Vergrößert die Atemfläche	• Betroffene Person in Seitenlage positionieren • Oben liegenden Arm unter den Kopf legen • Oberkörper so weit wie möglich auf den Rücken drehen, Beine bleiben in Seitenposition **Beachten:** • Tolerieren alte Menschen häufig nicht gut, nur für 5–10 Minuten anwenden • Nicht anwenden, wenn die betroffene Person Schmerzen hat, z. B. bei Wirbelsäulenerkrankungen, Arthrose, Osteoporose

Tab. 17.2 Atemerleichternde Positionen zur wechselnden Unterstützung der Belüftung verschiedener Lungenabschnitte [L264, L138] *(Forts.)*

Positionstyp	Wirkung	Beschreibung
A-Position 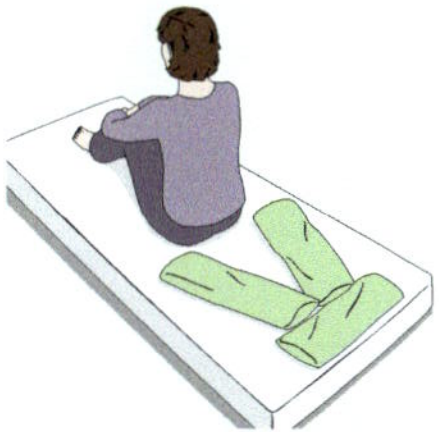	belüftet obere Lungenabschnitte (Lungenspitzen)	• Zwei leichte Kissen zu Schiffchen formen • Zeigen die Öffnungen der Schiffchen nach außen → Mikrobewegungen möglich • Schiffchen wie ein A unter den Rücken legen, sodass ihre Spitzen etwa in Höhe des Nackens enden • Wirbelsäule liegt frei, Arme auf zusätzlichen Kissen positionieren • Kann auch mit einer gerollten Decke oder „Schlange" durchgeführt werden • Zusätzliches Kissen unter den Kopf legen • Kissen unter Oberschenkel, Knie liegen in ca. 15°-Beugung • Druckreduktion an den Fersen beachten • 2- bis 3-mal täglich für ca. 30 Minuten
V-Position 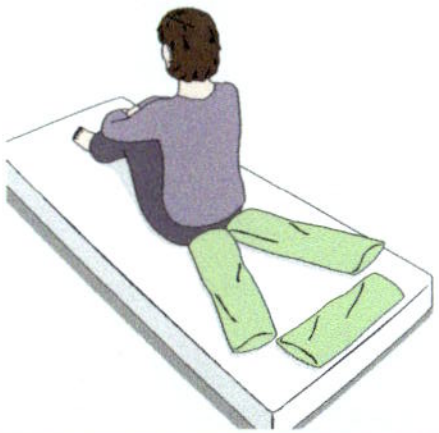	belüftet die Flanken	• Zwei leichte Kissen zu Schiffchen formen • Schiffchen wie ein V unter den Rücken legen, sodass die Spitze des V etwa in Höhe des Kreuzbeines endet • Teile der Wirbelsäule und Schulterblätter liegen frei • Zusätzliches Kissen unter den Kopf legen • 2- bis 3-mal täglich für ca. 15–30 Minuten • Kissen unter Oberschenkel, Knie liegen in ca. 15°-Beugung • Druckreduktion an den Fersen beachten **Beachten:** wegen hoher Druckbelastung im Kreuzbeinbereich nicht bei Dekubitusgefahr anwenden

17

Tab. 17.2 Atemerleichternde Positionen zur wechselnden Unterstützung der Belüftung verschiedener Lungenabschnitte [L264, L138] *(Forts.)*

Positionstyp	Wirkung	Beschreibung
T-Position 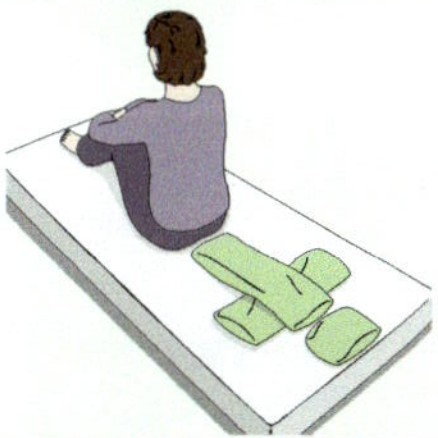	• Dehnt den Brustkorb und vergrößert die Atemfläche • Stützt Wirbelsäule und Schultern	• Zwei leichte Kissen zu Schiffchen formen • Betroffene Person in Rückenlage bringen • Schiffchen in T-Form unter den Rücken legen, sodass die Wirbelsäule und die Schultern unterstützt sind; Rippen liegen zur besseren Belüftung der Lunge frei • Zusätzliches Kissen unter den Kopf legen • Kissen unter Oberschenkel, Knie liegen in ca. 15°-Beugung • Druckreduktion an den Fersen beachten
I-Position 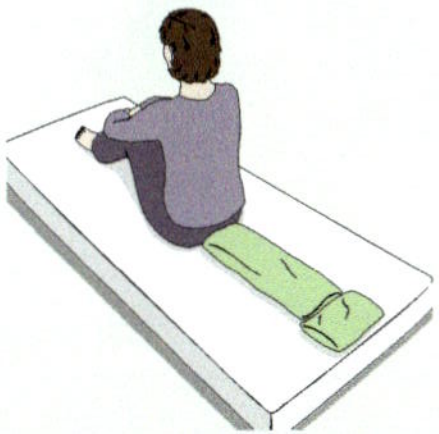	• Dehnt den Brustkorb und vergrößert die Atemfläche • Stützt die Wirbelsäule	• Ein Kissen zum Schiffchen formen • Betroffene Person in Rückenlage bringen • Schiffchen so unter den Rücken legen, dass die Wirbelsäule unterstützt ist • Sonst wie oben • Eignet sich besonders für kleine, schmale Menschen

Atemstimulierende Einreibung

Die **atemstimulierende Einreibung** (ASE) ist Bestandteil der *Basalen Stimulation®* und hilft zu pflegenden Menschen, sich intensiv auf ihre Atmung zu konzentrieren. Die Einreibung wirkt (bei korrekter Anwendung) beruhigend und fördert die Eigenwahrnehmung.

Vorbereitung

- **Pflegende:** Hände waschen, desinfizieren und anwärmen, möglichst ohne Handschuhe arbeiten
- **Raum:** eventuell lüften, für angenehme Raumtemperatur und Ruhe sorgen, eventuell Schild „Bitte nicht stören" anbringen
- **Zu pflegender Mensch:** informieren und bequem nach Wunsch positionieren, z. B. sitzend, in Bauch- oder Seitenlage; Rücken entkleiden
- **Material:** angewärmte unparfümierte Körperlotion oder Massageöl

Durchführung

- Lotion oder Öl in die Hände geben und auf den Rücken vom Nacken bis zum Kreuzbein auftragen.
- Mit beiden Händen in Kreisen unter leichtem Druck von den Schultern bis zum Kreuzbein einreiben, Wirbelsäule aussparen.
- Während der Ausatmung mit leichtem Druck abwärts streichen, während der Einatmung ohne Druck die Kreise schließen (▶ Abb. 17.4).
- Einreibung nicht an, sondern **mit** der betroffenen Person gemeinsam ausführen. Angestrebt ist ein Atemrhythmus von ca. 16–20 pro Minute, wobei die Ausatmung etwa doppelt so lang dauern soll wie die Einatmung.
- Sind die Hände am Kreuzbein angekommen, nicht beide Hände gleichzeitig lösen, sondern Körperkontakt halten und die Hände **nacheinander** zur Schulter führen.

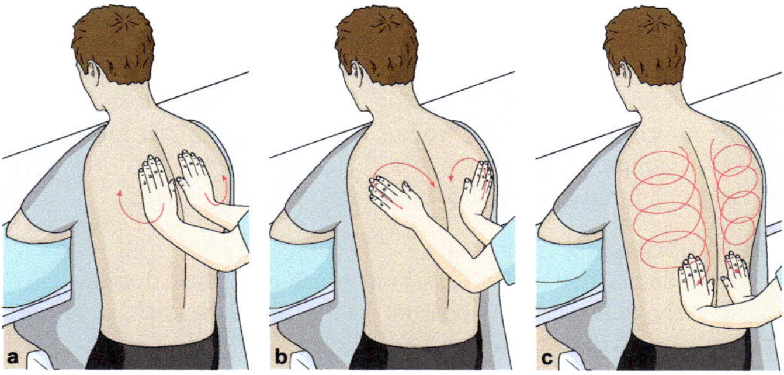

Abb. 17.4 Bewegungsmuster der atemstimulierenden, rhythmischen Einreibung [L264]

- Etwa 5–8 Wiederholungen, dann Rücken von oben nach unten parallel zur Wirbelsäule ausstreichen.
- Betroffene Person für ca. 30 Minuten ruhen lassen.

Flüssigkeitszufuhr erhöhen

Ein Flüssigkeitsdefizit entzieht den Schleimhäuten Feuchtigkeit. Der Schleim wird zäh und klebrig. Zähes Sekret lässt sich schwer abhusten oder absaugen. Während seiner langen Verweildauer im Körper bietet es Keimen einen idealen Nährboden zur Vermehrung.
Zur Pneumonieprophylaxe ist es wichtig, dass die betroffene Person täglich mindestens 1,5–2 l Flüssigkeit zu sich nimmt. Allerdings berücksichtigen die Pflegenden die bisherigen Trinkgewohnheiten und -mengen und gegebenenfalls Flüssigkeitsrestriktion bei z. B. Herz- und Niereninsuffizienz. Bei erhöhten Verlusten, z. B. durch Fieber, Diarrhö, Emesis, können auch deutlich größere Flüssigkeitsmengen nötig sein, um den Schleim in den Atemwegen zu verflüssigen, damit er leichter abzuhusten ist (▶ Kap. 3.5).
Die sekretolytische Wirkung von Flüssigkeiten lässt sich durch Verabreichung **schleimlösender Tees,** z. B. Huflattich, Spitzwegerich, Fenchel oder Thymian, verstärken. Dazu einen Esslöffel der Kräuter mit ¼ l kochendem Wasser überbrühen, 10 Minuten ziehen lassen und abseihen.

17

Brustwickel

Feuchtwarme Wickel wirken entspannend und beruhigend. Sie fördern die Durchblutung und lösen den Schleim. Nachfolgend wird ein Brustwickel mit Thymian beschrieben. Auch Wickel mit Zitrone (½ Frucht auf 750 ml kochendes Wasser) oder Kartoffelwickel (gute Wärmespeichereigenschaft) sind möglich. Für kreislauflabile Personen sind warme Wickel weniger geeignet.
Thymian ist ein altes Hausmittel gegen Erkrankungen der Luftwege. Es hemmt das Bakterienwachstum, löst Verkrampfungen der Bronchien und fördert die Sekretlösung.

Vorbereitung

- **Material:** Thymiantee kochen. Dazu zwei Esslöffel Thymiankraut mit ½ l kochendem Wasser übergießen, einige Minuten ziehen lassen und abseihen. Weitere nötige Hilfsmittel: Frottiertuch, Innentuch, Zwischentuch, Wolltuch, Waschschüssel, Wärmflasche, Befestigungsmaterial
- Person informieren, bequem positionieren

Durchführung

- Wärmflasche füllen (das Wasser nur soweit erwärmen, dass es nicht zu Verbrennungen kommen kann) und das Zwischentuch darauflegen
- Frottiertuch über die Waschschüssel legen
- Das von beiden Seiten zur Mitte hin gerollte Innentuch auf das Frottiertuch legen

- Innentuch mit heißem Thymiantee übergießen
- Innentuch mithilfe des Frottiertuchs gut auswringen
- Innentuch und anschließend trockenes Zwischentuch um die Brust der betroffenen Person wickeln. Eventuell Wärmflasche auflegen. Als abschließende „Schicht" Wolltuch um die Brust wickeln und die Person zudecken
- Wickel ca. 30 Minuten auf der Brust belassen und entfernen, bevor er ausgekühlt ist

Nachbereitung

- Wickel entfernen
- Haut eventuell abtrocknen
- Ruhe ermöglichen

ACHTUNG

Temperatur des Wickels vor der Auflage unbedingt überprüfen, da ein zu heißer Wickel Verbrennungen hervorrufen kann. Dann aber zügig auflegen und mit Zwischentuch abdecken, damit der Wickel nicht auskühlt. Vor der Anwendung mit dem behandelnden Arzt absprechen, ob der Wickel durchgeführt werden darf.

Einreibungen und Auflagen mit ätherischen Ölen

Ätherische Öle enthalten Wirkstoffe, die durch Einreibung auf die Haut gebracht und von ihr resorbiert werden. Die betroffene Person inhaliert die Dämpfe. Die expektorierende Wirkung beruht auf einer leichten Schleimhautreizung und Durchblutungssteigerung in den Atemwegen. Für die Einreibung zur Schleimlösung eignen sich Verdünnungen von Eukalyptus-, Thymian-, Pfefferminz-, Fichtennadel-, Fenchel- oder Anisöl. Außer der sekretlösenden Wirkung haben fast alle Öle auch antiseptische und spasmolytische Wirkkomponenten.

ACHTUNG

- Vor der Verwendung von pflanzlichen Duftstoffen mögliche Allergien des zu pflegenden Menschen klären.
- Bei Allergiesymptomen, z. B. Juckreiz, Bläschen, Rötung, Anwendung sofort abbrechen und Arzt informieren.
- Ätherische Öle nur verdünnt und auf intakter Haut anwenden.
- Menschen mit obstruktiven Lungenerkrankungen vertragen pflanzliche Duftstoffe häufig nicht, Wirkstoffe verstärken die Symptome.

Ätherische Öle und Salben, die ätherische Öle enthalten, z. B. Bronchoforton®, werden entweder direkt auf die Brust bzw. den Rücken aufgebracht oder als Kompressenauflage auf der Brust fixiert.

Inhalationen

Inhalationen bedürfen einer ärztlichen Anordnung. Sie werden verwendet, um:

- Atemwege anzufeuchten,
- Lungenerkrankungen, z. B. Bronchitis, und Atemwegsinfektionen zu behandeln,
- Pneumonien vorzubeugen (Lockerung von Sekret).

Inhalationen bringen die Wirkstoffe direkt an den gewünschten Ort der Wirkung, ohne den gesamten Organismus zu belasten. Je nach **Tröpfchengröße** gelangen sie unterschiedlich tief in die Atemwege (▶ Tab. 17.3).

Vorbereitung

- Zu pflegenden Menschen informieren und bitten, die Nase zu schnäuzen und zu husten
- Eventuell Haare und Brust mit einem Handtuch schützen
- Zum ordnungsgemäßen Gebrauch des Inhalationsgeräts anleiten und die Technik überwachen
- Zu pflegenden Menschen bitten, tief zu atmen, damit die Wirkstoffe zu ihrem Bestimmungsort vordringen können
- **Kinder** während der Inhalation ablenken, da sie diese oft als unangenehm empfinden

Material

- Aufbereitete Zubehörteile
- Handtuch
- Angeordnete Inhalationslösung, z. B. NaCl 0,9 %, gegebenenfalls Medikamentenzusatz
- Taschentücher bzw. Zellstoff in Reichweite legen

Tab. 17.3 Verschiedene Inhalate und ihre Anwendung

Inhalat	Tröpfchengröße	Wirkungsort	Anwendung
Dampf	> 30 µm	Mund-Nasen-Rachen-Raum bis Kehlkopf	Infekte im Nasen-Rachen-Raum
Aerosol	10–30 µm	Trachea, Bronchien	Bronchitis, Asthma bronchiale
Nebel	< 10 µm	bis zu den Alveolen	Anfeuchtung der Atemluft; meist bei zu pflegenden Menschen, die durch den offenen Mund atmen

Nachbereitung

- Zu pflegenden Menschen abtrocknen, zum produktiven Abhusten anleiten, Hautpflege, anschließend ruhen lassen
- Geräte täglich reinigen und desinfizieren, Schlauchsystem nach jeder Anwendung wechseln, um Bakterienwachstum zu vermeiden

Gesichtsdampfbad oder Inhaliergeräte

Das **Dampfbad** ist eine sehr alte Inhalationsmethode. Die Handhabung ist einfach und kommt bei Erkältungen und Infektionen der oberen Atemwege in der häuslichen Versorgung häufig zur Anwendung.

Material

- Topf oder Schale mit heißem, dampfendem Wasser bzw. Kamillentee; nach Rücksprache mit dem Erkrankten gegebenenfalls einige Tropfen ätherischer Öle, z. B. Eukalyptus, zusetzen
- Badehandtuch

Durchführung

- Zu pflegende Person beugt ihr Gesicht über den Wasserdampf; Handtuch über den Kopf breiten, damit der Dampf nicht entweichen kann
- Abstand zum Wasserdampf nach Wünschen und Verträglichkeit des Erkrankten wählen
- Erkrankten auffordern, tief und gleichmäßig durch die Nase ein- und den Mund auszuatmen
- Inhalation sollte etwa 10 Minuten dauern

Für das **Gesichtsdampfbad** sind in Apotheken auch **einfache Inhaliergeräte** erhältlich, die aus einem Flüssigkeitsbehälter und einer daran befestigten Gesichtsmaske bestehen. In den Flüssigkeitsbehälter ist heißes Wasser zu füllen. Der Erkrankte inhaliert über die Gesichtsmaske. In **elektrische Inhaliergeräte** ist kaltes Wasser zu füllen. Der Dampf entsteht durch Hitze. Meist atmen Erkrankte den Dampf aus diesen Geräten über ein Mundstück oder eine Gesichtsmaske ein.

ACHTUNG

- Bei allen Dampfbädern, egal ob mit Schüssel oder Inhaliergerät, besteht Verbrühungsgefahr, deswegen sind sie nicht für verwirrte Menschen und nur eingeschränkt für Kleinkinder geeignet.
- Nicht direkt vor bzw. nach dem Essen inhalieren, da dies zu Übelkeit und Erbrechen führen kann.

Aerosolapparat

Aerosolapparate arbeiten nach dem Zerstäuberprinzip. Druckluft wirbelt Wasser mit Luft auf, das mit der Einatmung in Trachea und Bronchien gelangt.

Durchführung

- Verordnete Menge Flüssigkeit in die Dosierkammer füllen
- Kompressor starten
- Person durch die Maske atmen lassen
- Entstehung des Aerosols auf Knopfdruck während der Einatmung
- Dauer richtet sich nach der verordneten Flüssigkeitsmenge
- Maske und Schlauch nach der Inhalation reinigen und desinfizieren
- Materialien verbleiben bei der zu pflegenden Person

Ultraschallvernebler

Ultraschallvernebler vernebeln steriles, kaltes Wasser oder 0,9-prozentige NaCl-Lösung, eventuell unter Zusatz von Medikamenten, indem sie mit Ultraschallwellen feinste Tröpfchen erzeugen. Ein Gebläse transportiert den kalten Nebel über einen Schlauch zum Erkrankten.
Die Pflegenden bringen das Schlauchende des Ultraschallverneblers meist dreimal täglich für 20 Minuten ca. 10–20 cm vor das Gesicht bzw. den Mund des Erkrankten. Während der Einatmung gelangt der Nebel tief in die Atemwege und befeuchtet sie.
Gelegentlich empfinden zu pflegende Menschen (vor allem mit Demenz) den kalten Nebel als unangenehm. Es kann erforderlich sein, die betroffene Person während der Anwendung zu begleiten oder gegebenenfalls eine andere Methode anzuwenden.

17

ACHTUNG

Da Ultraschallvernebler kaltes Wasser vernebeln, können sie ein Keimreservoir bilden, wenn Zubehör, z. B. Schläuche und Behälter, nicht sorgfältig gereinigt, desinfiziert bzw. sterilisiert werden. Geräte mit geschlossenem Wasserreservoir sind anderen Systemen vorzuziehen. In jedem Fall sind die Herstellerangaben zu beachten.

IPPB-Gerät

Die druckluftgetriebenen **IPPB-Geräte** *(intermittent positive pressure breathing)* ermöglichen eine Kombination aus Inhalation und Atemtraining. Während der Anwendung können sekretlösende oder spasmolytische Arzneimittel verabreicht werden. Ein Trigger *(Auslöser)* am Gerät ist auf das individuelle Atemverhalten und die Atemleistung der erkrankten Person eingestellt. Während der Einatmung muss diese einen Mindestsog erzeugen, um den Flow *(Gasfluss)* auszulösen. Eine angemessene Einstellung ist entscheidend. Ein zu niedrig eingestellter Flow erzeugt Atemnot. Ist er zu hoch eingestellt, kann die Lunge überblähen. In der Ausatmungsphase schaltet das Gerät einen exspiratorischen Widerstand zu, der die Ausatmung kräftigt und das Abhusten erleichtert. Die Anwendung des IPPB-Geräts erfolgt nach ärztlicher Anordnung, z. B. zur Verbesserung der Ventilation, etwa bei Menschen mit Asthma oder Lungenemphysem. IPPB-Geräte können helfen, Atelektasen aktiv zu öffnen. Alle Personen, die das Gerät anwenden, sind der Medizinprodukte-Betreiberverordnung entsprechend einzuweisen.

Vibrationsmassage

Die **Vibrationsmassage** wirkt durch die Schwingungen, die sie im Brustkorb erzeugt. Dadurch löst sich das Sekret. Es wird in die großen Bronchien transportiert und lässt sich abhusten.

Kontraindikationen

- Herzinfarkt
- Lungenembolie
- Thrombose
- Erhöhte Blutungsneigung
- Metastasen oder Tumoren im Bereich der Wirbelsäule
- Osteoporose
- Rippenbrüche
- Kopfverletzungen

Durchführung

- Betroffene Person auf die Seite positionieren, Rücken der Pflegeperson zugewandt
  - Linksseitenlage, um in der rechten Lunge den Schleim zu lösen
  - Rechtsseitenlage, um in der linken Lunge den Schleim zu lösen
- Leichten vibrierenden Druck mit dem Handballen oder einem Vibrationsgerät ausüben
- Nur in der Ausatemphase vibrieren
- Von unten nach oben und von außen (peripher) nach innen (zentral) vibrieren
- Am unteren äußeren Thoraxrand beginnen und Richtung Lungenhilus bewegen
- Wirbelsäule aussparen
- Während der gesamten Maßnahme Hautkontakt mit dem zu pflegenden Menschen behalten
- Dauer der Maßnahme: ca. 5 Minuten
- Person in bereitgelegte Einmaltücher abhusten lassen

Die Vibrationsmassage lässt sich auch mit einem Vibrationsgerät, z. B. Vibrax® oder Vibramat®, durchführen. Bei medizinischen Geräten ist eine Unterweisung nach Maßgabe der Medizinprodukte-Betreiberverordnung notwendig.

Pflegende erlernen die Vibrationsmassage am besten unter Anleitung eines Physiotherapeuten.

RC-Cornet®

Beim **RC-Cornet®** (▸ Abb. 17.5) handelt es sich um ein gekrümmtes, am Ende mit zwei kleinen Öffnungen versehenes Kunststoffrohr, in dem sich ein flexibler Gummischlauch befindet. Atmet die erkrankte Person über das Mundstück in das Kunststoffrohr, beginnt der Gummischlauch zu flattern. Die Vibrationen setzen sich über die Ausatemluft in die Bronchiolen fort und lösen hier das Sekret. Über ein drehbares Mundstück ist der Druck, gegen den die erkrankte Person anatmet, zu variieren. Dadurch ändert sich die Frequenz der Vibrationen. Gleichzeitig nimmt die Atemtiefe zu, da die Ausatmung gegen einen Widerstand erfolgt.

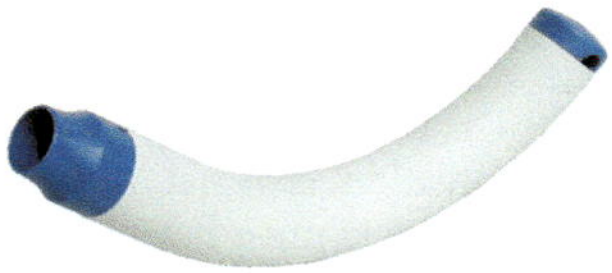

Abb. 17.5 RC-Cornet [U106]

Anleitung zum produktiven Husten

Produktiver Husten fördert Atemwegssekret. Eventuell führen Pflegende vorab sekretverflüssigende und -lösende Maßnahmen durch.

Durchführung

- Zellstoff und gegebenenfalls Schale bereitstellen.
- Sich selbst und Dritte vor Kontakt mit abgehustetem Sekret schützen.
- Erkrankte Person bitten,
  - sich aufrecht zu setzen, durch die Nase einzuatmen und nur wenig Luft auszuatmen,
  - anschließend Knie und Gesäß zusammenzudrücken und mit kurzen kräftigen Hustenstößen zu husten,
  - Sekret auszuspucken, nicht zu schlucken und
  - erneut zu husten, wenn sich die Atmung normalisiert hat.
- Bei schwachen Menschen Husten durch leichten Druck auf den Bauchraum verstärken.
- Vorgang so lange wiederholen, bis genügend Sekret abgehustet wurde.
- Im Anschluss reinigende Mundpflege durchführen.

Absaugen

Kann die erkrankte PersonAtemwegssekret nur unzureichend abhusten, muss es entfernt werden, um die Belüftung der Lunge zu gewährleisten und Atelektasen und Pneumonien vorzubeugen. Auch feste oder flüssige Substanzen, die in die Atemwege gelangt sind (▸ Kap. 3.5.1), müssen abgesaugt werden.
Das Absaugen dient ferner dazu, Proben des Bronchialsekrets zur Untersuchung auf Bakterien oder Tumorzellen zu gewinnen.
Absaugtechniken:

- **Orales Absaugen** erfolgt durch den Mund.
- **Nasales Absaugen** erfolgt durch die Nase.

- **Endotracheales Absaugen** erfolgt meist über einen Endotrachealtubus oder eine Trachealkanüle.
- **Bronchoskopisches Absaugen** ist eine ärztliche Tätigkeit und erfolgt unter Sicht mit einem Endoskop.

Prinzipielle Regeln für das orale/nasale Absaugen

- Beim Absaugen sollte immer eine zweite Pflegende anwesend sein, um bei Problemen eingreifen zu können.
- Streng aseptisches Vorgehen schützt Erkrankte und Pflegende vor Infektionen (▸ Kap. 12.5.1).
- Absaugvorgang darf nicht länger als 15 Sekunden dauern, um einen Sauerstoffmangel zu vermeiden. Der Absaugvorgang erfordert zügiges und gleichzeitig einfühlsames Vorgehen. Für Ungeübte ist es hilfreich, eine Stoppuhr zu benutzen.
- Die Häufigkeit des Absaugens hängt von der Menge und Beschaffenheit des Sekrets ab. Zu beachten ist, dass die Schleimhautreizung durch den Absaugkatheter die Sekretproduktion erhöht.

Materialien

Der Sog eines **Absauggeräts** entsteht durch einen zentralen Vakuumanschluss oder den Druck-Sogwandler einer Gasflasche bzw. einer Elektropumpe. Ein- bis zweimal täglich prüfen Pflegende seine Funktionstüchtigkeit. In wiederverwendbare Auffanggefäße aus Glas oder Kunststoff (Sekretflasche) wird destilliertes Wasser oder Desinfektionslösung gefüllt, um zu verhindern, dass das aufgefangene Sekret antrocknet bzw. sich die darin enthaltenen Keime vermehren. Einmal-Sekretbehälter werden nicht befüllt. **Auffanggefäß, Absaugschlauch** und **Zwischenstück** werden täglich gewechselt; der Einmalbehälter, sobald er voll ist.

Als **Spüllösung** für den Absaugschlauch verwenden Pflegende nach jedem Absaugvorgang Trinkwasser oder Desinfektionslösung.

Absaugkatheter bestehen aus durchsichtigem und weichem, aber knickfestem Kunststoff und sind einzeln steril verpackt.

Die Katheter haben zusätzlich seitliche Öffnungen und an der endständigen Öffnung einen wulstigen Ring, um atraumatisches Absaugen zu ermöglichen. Für orales Absaugen eignen sich Katheter mit Durchmessern von 14–20 Ch *(Charrière),* für nasales Absaugen von 10–16 Ch. Bei **Kindern** richtet sich der Durchmesser des Absaugkatheters nach deren Körpergröße und liegt bei ca. 8–12 Ch. Je größer das Kind ist, desto eher gleichen die Absaugkatheter denen von Erwachsenen. Kinder bedürfen einer besonderen Begleitung und Ablenkung während des Absaugens, da sie diese Maßnahme gegebenenfalls nicht einordnen können.

Für jeden Absaugvorgang ist ein **steriler Handschuh** für die Hand erforderlich, die den Absaugkatheter führt. Dadurch verhindern die Pflegenden die Verschleppung pathogener Keime in die Atemwege. Ein unsteriler

Handschuh für die andere Hand der Pflegenden ist zum Selbstschutz erforderlich. Ein **Abwurf** sollte in direkter Nähe stehen.
Weitere Materialien sind **Utensilien für Mund- und Nasenpflege, Gleitmittel** (möglichst mit anästhesierender Wirkung, z. B. Xylocain-Gel®) oder NaCl 0,9 % zum Anfeuchten des Katheters. Die Kochsalzlösung ist aus hygienischen Gründen täglich zu wechseln.
Wegen der Infektionsgefahr tragen die Pflegenden während des Absaugens einen **Mund-Nasen-Schutz.**

Vorbereitung

- Betroffene Person informieren (gilt auch für bewusstlose Menschen)
- Hände desinfizieren, gegebenenfalls Handschuhe anziehen
- Sekretlösende Maßnahmen durchführen
- Handschuhe ausziehen, Hände desinfizieren, neue Handschuhe anziehen
- Mund und Nase der erkrankten Person reinigen, um eine Keimverschleppung zu vermeiden
- Handschuhe ausziehen, Hände desinfizieren
- Zu pflegenden Menschen zur Aspirationsprophylaxe in Oberkörperhochlage oder Seitenlage positionieren, auf bequeme Kopfposition achten

Durchführung

- Betroffene Person beruhigen.
- Bei liegender Magensonde Sekretbeutel immer unter Magenniveau hängen, damit der Mageninhalt bei Brechreiz ablaufen kann.
- Bei geplantem nasalem Absaugen gegebenenfalls anästhesierende Gleitmittel ins Nasenloch einbringen.
- Zu pflegenden Menschen anweisen mehrmals tief einzuatmen oder Sauerstoff nach ärztlicher Anordnung verabreichen, damit vor dem Absaugen eine optimale Sauerstoffversorgung gewährleistet ist.
- Hände desinfizieren.
- Katheter auf das Zwischenstück stecken, Katheter dabei in der Packung lassen.
- Handschuhe anziehen.
- Zwischenstück aufnehmen, Katheter aus der Hülle gleiten lassen und mit der sterilen Hand fassen.
- Sterilen Katheter in Nase oder Mund **ohne** Sog einführen (bei hoher Sekretmenge und atraumatischen Kathetern **mit** Sog).
- Katheter vorschieben, bis in den unteren Rachen (Hypopharynx), der vom Nasen-/Mundeingang ungefähr so weit entfernt ist wie die Nasenspitze vom Ohrläppchen (vor Absaugen ausmessen).
- Katheter unter Sog mit leicht drehenden Bewegungen zurückziehen; eventuell Sog mithilfe des Fingertipps intermittierend unterbrechen, damit sich der Katheter nicht an der Schleimhaut festsaugt.

- Atmung der betroffenen Person während des Absaugens kontrollieren, assistierende Pflegende misst gegebenenfalls den Puls. Ist der zu pflegende Mensch an einen EKG-Monitor angeschlossen, eventuell zur zusätzlichen Kontrolle der Herzfrequenz das akustische Pulssignal einschalten (Bradykardiegefahr durch Reizung des Nervus vagus).
- Nach dem Absaugen Katheter um die steril behandschuhte Hand wickeln; Handschuh über den Katheter stülpen und entsorgen.
- Absaugschlauch mit der behandschuhten Hand spülen.
- Handschuh ausziehen.
- Hände desinfizieren.
- Vor einem erneuten Absaugvorgang braucht die betroffene Person eine „Verschnaufpause".
- Zur Wiederholung des Absaugens neuen Handschuh und neuen Absaugkatheter verwenden.

Dokumentation

- Häufigkeit des Absaugens
- Reaktionen der betroffenen Person, z. B. Abwehrbewegungen, Zyanose, Vitalwerte, Erbrechen
- Menge, Farbe, Konsistenz, eventuell Beimengungen des abgesaugten Sekrets

Komplikationen

- Infektionen der Atemwege, begünstigt durch unsteriles Arbeiten oder Verschleppen von Erregern aus den oberen in die unteren Atemwege
- Schädigung der Atemwege, z. B. Schleimhautverletzungen durch den Katheter bis hin zu Perforationen, z. B. der Nasennebenhöhlen
- Vagusreizung mit Bradykardie, Rhythmusstörungen, Erbrechen (Aspirationsgefahr ▸ Kap. 3.1)
- Sauerstoffmangel, der mit Zyanose und Unruhe einhergeht, entwickelt sich vor allem bei unsachgemäßem oder zu langsamem Absaugen oder bei besonders gefährdeten Menschen, z. B. Menschen mit erhöhter Krampfneigung

17.6 Weitere Prophylaxen im Kontext der Pneumonie

Aspirationsprophylaxe

Eine Aspiration birgt die Gefahr einer Aspirationspneumonie (▸ Kap. 3.4), die häufig tödlich endet.

Dehydratationsprophylaxe

Bei negativer Flüssigkeitsbilanz trocknen die Schleimhäute aus und können ihre Abwehrfunktion nicht mehr erfüllen. Das Pneumonierisiko steigt. Zu wenig Flüssigkeit führt zudem zur Verfestigung des Schleims, den Betroffene nicht mehr abhusten können. Er ist ein Nährboden für Erreger (▶ Kap. 5.1).

Dekubitusprophylaxe

Durch atemerleichternde Oberkörperhochlagerung entsteht in der Kreuzbeinregion ein erhöhter Druck, der das Dekubitusrisiko erhöht (▶ Kap. 6.3.2).

Prophylaxe der Mundkrankheiten

Durch Erkrankungen des Mundraums oder durch unsachgemäße Vorbeugung kann es zu absteigenden Infektionen kommen (▶ Kap. 15).

Infektionsprophylaxe

Infektionen des Nasen-, Mund- und Rachenraums können zu Infektionen der Bronchien und des Lungenparenchyms führen.

18 Schmerzen

Definition

Schmerz ist ein subjektives Empfinden, welches nur durch die betroffene Person selbst bewertet und als vorhanden beschrieben werden kann [41].

Akuter Schmerz tritt plötzlich auf, dauert nur kurze Zeit und steht im Zusammenhang mit einer Gewebe- oder Organschädigung oder -reizung. Er kann zunächst grundsätzlich als instabil betrachtet werden.
Chronische Schmerzen halten dagegen länger als drei Monate an. Das Risiko einer Chronifizierung hängt von der Grunderkrankung sowie dem individuellen Schmerz- und Krankheitserleben ab. Eine stabile Schmerzsituation bei chronischen Schmerzen ist gegeben, wenn der zu pflegende Mensch durch eine bestehende medikamentöse oder nicht medikamentöse Therapie behandelt wird und die „Schmerzsituation subjektiv als akzeptabel und nicht veränderungsbedürftig" [41, S. 24] empfindet.

18.1 Entstehung

Bei der Entstehung von **nozizeptivem Schmerz** erfolgt eine normale Verarbeitung von Reizen, die durch die Schädigung verschiedener Gewebe entstehen können. Der **neuropathische Schmerz** hingegen kommt durch eine Schädigung des peripheren oder zentralen Nervensystems zustande.

18.2 Klinisches Erscheinungsbild

Das klinische Erscheinungsbild hängt von der Grunderkrankung ab. So kann der Schmerz z. B. bohrend, stechend, lähmend, hämmernd, ziehend, dumpf oder schneidend sein. **Schmerzverstärkend** können z. B. Angst, Einsamkeit, Sorgen, depressive Verstimmung oder Abhängigkeit wirken.
Frühgeborene können Schmerzen um ein Vielfaches schlimmer empfinden, da die Schmerzhemmung noch nicht ausreichend ausgeprägt ist. **Kinder** äußern ihre Schmerzen meist lautstark. **Ältere Menschen** äußern Schmerzen oft nicht, sie versuchen sie zu unterdrücken und akzeptieren Schmerzen als Folge des Alterns.
Menschen mit kognitiven Beeinträchtigungen können Schmerzen oft nicht verbal ausdrücken. Nonverbale Schmerzäußerungen sind z. B.

- Lautäußerungen wie Stöhnen, Klagen, Brummen
- Verzerrter, gequälter, ängstlicher Gesichtsausdruck

- Ruhelosigkeit, Muskelanspannung
- Massieren oder Berühren eines Körperteils
- Änderungen der Vitalzeichen (Blutdruck, Puls und Atmung)
- Veränderung der Gesichtsfarbe, Röte, Schwitzen [42]

18.3 Risikofaktoren

Schmerzen können durch eine Vielzahl von Erkrankungen hervorgerufen werden, z. B.
- Organische Erkrankungen
- Tumoren
- Entzündliche oder degenerative Erkrankungen der Gelenke und der Wirbelsäule
- Erkrankungen des zentralen Nervensystems

Merke

Eine inadäquate Schmerztherapie erhöht das Risiko für eine Chronifizierung von Schmerzen.

18.4 Folgen

Der Schmerz kann zum alles beherrschenden Lebensgefühl werden. Folgen können z. B. sein:
- **Immobilität** mit daraus resultierenden Folgeerkrankungen und -zuständen wie Thrombose, Kontrakturen, Dekubitus
- **Schlafstörungen und Erschöpfungszustände**
- **Verhaltensänderungen,** z. B. Ängste, Passivität, Apathie, Depression, sozialer Rückzug
- **Arbeitsplatzverlust**
- Bei Kindern und Jugendlichen **Veränderung der schulischen Leistungen**

Werden lang anhaltende Schmerzen nicht unterbrochen, kommt es zur Ausbildung einer **Schmerzspirale,** die den Schmerz verstärken kann. Bereits bei Früh- und Neugeborenen kann sich rasch ein **Schmerzgedächtnis** bilden.

18.5 Prophylaktische Maßnahmen

Pflegefachpersonen übernehmen eine wichtige Rolle bei der Versorgung von Menschen mit Schmerzen, da sie am häufigsten Kontakt zu den betroffenen Personen haben. Es gehört zu ihren Aufgaben, die betroffene Person zu ihren Schmerzen zu befragen und bei Bedarf im therapeutischen Team die Einleitung oder Anpassung einer Schmerztherapie anzuregen. Hilfreich dabei sind standardisierte Schmerzassessment-Instrumente oder das Führen eines Schmerztagebuchs.

Bei pflegerischen Maßnahmen achten die Pflegenden darauf, dass sie so weit wie möglich schmerzpräventive Konzepte nutzen. Bei potenziell schmerzhaften Pflegemaßnahmen muss zuvor eine rechtzeitige Analgesie erfolgen. Schmerzen können z. B. durch folgende Pflegemaßnahmen auftreten:

- Verbandwechsel (Pflasterablösung, Wundreinigung)
- Positionierung (Dekubitusprophylaxe) und Bewegungsübungen (Kontrakturprophylaxe)
- Mobilisation
- Injektion

Darum ist es sinnvoll, potenziell schmerzhafte Tätigkeiten gebündelt auszuführen, damit eine Analgesie nicht mehrfach zu verschiedenen Zeiten durchgeführt werden muss.

Für **Kinder** können Pflegemaßnahmen ebenso schmerzhaft sein wie für Erwachsene. Zusätzlich können folgende Maßnahmen sinnvoll sein:

- Ablenkende Umgebungsgestaltung (Bücher, bunte Bilder, vertrautes Spielzeug, Filme)
- Beruhigende Ansprache, Ankündigung der Maßnahme, z. B. „Jetzt kommt ein kleiner Pieks", Phantasiereisen, Hand halten
- Vor Injektionen oder Blutentnahmen: anästhesierende Pflaster oder Salben, z. B. Emla©
- Kapillare Blutentnahme der venösen Blutentnahme vorziehen

Je nach Grunderkrankung können Maßnahmen zur Entspannung oder Bewegungsförderung der Entstehung oder Verstärkung von Schmerzen entgegenwirken.

Einschätzung von Schmerzen

18

Die Prophylaxe von Schmerzen beinhaltet, entstehende Schmerzen möglichst frühzeitig zu erkennen. Pflegefachpersonen können bei der Einschätzung von Schmerzen folgende Fragen stellen:

- Ist der zu pflegende Mensch kognitiv und entwicklungsbedingt in der Lage, Selbstauskunft zu seinen Schmerzen zu geben?
- Spielen kulturelle und soziale Faktoren eine Rolle?
- Welche Risikofaktoren sind vorhanden, die Schmerz auslösen können?
- Gibt es verbale, nonverbale, verhaltensbezogene oder physiologische Anzeichen für Schmerz?

Zudem müssen Pflegefachpersonen in der Lage sein, verschiedene Schmerzinstrumente auszuwählen und anzuwenden, Maßnahmen zu planen, möglichst zusammen mit dem zu pflegenden Menschen, und sich dabei an seine sprachlichen, kognitiven und entwicklungsbezogenen Fähigkeiten anzupassen.

Inhalte des Schmerzassessments:

- Zeitliche Dimension und das Auftreten des Schmerzes
- Schmerzintensität und akzeptiertes Schmerzmaß
- Schmerzlokalisation

- Schmerzqualität, z. B. stechend, bohrend, brennend
- Begleitende Symptome, z. B. Krämpfe, Müdigkeit, Schwitzen
- Den Schmerz verstärkende oder lindernde Faktoren
- Schmerzerleben (kulturell bedingt unterschiedlich)
- Auswirkungen des Schmerzes auf die Lebensqualität
- Gebrauch von Schmerzmedikamenten
- Stimmungslage

Alle Faktoren können in einem Schmerztagebuch fixiert werden (siehe Lese- und Surftipp)

LESE- UND SURFTIPP

Schmerztagebuch der Deutschen Schmerzliga:
https://schmerzliga.de/ewhihaje/2019/05/Schmerztagebuch.pdf

Assessment-Instrumente

Für die Erhebung von Schmerzen steht eine Vielzahl von Instrumenten zur Verfügung, die für unterschiedliche Altersgruppen und kognitive Fähigkeiten geeignet sind (▶ Tab. 18.1).

Tab. 18.1 Beispiele für Instrumente zur Fremdeinschätzung von Schmerzen [41], modifiziert

Instrument	Zielgruppe
Beurteilung von Schmerzen bei Demenz (BESD)	kognitiv eingeschränkte Menschen
Behavioral Pain Scale (BPS)	sedierte, mechanisch beatmete Menschen auf Intensivstationen
Berner Schmerzscore für Neugeborene (BPSN)	Früh- und Reifgeborene
Bogen zur Evaluation der Schmerzzeichen bei Jugendlichen und Erwachsenen mit Mehrfachbehinderung (EDAAP-Skala)	schwerstmehrfachbehinderte Erwachsene und Jugendliche ohne Selbstauskunftsfähigkeit
Parents Postoperative Pain Measure (PPPM)	Kinder von 1–12 Jahren mit postoperativen Schmerzen

Spezielle Maßnahmen bei zu erwartenden Schmerzen

Nicht medikamentöse Maßnahmen

- Patientenberatung
- Entspannungstherapien
- Physiotherapie
- Ergotherapie
- Massage
- Aromatherapie
- Strahlentherapie
- Musiktherapie
- Akupunktur
- Bewegungsübungen
- Ablenkung

Rolle der Pflegenden bei medikamentösen Maßnahmen

Ist bei erwartbaren Schmerzen davon auszugehen, dass nicht medikamentöse Maßnahmen die Schmerzen nicht oder nicht ausreichend lindern werden, so sind Medikamentengaben erforderlich. Die Beobachtung vor, während und nach der Schmerzmittelgabe ist eine wichtige Aufgabe der Pflegenden:

- Erfassen, Einschätzen und Dokumentieren des Schmerzgeschehens und der symptomlindernden und verstärkenden Faktoren
- Management der Medikamentenapplikation, Überwachung und Evaluation
- Stärkung der Compliance durch adressatengerechte Schulung der betroffenen Person und ihre Angehörigen über Wirkweise, Sinn, eventuelle Nebenwirkungen und die Selbstanwendung der Medikamente
- Prävention unerwünschter Nebenwirkungen
- Einhalten der 10-R-Regel bei der Medikamentengabe

18

LESE- UND SURFTIPP

Deutsches Netzwerk für Qualitätsentwicklung in der Pflege (Hrsg.). Expertenstandard Schmerzmanagement in der Pflege. Aktualisierung 2020. Osnabrück. www.dnqp.de

18.6 Weitere Prophylaxen im Kontext von Schmerzen

Prophylaxen schmerzverursachender Grundleiden

Folgende Prophylaxen können der Entstehung von Schmerzen entgegenwirken:

- Dekubitusprophylaxe (▸ Kap. 6)
- Kontrakturprophylaxe (▸ Kap. 14)
- Sturzprophylaxe (▸ Kap. 20)
- Thromboseprophylaxe (▸ Kap. 21)

- Zystitisprophylaxe (▸ Kap. 23)
- Obstipationsprophylaxe (▸ Kap. 16)
- Immobilitätsprophylaxe (▸ Kap. 11)

Deprivationsprophylaxe

Menschen, die unter Schmerzen leiden, möchten oft in Ruhe gelassen werden. Sozialer Rückzug und ein Mangel an Ablenkung und Anregung können jedoch das Schmerzerleben verstärken, weil die betroffene Person sich zu sehr auf den Schmerz konzentriert (▸ Kap. 7).

19 Stuhlinkontinenz

Definition

Stuhlkontinenz: Fähigkeit, den Darm zu kontrollieren und willkürlich zu entleeren, den Stuhl bis zum Zeitpunkt der Entleerung zu halten
Stuhlinkontinenz: Unfähigkeit, den Stuhl zurückzuhalten, bis eine Möglichkeit der Darmentleerung gegeben ist

19.1 Entstehung

Normalerweise wird der After durch Schließmuskel nach außen verschlossen, um den unwillkürlichen Abgang von Stuhl zu verhindern. Die Ursachen der Stuhlinkontinenz können vielfältig sein (▸ Abb. 19.1) und bedürfen unterschiedlicher Behandlungsstrategien.

19.2 Klinisches Erscheinungsbild

Die Stuhlinkontinenz ist eine Defäkationsstörung und tritt relativ häufig auf. Frauen sind dabei 5-mal häufiger betroffen als Männer. Die Stuhlinkontinenz kann in Grade eingeteilt werden:
Grad 1: zeitweise geringe Verschmutzung der Unterwäsche oder unkontrollierter Gasabgang
Grad 2: häufige Verschmutzung der Unterwäsche oder unkontrollierter Gasabgang und Ausscheidung flüssigen Stuhls
Grad 3: nicht mehr kontrollierbarer Abgang von Stuhl und Gasen

Merke

Stuhlinkontinenz wird von den Betroffenen häufig als belastender erlebt als die Harninkontinenz. Das Schamerleben ist groß und oft versuchen die Betroffenen die Situation zu negieren und die Tatsache, dass sie inkontinent sind, zu überspielen. Hier ist besondere Sensibilität im Umgang mit dem betroffenen Menschen gefordert.

Nach der ungewollten Ausscheidung von Stuhl ist dieser sofort zu entfernen und eine umfassende Hautpflege durchzuführen, um Folgeprobleme (▸ Kap. 19.4) zu vermeiden.

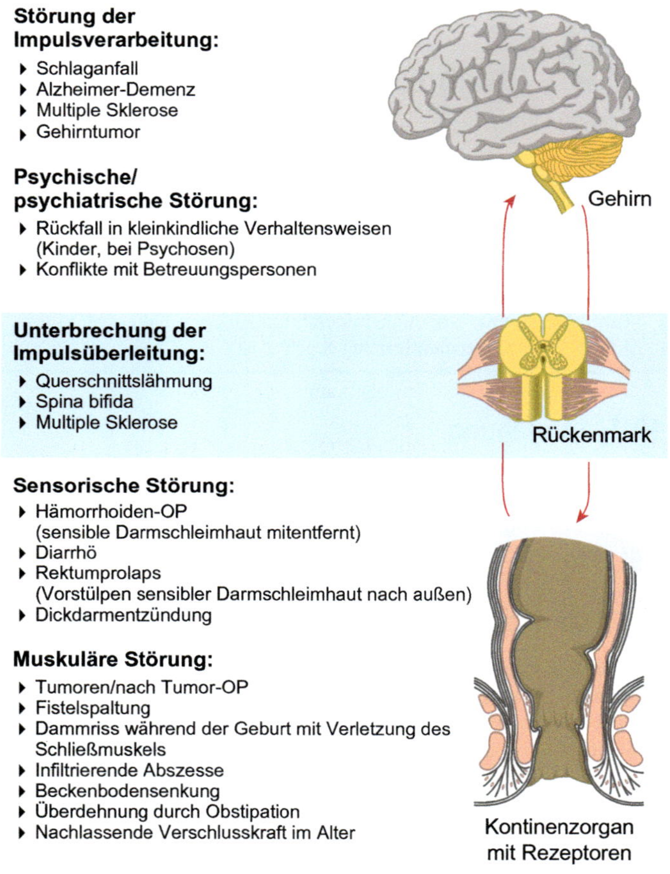

19

Abb. 19.1 Ursachen der Stuhlinkontinenz [L138]

19.3 Risikofaktoren

Die Risikofaktoren für die Entstehung einer Stuhlinkontinenz können primärer oder sekundärer Natur sein (▸ Abb. 19.1).
Eine Stuhlinkontinenz kann durch direkte Nervenschädigung auftreten. In diesem Fall wird sie als **neurogene oder primäre Stuhlinkontinenz** bezeichnet.
Folgende Risikofaktoren können eine primäre Stuhlinkontinenz verursachen:

- Apoplex
- Extremer Bandscheibenvorfall mit Druck des austretenden Kerns auf die Nerven
- Querschnittslähmung
- Gehirntumoren
- Morbus Parkinson
- Multiple Sklerose
- Demenzielle Erkrankung
- Über Jahre andauernder Diabetes mellitus
- Operationen im Beckenraum mit Schädigung der Nerven
- Bei **Neugeborenen/Säuglingen:** angeborene Wirbelsäulenfehlbildungen, z. B. Spina bifida

Die **sekundäre Inkontinenz** entsteht durch eine vorangehende Erkrankung:

- Schädigung des Schließmuskels am After, z. B. durch Dammriss, OP, Analprolaps
- Eingeschränkte Funktion des Beckenbodens, z. B. durch Adipositas, Geburten, altersbedingt
- Chronisch-entzündliche Darmerkrankungen, z. B. Morbus Crohn oder Colitis ulcerosa
- Chronische Obstipation
- Psychische und seelische Erkrankungen

Das **Kurzdarmsyndrom** bei Säuglingen und Kindern kann durch die Resektion großer Darmanteile (> 100 cm) entstehen und eine Stuhlinkontinenz bewirken.

Risikofaktoren bewerten

Verschiedene Skalen helfen, die Stuhlinkontinenz in der Anamnese zu bewerten. Der **Wexner-Score** hilft, den Grad der Inkontinenz zu ermitteln; die **Bristol Stool Scale** ist dazu gedacht, die Konsistenz des Stuhls zu beschreiben (▶ Abb. 19.2).

Wexner-Score

Der Wexner-Score beinhaltet 5 Fragen, die bis zum Ausprägungsgrad 4 reichen:

0 = niemals
1 = sporadisch
2 = gelegentlich
3 = häufig
4 = immer

Frage 1: Leiden Sie unter ungewolltem Abgang von festem Stuhl?
Frage 2: Leiden Sie unter ungewolltem Abgang von flüssigem Stuhl?
Frage 3: Leiden Sie unter ungewolltem Abgang von Gasen/Blähungen?
Frage 4: Tragen Sie Einlagen/Schutzvorlagen wegen der Stuhlinkontinenz?
Frage 5: Wird Ihr Alltag durch die Stuhlinkontinenz beeinträchtigt?

	Typ	Beschreibung	
Obstipation	1	getrennte Klumpen wie Nüsse (schwierig zu entleeren)	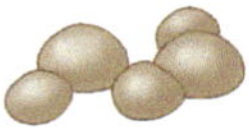
	2	Wurstform, aber klumpig	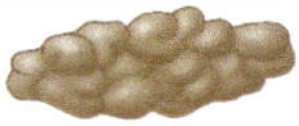
normaler Stuhl	3	Wurstform, aber mit Rissen und Spalten auf der Oberfläche	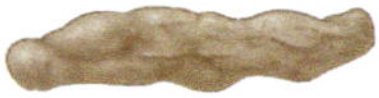
	4	Wurst- oder Schlangenform, weich und glatt	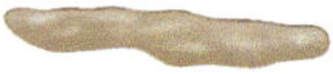
	5	weiche Häufchen mit klaren Rändern (leicht zu entleeren)	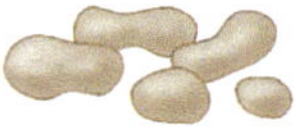
Diarrhö	6	flockige Stücke mit zerrissenen Rändern, breiiger Stuhl	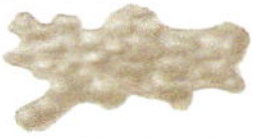
	7	wässrig, keine festen Bestandteile, vollkommen flüssig	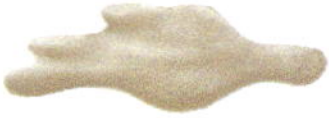

Abb. 19.2 Beschreibung der Stuhlkonsistenz [L143]

LESE- UND SURFTIPP

www.kontinenz-gesellschaft.de/

19.4 Folgen

Mögliche Folgen von Stuhlinkontinenz sind:

- Intertrigo in der Analfalte und im Intimbereich
- Entstehung eines Dekubitus
- Harnwegsinfektionen durch Keimverschleppung
- Psychische Belastung, Ekel und Schamgefühl

19.5 Prophylaktische Maßnahmen

19.5.1 Allgemeine Maßnahmen

Beim **Darmtraining** setzt sich der zu pflegende Mensch täglich zu einem festgelegten Zeitpunkt auf die Toilette – auch wenn er keinen Stuhldrang verspürt. Auf diese Weise wird der Darm trainiert, sich zu einem regelmäßigen Zeitpunkt zu entleeren. Das **Schließmuskeltraining** wiederum dient dazu, den Schließmuskel sowie den Beckenboden zu trainieren. Dazu dienen z. B. willkürliches Zusammenkneifen der Schließmuskulatur oder eine Reizstromtherapie, die bei Hämorrhoiden jedoch kontraindiziert ist. Weitere mögliche Maßnahmen sind:

- Mobilisation zur Förderung des selbstständigen Toilettengangs bzw. Nutzung des Toilettenstuhls
- Gute Erreichbarkeit von Toilette bzw. Toilettenstuhl, um eine schnellstmögliche Stuhlentleerung ohne Druck und Stress zu ermöglichen
- Ballaststoffreiche Kost mit ausreichender Flüssigkeitszufuhr (sofern nicht kontraindiziert), Nahrungsmittel zur Stuhleindickung
- Training von Sphinkter und Beckenboden, Anleitung im Rahmen von Physiotherapie
- Peristaltikhemmer nach ärztlicher Anordnung, z. B. Loperamid
- Erlernen der selbständigen transanalen Irrigation zur Obstipationsprophylaxe und lenkbaren Stuhlentleerung

19.5.2 Spezielle Maßnahmen

Analtampons halten flüssigen Stuhl im Rektum zurück. Der Analtampon wird in den Darmkanal eingeführt und mit einem Heftpflaster am Gesäß fixiert. Hat sich der Tampon mit Stuhl vollgesogen, kann er mit Hilfe eines Rückholbands entfernt werden. Analtampons sind in verschiedenen Größen erhältlich.
Stuhlauffangbeutel, auch Fäkalkollektoren genannt, kommen besonders bei Menschen zum Einsatz, deren Stuhlinkontinenz nicht therapierbar ist. Stuhlauffangbeutel verfügen auf der einen Seite über eine Klebeplatte, auf der einen Seite über ein Ablassventil. Bei ihrer Anwendung ist zu beachten, dass die Haut im Analbereich sauber, trocken und unbehaart ist, damit der Beutel kleben kann.
Individuelle, auf die jeweilige Situation angepasste **Inkontinenzvorlagen und -höschen**

19.6 Weitere Prophylaxen im Kontext der Stuhlinkontinenz

Obstipationsprophylaxe

Eine Obstipation kann zur Folge haben, dass die Ampulle ständig mit festem Stuhl gefüllt ist. Dies kann eine Überlastung und Reizung des Schließmuskelapparats zur Folge haben.

Intertrigoprophylaxe

Häufige Anlagerungen von Stuhl (▶ Kap. 13.3) können die Haut durch die aggressiven Substanzen des Stuhls reizen. Besonders in der Analfalte und im Intimbereich kann eine Intertrigo entstehen.

Dekubitusprophylaxe

Fester Stuhl, der in der Analfalte verbleibt und Druck auf die Haut ausübt, kann einen Dekubitus in diesem Bereich verursachen (▶ Kap. 6.5.1).

Prophylaxe von Dehydratation und Mangelernährung

Bei anhaltenden und wiederkehrenden Diarrhöen ist auf einen Ausgleich des Flüssigkeits- und Nährstoffverlusts zu achten.

20 Sturz

Definition

Sturz: Ereignis, in dessen Folge eine Person unbeabsichtigt auf dem Boden oder auf einer tieferen Ebene zu liegen kommt [43].

Verletzungen durch einen **Sturz** beeinträchtigen die körperliche und psychische Verfassung der betroffenen Person. Die Angst vor erneuten Stürzen bewirkt oft, dass Personen mit Sturzvorgeschichte sich so wenig wie möglich bewegen und ihre gewohnte Umgebung nicht verlassen möchten.

20.1 Entstehung

Stürze entstehen zumeist aufgrund einer eingeschränkten Fähigkeit zur koordinierten Bewegung. Dieser Beeinträchtigung können zahlreiche Faktoren zugrunde liegen (▶ Kap. 20.3). Grundsätzlich sind Stürze als multifaktorielle Ereignisse zu betrachten, bei denen mehrere Einschränkungen oder bedingende Faktoren zusammenwirken.

20.2 Klinisches Erscheinungsbild

Durch Stürze entstehen Verletzungen, die Weichteile, Skelett und innere Organe betreffen können.
Die Pflegenden führen beim zu pflegenden Menschen nach einem Sturz einen **Bodycheck** (Kontrolle der Körper- und Bewegungsfunktionen) durch und fragen nach Schmerzen:

- Inaugenscheinnahme des gesamten Körpers, ob Blutungen oder Hämatome vorliegen
- Arme und Beine werden vorsichtig in mögliche Richtungen bewegt, dabei wird kontrolliert, ob Frakturen vorliegen
- Gesamten Körper von oben nach unten vorsichtig abtasten und auf unnatürliches Körperbild sowie Schmerzäußerungen achten
- Paarweise vorhandene Körperteile vergleichen, z. B. hinsichtlich Blutungen, Schwellungen, Hämatome
- Namen, Tageszeit, Datum berichten lassen (nicht sinnvoll bei Menschen mit Demenz und anderen kognitiven Erkrankungen)
- Vitalzeichen- und Blutzucker kontrollieren

Frakturen sind massivere Zeichen eines Sturzes. Besonders häufig ist bei alten Menschen die Schenkelhalsfraktur. Sie zeigt sich z. B. durch

- Außenrotation und Verkürzung des Beins auf der betroffenen Seite
- Starke Schmerzen in der Leiste und am großen Rollhügel (Trochanter major)
- Großflächiges Hämatom an der Hüfte
- Gegebenenfalls Zeichen eines Volumenmangelschocks durch den Blutverlust, z. B. Tachykardie, Hypotonie, Durstgefühl

Auch Hirnblutungen können Folge eines Sturzes sein. Das auslösende Sturzgeschehen muss dafür nicht offenkundig schwerwiegend gewesen sein, z. B. reicht ein Sturz aus dem Stand oder aus dem Bett aus, um eine epidurale *(außerhalb der harten Hirnhaut liegende)* oder subdurale *(innerhalb der harten Hirnhaut liegende)* Blutung auszulösen. Betroffene Personen fallen z. B. auf durch

- Übelkeit, Erbrechen,
- Verwirrtheit,
- Bewusstseinsstörungen (bis zur Bewusstlosigkeit),
- Pupillenerweiterung auf der betroffenen Seite.

ACHTUNG

Bei einem subduralen Hämatom ist oft keine Ursache feststellbar, da sich die betroffene Person selbst häufig nicht an den Zeitpunkt der Verletzung erinnern kann oder die verursachende Situation für eine Bagatelle hält.

Erstmaßnahmen nach Sturz

Die Erstmaßnahmen nach einem Sturz orientieren sich an der vermuteten Schwere der Verletzung. Es ist wesentlich, einen gestürzten Menschen zunächst in eine Körperposition zu bringen, die er als angenehm empfindet oder die seinem Zustand angemessen ist, bei Bewusstlosigkeit z. B. stabile Seitenlage.

Zur Einschätzung der Sturzfolgen verlassen sich die Pflegenden nicht ausschließlich auf die Auskünfte der betroffenen Person. Sie kontrollieren das Befinden sorgfältig und holen rasch Hilfe herbei. Folgende Maßnahmen sind erforderlich:

- Bewusstseinszustand prüfen; bei Bewusstlosigkeit Maßnahmen der Ersten Hilfe einleiten
- Auf Verletzungen kontrollieren (Bodycheck durchführen)
- Hilfe anfordern, z. B. durch Klingeln, Notfallmaßnahmen einleiten, Notarzt rufen (lassen)
- Vitalzeichen kontrollieren
- Bei gefahrloser und schmerzfreier Transfermöglichkeit gestürzte Person ins Bett bringen bzw. je nach Verletzungsgrad zum Sitzen helfen
- Für Ruhe und Erholung sorgen

Umgehend den Arzt bzw. Notarzt über den Sturz informieren.

Sturzdokumentation

Pflegende sind aus haftungsrechtlichen Gründen und zugunsten einer systematischen Sturzanalyse verpflichtet, jeden Sturz zu **dokumentieren.** Im standardisierten Sturzprotokoll halten sie fest:
- Demografische Angaben zur gestürzten Person
- Zeitpunkt, Datum, Ort des Sturzes
- Situationsbeschreibung
- Aktivitäten und gesundheitliches Befinden vor dem Sturz
- Sturzfolgen, z. B. Prellungen, Verstauchungen, Platz- oder Schnittwunden, Frakturen, psychische Folgen, Veränderung in der Mobilität, Verunsicherung, Angst
- Eingeleitete Maßnahmen, z. B. Wundverband, Lagerung, Röntgenuntersuchung, Arztkotakt

Die Evaluation des Sturzgeschehens sollte in der gesamten Einrichtung stattfinden, um derzeitige Maßnahmen zur Sturzprophylaxe bewerten und gegebenenfalls anpassen zu können. Dies kann in Fallbesprechungen integriert werden und dient der Entwicklung der Pflegequalität sowie dem Qualitätsmanagement.

Evaluationskriterien können z. B. sein:
- Akzeptanz der Maßnahmen durch den zu pflegenden Menschen und die Möglichkeit der praktischen Umsetzung
- Gegebenenfalls unerwünschte Wirkungen, z. B. Schmerzen bei Anpassung des Schuhwerks
- Veränderungen der Risikofaktoren mit neuer Bewertung der sturzprophylaktischen Maßnahmen

20.3 Risikofaktoren

Das Sturzrisiko variiert in den verschiedenen Altersgruppen und kommt am häufigsten in der frühen Kindheit und im fortgeschrittenen Alter vor. Dabei stürzen Menschen mit Demenz besonders häufig. Sturzbedingte Frakturen sind die häufigste Ursache für Krankenhausaufenthalte von Heimbewohnern [43].

Eine erhöhte Sturz- und Verletzungsgefährdung kann vorliegen, wenn zu pflegende Menschen
- Unsicherheiten bei Bewegungen und den Wunsch nach Unterstützung äußern,
- selbstständige Bewegungen meiden,
- Schmerzen bei Bewegungsabläufen angeben,
- schwach und müde wirken,
- in ihrer Gelenkbeweglichkeit eingeschränkt sind,
- die Reihenfolge von Bewegungsabläufen nicht verstehen,
- schon einmal gestürzt sind,
- unter Kontinenzproblemen leiden,
- sedierende Medikamente einnehmen,

- kognitiv oder psychisch eingeschränkt sind,
- geistig behindert sind,
- unter Demenz leiden,
- multimorbide sind,
- freiheitsentziehenden Maßnahmen unterzogen werden und/oder
- unangepasste Kleidung tragen.

Bei Säuglingen: Falsches Handling von Säuglingen, z. B. beim Aufnehmen, Baden, Wickeln (Sturz vom Wickeltisch), ungesicherte Kindersitze

Bei Kindern:

- Gefahrenquellen für Kleinkinder, z. B. ungeeignete Bettvorrichtung, Klettern auf Möbel usw., nicht gesicherte Fenster, unpassendes Schuhwerk/rutschende Socken, Lauflernhilfen
- Sport- und Spielgeräte
- Treppen
- Stolpern
- Sportliche Aktivitäten, z. B. Skatboard

Risikofaktoren einschätzen

Zur **Einschätzung der Sturzgefahr** wird empfohlen, am Anfang jedes Pflegeauftrags ein Screening zu Risikofaktoren durchzuführen. Lässt dieses Screening ein Sturzrisiko vermuten, wird eine vertiefte Einschätzung der Risikofaktoren vorgenommen. Die Einschätzung wird geschlechterunabhängig vorgenommen, solange keine pathophysiologischen Gründe vorliegen wie z. B. bei der Behandlung mit Androgenrezeptor-Inhibitoren zur Behandlung von Prostatakrebs, die zu einem erhöhten Sturzrisiko führen.

Um die Risikofaktoren erfassen zu können, werden folgende Faktoren beleuchtet [43]:

- Sturzvorgeschichte
- Beeinträchtigungen sensomotorischer Funktionen und der Balance
- Kognitive Beeinträchtigungen
- Psychische Beeinträchtigungen, insbesondere Depression
- Probleme mit der Urinausscheidung
- Multimorbidität
- Höheres Alter (> 65)
- Psychotrope Medikation

Zusätzliche personen- und medikamentenbezogene Risikofaktoren:

- Gebrechlichkeit/Frailty
- Frakturvorgeschichte
- Schmerzen
- Malnutrition
- Diabetes mellitus
- Nutzen von Mobilitätshilfsmitteln

Personen- und umgebungsbezogene Faktoren:

- Sehbeeinträchtigung

- Gesundheitsstörungen, die mit Schwindel, vorübergehendem Bewusstseinsverlust oder ausgeprägter körperlicher Schwäche einhergehen
- Gefahren in der Umgebung, z. B. Hindernisse, geringe Beleuchtung
- Freiheitsentziehende Maßnahmen

Hilfen für die vertiefte Einschätzung bietet der Expertenstandard zur Sturzprophylaxe in der Pflege. Ergänzend können Pflegende Mobilitätstests durchführen z. B. **Timed „Up & Go"-, Tinetti-Test** (siehe Lese- und Surftipp).

LESE- UND SURFTIPP

Timed „Up & Go"-Test – Test zur Einschätzung der Mobilität: www.geriatrie-drg.de/agast/tug
Tinetti-Test – Test zur Messung des Sturzrisikos: www.physioportal.ch/downloads/PDF/Tinetti%20Test.pdf
Der Expertenstandard zur Sturzprophylaxe in der Pflege bietet tabellarische Übersichten zu personen-, medikamenten- und umweltbezogenen Risikofaktoren für die vertiefte Einschätzung des Sturzrisikos (vgl. dort S. 29 ff. [43])

20.4 Folgen

Stürze können besonders bei älteren Menschen erhebliche Einschränkungen und Folgekrankheiten verursachen. Meist ist die Behandlung der Sturzfolgen langwierig und umfasst z. B. chirurgische Eingriffe sowie Physiotherapie. Die damit verbundene eingeschränkte Mobilität kann zu Dekubitalgeschwüren (▶ Kap. 6), Kontrakturen (▶ Kap. 14), Deprivation (▶ Kap. 7) und Pneumonien (▶ Kap. 17) führen.
Nicht selten sind gerade ältere Menschen nach einem Sturz trotz einer optimalen Therapie anschließend nicht in der Lage, ihr gewohntes Leben ohne Einschränkungen weiterzuführen.

20.5 Prophylaktische Maßnahmen

Die Sturzprophylaxe hat zwei wesentliche Ziele:

- Stürzen vorbeuten
- Sturzfolgen minimieren

ACHTUNG

Obwohl die Sturzprophylaxe der Vorbeugung von Stürzen dient, kann nicht jeder Sturz verhindert werden. Das Freiheits- und Selbstbestimmungsrecht eines Menschen ist höher zu werten als die Fürsorge der Pflegenden, einen zu pflegenden Menschen vor Stürzen, z. B. durch Einschränkung der Bewegung, zu bewahren.

20.5.1 Allgemeine Maßnahmen

Beratung, Schulung, Information

Jeder sturzgefährdete Mensch und seine Angehörigen benötigen Informationen über die individuellen Risikofaktoren sowie negativ beeinflussende Faktoren aus der Umgebung. Pflegende können z. B. für Beratungsgespräche Merkblätter und Checklisten (siehe Lese- und Surftipp) nutzen. Zudem wenden sie ihr Wissen zu Sturzrisikofaktoren an und berücksichtigen in der Beratung die Ressourcensituation des zu pflegenden Menschen. Die Pflegenden motivieren den zu pflegenden Menschen zu mobilitätsförderndem und sturzvermeidendem Handeln. Dazu ist ein vertrauensvoller professioneller Beziehungsaufbau nötig. Das Gespräch sollte positiv bestärkend und keinesfalls belehrend sein. Das Material für die Beratung sollte leicht verständlich und adressatengerecht sein. Oft ergeben sich während des Alltags situativ Beratungsanlässe.

Barrierefreie Wohnraumgestaltung

Viele Menschen stürzen oder verletzen sich in ihrem häuslichen Umfeld. Aus diesem Grund analysieren die Pflegenden Risikofaktoren vorrangig dort und unterbreiten *nach* Rücksprache mit den zu pflegenden Menschen und den Angehörigen Vorschläge, wie sich ein **barrierefreier Wohnraum** gestalten lässt, z. B.:

- Stolperfallen beseitigen, z. B. Teppiche und Matten
- Rutschfeste Bodenbeläge auslegen
- Stufen und Schwellen überbrücken
- Lose Kabel so fixieren, dass sie nicht zur Stolperfalle werden
- Rutschfeste Matten in Badewanne/Dusche legen
- Ausreichend Lichtquellen, auch am Bett, installieren und Lichtschalter an gut erreichbaren Stellen anbringen, z. B. in einer Höhe, die auch für eine Hand an der Gehhilfe erreichbar ist
- Blendendes Licht verhindern, z. B. durch Einbau von Rollos
- Raum für freie Gehflächen schaffen, z. B. behindernde Möbelstücke entfernen
- Bei beweglichen Möbelteilen z. B. Rollen entfernen oder arretieren, weil sie im Bedarfsfall keinen Halt bieten
- Haltemöglichkeiten schaffen, z. B. Handläufe auf Fluren, in Toiletten und Bädern; fest stehende Möbel in anderen Wohnräumen
- Toilettensitze gegebenenfalls erhöhen und mit Armlehnen versehen
- Hochschränke niedrig hängen, umräumen oder dafür sorgen, dass alle Schrankinhalte gut erreichbar sind, unzweckmäßige Hilfsmittel zum Klettern vermeiden
- Eventuell Haushaltgeräte, z. B. Handfeger und Kehrblech, mit einem langen Stiel versehen, damit sich die betroffene Person nicht bücken muss

Hausnotruf-System

Durch die Einrichtung eines **Hausnotruf-Systems** in der Wohnung erhalten gefährdete, alleinlebende Menschen Unterstützung bei einer Notlage in ihrer Wohnung. Für die Installation des Systems, das aus einem Basisgerät am Telefon und einem Funkgerät am Körper der betroffenen Person besteht, ist lediglich ein Telefon in der Wohnung erforderlich. Hilfsorganisationen, z. B. DRK, ASB, AWO, Johanniter, Malteser, bieten solche Notrufsysteme an.

20.5.2 Spezielle Maßnahmen

In der **stationären Pflege** ist der zu pflegende Mensch besonders durch die Umstellung seiner Lebensgewohnheiten, die veränderte Umgebung und die weiten Wege zu Sanitäreinrichtungen gefährdet, zu stürzen und sich zu verletzen.

Der Expertenstandard sieht vor, dass die Einrichtung eine individuelle Verfahrensregel erstellt, welche die jeweiligen Voraussetzungen, Umstände und individuelle Besonderheiten vor Ort berücksichtigt. So kann es auch gegebenenfalls sinnvoll sein, in einer Pflegeeinrichtung mehrere Verfahrensregeln vorzuhalten, z. B. je nach Wohnbereich oder Gruppe der zu pflegenden Menschen. Inhalte der Verfahrensregel sollten z. B. sein:

- Zuständigkeiten und Verantwortung
- Beteiligte Berufsgruppen
- Vorgehen bei der Maßnahmenplanung [43]

Aufgabe des therapeutischen Teams ist, sich diese Verfahrensregeln zu eigen zu machen und sie umzusetzen.

In der ambulanten und teilstationären Pflege werden die zu pflegenden Menschen nicht rund um die Uhr von professionell Pflegenden versorgt. Angehörige und Bezugspersonen gestalten das Umfeld mit.

In allen Settings bedürfen zu pflegende Menschen multimodaler Interventionen, um das Sturzrisiko weitestgehend auszuschließen und Sturzfolgen zu minimieren. Alle Maßnahmen, die angewandt werden, sollten möglichst aktiv in die pflegerische Versorgung und das Alltagsgeschehen einfließen.

Sicherheitsrisiken minimieren

Um die **Sicherheitsrisiken** in einer stationären Einrichtung zu minimieren, überprüfen die Pflegenden alle Räume regelmäßig und sorgen dafür, dass Gefahren, z. B. defekte Handläufe, unverzüglich beseitigt werden. Zusätzlich achten sie darauf, dass

- angepasste Hilfsmittel, die Mobilisation fördern,
- defekte Hilfsmittel sofort repariert werden,
- Klingeln immer in der Reichweite zu pflegender Menschen sind,
- Betten und Rollstühle im Stand immer arretiert sind,

- Pflegebetten nach der Durchführung von Pflegemaßnahmen immer so niedrig wie möglich eingestellt werden, um das Ein- und Aussteigen aus dem Bett zu erleichtern,
- Reinigungsarbeiten nur „nebelfeucht" durchgeführt und Warnschilder („Vorsicht Nässe") aufgestellt werden,
- Nässe auf Fußböden, z. B. durch verschüttete Getränke, sofort aufgewischt wird und
- Sturzrisiken außerhalb von Gebäuden, z. B. Unebenheiten, Glätte, mangelnde Beleuchtung, sofort beseitigt werden.

Stürzen in der Nacht vorbeugen

Für die **Nacht** sind besondere Vorkehrungen zu treffen, um Stürzen vorzubeugen. Pflegende achten darauf, dass

- die Klingel immer erreichbar ist,
- das Nachtlicht eingeschaltet ist,
- ein Nachtstuhl (falls erforderlich) am Bett steht und die Räder arretiert sind,
- sturzgefährdete zu pflegende Menschen häufiger betreut werden.

Intrinsische Sturzrisikofaktoren minimieren

- Ärztliche Behandlung der Grunderkrankungen, z. B. optimale Einstellung bei Diabetes mellitus
- Physiotherapeutische Übungen zur Förderung der Beweglichkeit (körperliches und motorisches Training)
- Angemessene Flüssigkeitszufuhr zur Vorbeugung einer Dehydratation/Exsikkose
- Kontinenzförderung
- Psychotherapeutische Behandlung von Ängsten
- Korrektur von Sehbeeinträchtigungen, Umgang mit Sehbeeinträchtigungen

Extrinsische Sturzrisikofaktoren beseitigen

- Motivation zur Verwendung von stabilen, rutschfesten, flachen Schuhen und bequemer, nicht rutschender Kleidung
- Wirkungen, unerwünschte Wirkungen und Zusammenwirkungen von Medikamenten beobachten, Anpassungen der Medikation gegebenenfalls mit dem Arzt besprechen
- Wohnumfeld individuell anpassen
- Nutzung von Niedrigbetten, Bettenalarmsystemen
- Anpassung des Schuhwerks und gegebenenfalls Überweisung in die Podiatrie oder zum Podologen

LESE- UND SURFTIPP

Deutsches Netzwerk für Qualitätsentwicklung in der Pflege (Hrsg.). Expertenstandard Sturzprophylaxe in der Pflege. 2. Aktualisierung 2022. Osnabrück. www.dnqp.de

Hilfsmittel

Die korrekte Verwendung geeigneter Hilfsmittel stärkt die Sicherheit zu pflegender Menschen. Dazu zählen z. B.:

- Gehhilfen und Rollstühle
- Sturzhelme
- Hüftschutzhosen *(Hüftprotektor)* mit Kunststoffschaleneinlage oder andere Protektoren
- Höhenverstellbare Pflegebetten, Niedrigbett (Achtung – freiheitsentziehende Maßnahme, wenn die betroffene Person dadurch nicht selbstständig aufstehen kann!)
- Hilfen zum Aufrichten im Bett, z. B. Bettbügel
- Hilfen beim Sitzen, z. B. Lehnen oder Kopfstützen an Stühlen
- Erhöhte Toilettensitze
- Hilfen zum Schutz vor dem Hinausfallen aus dem Bett, z. B. durch Bettseitenteile oder Kissen (Achtung – freiheitsentziehende Maßnahme)
- Transferhilfen, z. B. Lifter

Technologiebasierte Interventionen:

- Tele-Health
- Kognitive Spiele
- Sozialisiertes Training
- Smarthome-Systeme
- Nicht konventionelles Gleichgewichtstraining

ACHTUNG

Freiheitsentziehende Maßnahmen sind nur mit größter Zurückhaltung einzusetzen. Sie bedürfen der ärztlichen Anordnung und eines richterlichen Beschlusses.

Kraft- und Balance-Training

PATRAS

Im **PATRAS,** dem *Paderborner Trainingsprogramm für Senioren,* absolvieren Teilnehmer mittels der Hypertrophiemethode Trainingseinheiten mit vier Bestandteilen:

- Erwärmung
- Mobilisation/Koordination
- Kräftigung
- Spiele

Ziel des Programms ist der Aufbau von Muskeln. Das Trainingsprogramm kombiniert Lieder, Sitztänze, Koordinations- und Gleichgewichtsübungen, Krafttraining mit Gewichten sowie der Zielgruppe angepasste Spiele. Die teilnehmenden Personen sollten die Belastungsintensität als „schwer" einstufen. Vorgabe ist, dass die Übungen ca. 70–80 % der Maximalkraft erfordern. In der Regel finden die Übungen in einem Stuhlkreis statt.

Kraft-Balance-Übungen

▶ Abb. 20.1 zeigt Bewegungsübungen, mit denen sich die Kraft von Armen, Beinen, Rumpf und Hüften trainieren lässt. Zudem eignen sich die Übungen, um ein Balance-Training durchzuführen.

Merke

Auch Stürzen will geübt sein. Einige Sportvereine bieten Kurse für Senioren an, die sich mit den Themen „Fallen“ und „Angstabbau“ beschäftigen und auch Sturzübungen beinhalten.

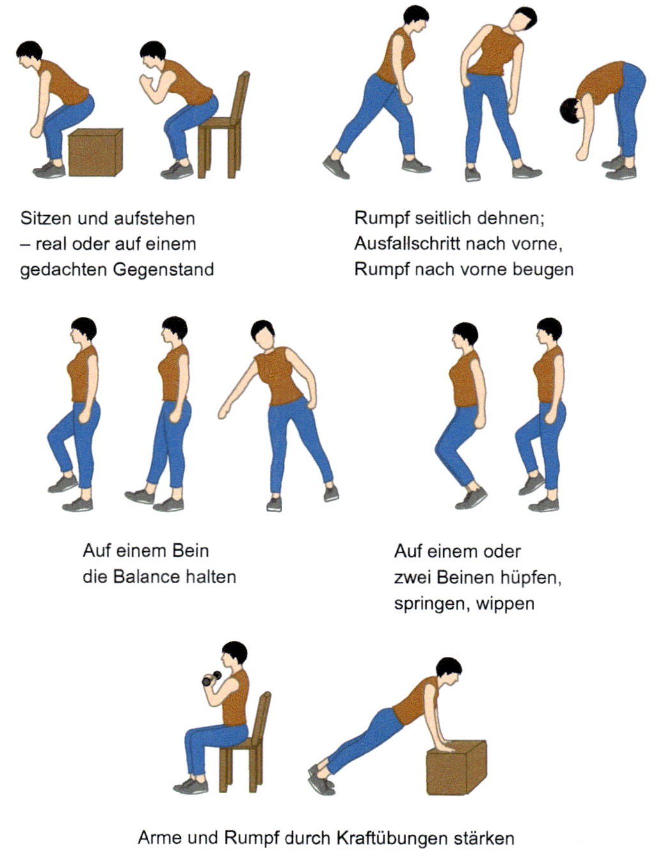

Abb. 20.1 Bewegungsübungen zur Förderung von Kraft und Balance [L138]

LESE- UND SURFTIPP

Kraft- und Balanceübungen für Senioren gegen Sturzgefahr: https://orthinform.de/patienteninformationen/fitness-fuer-senioren-kraft-und-balanceuebungen-vermindern-sturzgefahr
Alters- und entwicklungsbedingte Unfallschwerpunkte im Kindesalter: www.kindergesundheit-info.de/themen/sicher-aufwachsen/entwicklungsaspekte/unfallschwerpunkte/

Säuglinge und Kleinkinder vor Stürzen schützen

- Säuglinge baden: Kopf, Schulter und Rücken ruhen auf Arm der Pflegenden; Arme des Säuglings in Höhe der Achselhöhle umfassen; in Bauchlage ruht die Brust des Säuglings auf dem Unterarm der Pflegenden
- Beim Wickeln nicht den Wickeltisch verlassen oder Barrieren anbringen
- Säuglinge immer so halten, dass sie nicht wegrutschen können und der Kopf gestützt ist
- Beim Laufenlernen beide Hände fassen
- Geschlossenes Schuhwerk, das nicht zu groß oder zu klein ist/Socken mit Noppen anziehen
- Stolperfallen, wacklige Hindernisse, die auch zum Klettern einladen, entfernen
- Geprüfte Spiel- und Klettergeräte einsetzen

Merke

Die Nutzung von Lauflernhilfen birgt aufgrund der Geschwindigkeit der Geräte Sturzrisiken, etwa beim Anprall gegen Hindernisse oder an Treppenstufen. Zudem bieten Lauflernhilfen *keinen* Vorteil, das Laufen schneller oder sicherer zu erlernen.

20.6 Weitere Prophylaxen im Kontext Sturz

Dehydratationsprophylaxe

Durch Dehydratation kann es gerade bei älteren Menschen zu akuter Verwirrtheit mit der Folge eines Sturzes kommen (▶ Kap. 5.4).

Verwirrtheitsprophylaxe

Verwirrtheit geht oft mit Unruhe, Störungen des Schlaf-wach-Rhythmus und Desorientiertheit einher. Diese Zustände erhöhen die Sturzgefahr.

Deprivationsprophylaxe

Sturzfolgen, welche die betroffene Person immobil oder bettlägerig machen, können zu einer Deprivation führen.

Kontrakturprophylaxe

Durch Stürze können Frakturen entstehen. Ist das entsprechende Körperteil dadurch bewegungseingeschränkt, können Kontrakturen entstehen. Außerdem können Kontrakturen Stürze begünstigen (▸ Kap. 14.5.2).

Thromboseprophylaxe

Immobilität, die durch Stürze bedingt ist, kann eine Thrombose nach sich ziehen (▸ Kap. 21.3).

Pneumonieprophylaxe

Durch das Sturzgeschehen kann der zu pflegende Mensch in seiner Bewegung so beeinträchtigt sein, dass er vorübergehend bettlägerig ist. Die Bettlägerigkeit mit eingeschränkter Bewegung und somit eingeschränkter Lungenbelüftung kann eine Pneumonie nach sich ziehen (▸ Kap. 17.3).

21 Thrombose

Definition

Thrombose: Bildung eines Blutgerinnsels in einem Blutgefäß durch lokale Gerinnung. Je nach Lokalisation des Thrombus wird zwischen arterieller oder venöser Thrombose unterschieden.

Am häufigsten sind Thrombosen in Venen. Bei venösen Thrombosen werden unterschieden:

- **Thrombophlebitis:** Entzündung oberflächlicher Venen. An den Beinen entsteht sie meist durch einen Thrombus in oberflächlichen Beinvenen oder durch kleinere Verletzungen bei Varizen; an den Armen oft durch Infektionen im Bereich venöser Zugänge bzw. aufgrund einer Reizung der Venenwand durch venös zugeführte Medikamente
- **Phlebothrombose** (tiefe Beinvenenthrombose): Verschluss einer tiefen Bein- oder Beckenvene durch einen Thrombus

Anhand des Wells-Score-Systems (siehe Lese- und Surftipp) kann die Wahrscheinlichkeit einer tiefen Venenthrombose bestimmt werden.

LESE- UND SURFTIPP

Wells-Score-System:
www.msdmanuals.com/de-de/profi/multimedia/clinical-calculator/tvt-wahrscheinlichkeit-wells-score-system

Eine Phlebothrombose kann lebensbedrohliche Folgen haben, z. B. Lungenembolie, Herzinfarkt oder Apoplex.

21.1 Entstehung

Thrombosen entstehen durch drei Faktoren, die unter dem Namen **Virchow-Trias** zusammengefasst werden:

- Gefäßwandschäden, z. B. durch Operationen
- Verlangsamte Blutströmung, z. B. durch Immobilität
- Erhöhte Gerinnungsneigung des Bluts, z. B. durch Flüssigkeitsmangel

Besonders häufig sind die tiefen Bein- oder Beckenvenen betroffen. Bestimmte Risikofaktoren in Kombination mit Bewegungsmangel führen dazu, dass das Blut in einer Passage des (meist bereits geschädigten) Gefäßes gerinnt und dabei einen Thrombus bildet. Auch Menschen ohne Vorerkrankungen können von einer Thrombose betroffen sein. So spricht man z. B. vom Economy-Class-Syndrom bei Menschen, die während einer längeren Flugreise in beengten Verhältnissen sitzen. Die Abknickung der Gefäße kann zu einem Blutstau und damit zur Gerinnung des Bluts führen. Frauen, die **hormonelle Kontrazeptiva** *(Pille)* einnehmen, sind ebenfalls besonders gefährdet, eine Thrombose zu erleiden.

21.2 Klinisches Erscheinungsbild

Die gefährliche tiefe Beinvenenthrombose verläuft im Gegensatz zur oberflächlichen Venenthrombose oft ohne eindeutige Anzeichen. Folgende Symptome können auftreten:

- Einseitiges Schwere- und Spannungsgefühl
- Überwärmung und Schwellung der betroffenen Extremität
- Schmerzen, vor allem in der Wade, die sich verstärken, wenn Erkrankte den Fuß Richtung Fußrücken ziehen, bei Druck auf die Wade sowie beim Husten und Niesen
- Bläulichrote Hautfarbe der betroffenen Extremität
- Tachykardie
- Eventuell leichtes Fieber

Sofortmaßnahmen

Bei Verdacht auf eine Phlebothrombose verständigen die Pflegenden sofort den Arzt. Betroffene Personen müssen absolute Bettruhe einhalten. Die größte Gefahr einer Phlebothrombose ist die lebensbedrohliche **Lungenembolie,** die mit folgenden Zeichen einhergeht:

- Plötzlich einsetzende Atemnot, schnelle, flache Atmung
- Brustschmerzen, vor allem bei der Einatmung
- Husten, eventuell blutiger Auswurf
- Gestaute Halsvenen
- Tachykardie, Blutdruckabfall
- Zyanose und Schweißausbruch, eventuell Schock
- Unruhe, Angst

ACHTUNG

Eine Lungenembolie ist ein **Notfall.** Bei Verdacht ist sofort der Notarzt zu benachrichtigen, Betroffene müssen absolute Bettruhe einhalten und in Oberkörperhochlage liegen. Die Pflegenden kontrollieren die Vitalzeichen, verabreichen eventuell Sauerstoff, beruhigen die betroffene Person in dieser lebensbedrohlichen Situation und lassen sie nicht allein.

21.3 Risikofaktoren

Verschiedene Risikofaktoren begünstigen das Entstehen einer Thrombose. Sie sind drei Hauptursachen zuzuordnen *(Virchow-Trias):*

- **Verlangsamte Blutströmung:** Je langsamer das Blut fließt, desto leichter lagern Thrombozyten an der Venenwand an und setzen die Thrombusbildung in Gang. Als häufigste Ursachen gelten Bewegungsmangel und venöse Insuffizienz. Beide beeinträchtigen die Wirksamkeit der Muskel-Venen-Pumpe und vermindern dadurch den venösen Rückfluss. Die Blutströmung ist z. B. in folgenden Fällen verlangsamt:
  - Immobilität, Lähmung
  - Gipsverband oder Schienenlagerung
  - Operationen (durch fehlenden Muskeltonus und Verletzung der Venenwand)
  - Schmerzbedingte Schonhaltung
  - Schwangerschaft (Druck des Uterus auf die Vena cava inferior)
  - Herzinsuffizienz, Schock
  - Chronisch-venöse Insuffizienz
  - Adipositas
- **Gefäßwandschaden:** Die Schädigung der Intima *(Gefäßinnenwand)* löst eine Thrombozytenaggregation aus *(Zusammenballen der Blutplättchen)*. Ursachen sind:
  - **Traumatisch** durch Verletzung, Quetschung oder Operation
  - **Degenerativ** durch altersbedingte Veränderung der Beinvenen, Krampfaderleiden *(Varikosis)*
  - **Entzündlich** durch Venenentzündung *(Phlebitis)*
- **Erhöhte Gerinnungsneigung** verändert das normale Gleichgewicht zwischen Blutgerinnung und Gerinnselauflösung im Blut. Eine erhöhte Gerinnung kann in folgenden Situationen auftreten:
  - Hochgradiger Flüssigkeitsmangel oder Flüssigkeitsverlust, z. B. durch anhaltendes Erbrechen und Diarrhö, großflächige Verbrennungen, Diuretikaeinnahme
  - Pathologische Zellvermehrung, z. B. Polyglobulie und Polyzythämie
  - Vermehrung der Blutgerinnungsfaktoren nach großen Operationen, Verletzungen mit erheblicher Gewebezerstörung, Verbrennungen und im Wochenbett
  - Medikamenteneinnahme, z. B. hormonelle Kontrazeptiva, Kortison

Risikofaktoren einschätzen

Ohne ausreichende Prophylaxe würden ca. 50 % aller Erwachsenen nach Operationen eine tiefe Bein- oder Beckenventhrombose erleiden, die bei der Lösung des Thrombus zu einer (tödlichen) Lungenembolie führen könnte.

Folgende weitere Personengruppen sind besonders gefährdet:

- Personen > 65 Jahre
- Adipöse Menschen (BMI > 30)
- Schwangere und Wöchnerinnen

- Personen mit malignen Erkrankungen
- Personen mit zurückliegenden Thrombosen oder Embolien
- Personen, die an einer Sepsis bzw. schweren Infektionskrankheit leiden
- Raucher
- Diabetiker

Zur standardisierten Einschätzung der Thrombosegefahr wurden für die pflegerische Praxis bisher keine wissenschaftlich bestätigten Assessment-Instrumente entwickelt. Die aufmerksame Beobachtung der zu pflegenden Menschen kann einen Verdacht nahelegen, der dann durch eine medizinische Untersuchung zu überprüfen ist.

21.4 Folgen

Häufige Spätkomplikation einer tiefen Beinvenenthrombose ist das **postthrombotische Syndrom.** Die Zerstörung der Venenklappen *(chronisch-venöse Insuffizienz)* behindert den Abfluss des Bluts. Es zeigen sich Krampfadern, Unterschenkelödeme, bräunliche Hautverfärbungen und eventuell ein chronisches Unterschenkelgeschwür *(Ulcus cruris).*
Löst sich ein Thrombus aus den tiefer gelegenen Venen von Knie, Oberschenkel oder Becken, gelangt er mit dem Blutstrom in die Lunge und kann dort eine lebensbedrohliche Lungenembolie verursachen. Eine weitere schwere Komplikation ist die Besiedlung des Thrombus mit Bakterien und die Ausbreitung dieser Entzündung auf dem Blutweg *(Sepsis).*

21.5 Prophylaktische Maßnahmen

21.5.1 Allgemeine Maßnahmen

Pflegerisches Ziel ist vor allem, den venösen Rückfluss zu verbessern, da Gerinnungseigenschaften und Venenwandschäden durch pflegerische Maßnahmen nur schwer beeinflussbar sind.
Physikalische Thromboseprophylaxe:
- Aktivierung der Muskel-Venen-Pumpe durch (Früh-)Mobilisation und Bewegungsübungen
- Venenkompression durch Thromboseprophylaxestrümpfe, Kompressionsstrümpfe und -verbände, intermittierende pneumatische Kompression

Medikamentöse Thromboseprophylaxe:
- Heparinisierung
- Andere Antikoagulanzien

Ansätze der Behandlung

Wissenschaftlich ist nicht eindeutig geklärt, bei welchen Risikofaktoren welche Maßnahmen zu kombinieren sind. Als Standard hat sich die Verabreichung von (niedermolekularem) Heparin in Verbindung mit physikalischer Therapie (vor allem Verwendung von Thromboseprophylaxestrümpfen) durchgesetzt.

21.5.2 Spezielle Maßnahmen

Aktivierung der Muskel-Venen-Pumpe

(Früh-)Mobilisation

Die beste Thromboseprophylaxe ist gleichzeitig die natürlichste: **Gehen.** Beim Gehen spannt der Mensch die Beinmuskeln an und aktiviert die Muskelpumpe. Pflegende erhalten und fördern die Mobilität der Betroffenen. Postoperativ sind zu pflegende Menschen aus demselben Grund so früh und oft wie möglich zu mobilisieren. Aufgabe der Pflegenden ist die Information der Betroffenen über den Sinn der frühen Mobilisation sowie die Anleitung und Unterstützung beim Aufstehen. Um die Muskel-Venen-Pumpe und damit den venösen Rückfluss zu aktivieren, muss die betroffene Person umhergehen oder zumindest auf der Stelle treten.

Bewegungsübungen

Bei bettlägerigen Menschen, benötigt die Muskelpumpe eine Aktivierung durch Übungen. Einfache Bewegungsübungen im Bett sind wirkungsvoll. Im Liegen ausgeführte Bewegungen haben den Vorteil, dass das Blut nicht wie bei Übungen im Sitzen oder Stehen entgegen der Schwerkraft fließen muss. Da die Übungen nicht auf Dauer, sondern nur während der Durchführung wirken, sollte die betroffene Person zusätzlich zu den Übungsphasen, die von Physiotherapeuten oder Pflegenden angeleitet werden, mehrmals täglich selbst aktiv sein.
Folgende Maßnahmen sind auch im Bett durchführbar:

- Bettradfahren (in Rückenlage Beine heben und die kreisenden Bewegungen des Radfahrens nachmachen)
- Fußkreisen (Sprunggelenke kreisen lassen; auch bei liegendem Bein möglich)
- Beine heben
- Oberschenkelmuskulatur anspannen („Kniescheibe hochziehen")
- Fußsohlen gegen das Bettende oder die Hand der Pflegeperson drücken (gegebenenfalls Bettkiste verwenden) und gleichzeitig Wadenmuskeln anspannen
- Zehenspitzen Richtung Nasenspitze ziehen (bei liegendem Bein)

ACHTUNG

- Bei tiefer Beinvenenthrombose *(Phlebothrombose)* vor der Mobilisation Rücksprache mit dem Arzt halten
- Übungen bei Menschen nach Apoplex nur nach Rücksprache mit dem Physiotherapeuten durchführen, da eine falsche Belastung Spastiken auslösen kann (Bobath-Prinzipien beachten)

LESE- UND SURFTIPPS

Dammshäuser B. Bobath-Konzept in der Pflege. München: Elsevier, 2012.
Deutsches Netzwerk für Qualitätsentwicklung in der Pflege im Auftrag der Vertragsparteien nach § 113 SGB XI. Expertenstandard nach § 113a SGB XI. Erhaltung und Förderung der Mobilität in der Pflege. Aktualisierung 2020.
www.gs-qsa-pflege.de/dokumente-zum-download/

Atemübungen

Tiefes Atmen erzeugt einen Unterdruck im Thorax, also auch in der großen Hohlvene. In seiner Folge entwickelt sich in diesem Gefäß ein Sog, der sich bis in die tiefen Beinvenen fortsetzt und die Fließgeschwindigkeit erhöht.
Die Pflegenden fordern die erkrankte Person mindestens 4-mal täglich auf, hintereinander 4- bis 5-mal tief durchzuatmen. Diese Prophylaxe erfordert keine weiteren Hilfsmittel und lässt sich sehr gut in andere pflegerische Handlungen integrieren. Nach einer kurzen Anleitung kann die betroffene Person die Atemübungen selbstständig durchführen.
Atemübungen unterstützen die Thromboseprophylaxe. Als alleinige Maßnahme genügen sie jedoch nicht.

Venenkompression

Venenkompression bedarf der ärztlichen Anordnung, sofern keine hausinternen Standards das Anziehen und Tragen von **medizinischen Thromboseprophylaxestrümpfe** *(MT-Strümpfen)* regeln. Entscheidend für die Auswahl der Venenkompression sind die Risikofaktoren. Zu unterscheiden sind:

- **Primäre Prophylaxe** (keine Venenerkrankung, aber andere Risikofaktoren)
- **Sekundäre Prophylaxe** (leichte Venenerkrankungen mit subjektiven Beschwerden)

Die Pflegenden legen die Strümpfe oder Verbände zur Venenkompression bei entstauten Venen an. Das heißt, der zu pflegende Mensch soll vorher ca. 30 Minuten gelegen haben. Am besten ist es, die Strümpfe vor dem Aufstehen unmittelbar nach der Nachtruhe bei entstauten Venen anzuziehen.

Medizinische Thromboseprophylaxestrümpfe

Medizinische Thromboseprophylaxestrümpfe dienen der Komprimierung oberflächlicher Venen. Dadurch steigt die Strömungsgeschwindigkeit des Bluts in den tieferen Venen. Allerdings reicht diese Kompression nur im Liegen und zur primären Prophylaxe aus. Beim Gehen bewirkt vor allem die Muskel-Venen-Pumpe die Rückstromförderung, zusätzlicher Druck durch diese Art der Strümpfe bietet keinen zusätzlichen Nutzen.

MT-Strümpfe sind von unterschiedlichen Herstellern und in verschiedenen Größen erhältlich. Zunächst ermittelt die Pflegefachperson die richtige Größe mit Maßbändern, die der Hersteller mitliefert. Je nach Strumpftyp sind z. B. zu messen:

- Beinlänge
- Dickste Stelle des Oberschenkels
- Dickste Stelle der Wade
- Gegebenenfalls Fesselumfang

Da sich der Beinumfang während einer Immobilitätsphase oder z. B. durch Ödeme verändert, vermisst die Pflegefachperson die Beine alle zwei Tage neu. MT-Strümpfe werden wie folgt angezogen:

- Strumpf bis auf den Fußteil umstülpen (auf links drehen)
- Fußteil bis zur Ferse über den Fuß ziehen
- Restlichen Teil des Strumpfs über die Ferse bis hin zur Leistenbeuge hochziehen und glattstreichen

Nach dem Anziehen kontrollieren die Pflegenden den korrekten Sitz: richtige Länge, keine Falten, keine Einschnürungen, gute Durchblutung der Zehen.

Applikationshilfen können das Anziehen der MT-Strümpfe erleichtern. Die Strümpfe sind dafür auf „links“ zu wenden und über die Applikationshilfe zu ziehen. Dann zieht die Pflegende den Fußteil des Strumpfs bis zur Ferse und führt die Applikationshilfe am Bein hoch. Dabei legt sich der Strumpf an das Bein an.

Das Tragen von MT-Strümpfen ist für viele zu pflegende Menschen unangenehm. Damit die betroffene Person diese Maßnahme nicht nur akzeptiert, sondern positiv unterstützt, ist eine intensive Beratung über die Gründe sowie über den richtigen Umgang mit den Strümpfen wichtig. Um effektiv zu sein, müssen die Strümpfe kontinuierlich – vor allem im Liegen – getragen werden. MT-Strümpfe lassen sich bis zu 15-mal waschen, bevor die Elastizität verloren geht. Herstellerangaben sind zu beachten, vor allem die exakte Beschreibung der Waschvorgänge. Aus hygienischen Gründen sind die Strümpfe alle 2–3 Tage zu wechseln, z. B. während der Körperpflege. Die Beine sollten vor dem Anziehen der Strümpfe nicht eingecremt werden. Dies kann abends nach dem Ausziehen der Strümpfe erfolgen.

Kompressionsstrümpfe

Kompressionsstrümpfe werden in verschiedenen Kompressionsklassen (I–IV) angeboten. Je höher die Kompressionsklasse, desto stärker die Kompression. Der Arzt verordnet Kompressionsstrümpfe zur sekundären Prophylaxe und Therapie von Venenerkrankungen. Sanitätshäuser lassen Kompressionsstrümpfe maßgerecht anfertigen. Sie sind ausschließlich zum Einsatz bei mobilen Personen gedacht, da der hohe Ruhedruck ansonsten zu Durchblutungsstörungen führen kann. Kompressionsstrümpfe müssen im Liegen ausgezogen werden.

Kompressionsverbände

Ein **Kompressionsverband** (▶ Abb. 21.1, ▶ Abb. 21.2 und ▶ Abb. 21.3) ist mit Kurzzugbinden so zu wickeln, dass sein Druck die tiefen Venen und die Lymphgefäße erreicht und die Venen in ganzer Länge komprimiert. Die Venenklappen schließen sich unter dem Druck besser und die venöse Rückflussgeschwindigkeit nimmt zu. Mit Kompressionsverbänden lassen

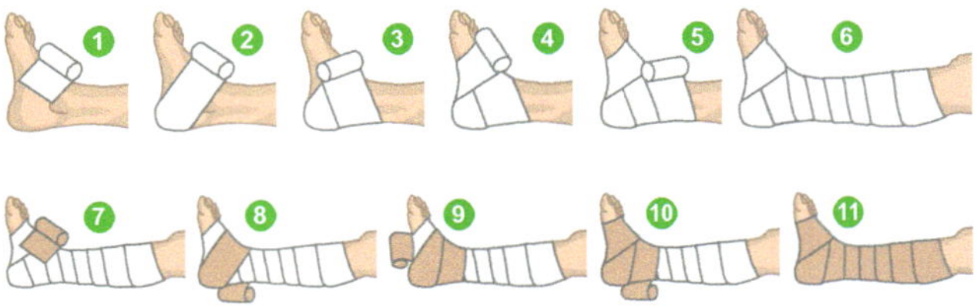

Abb. 21.1 Kompressionsverband nach Fischer. Die Bindentouren beginnen an der Ferseninnenseite (1), führen über den Fußrücken zum Außenknöchel (2), zum Innenknöchel und über den Fußrücken zur Fußsohle (3). Die nächste Tour läuft über den Fußrücken (4) um die Fessel (5). Die Binde überlappt die darunter befindliche Lage um ca. 2 cm. Die weiteren Touren folgen spiralförmig bis ca. zwei Fingerbreiten unter dem Knie (6). Zur Sicherung des Verbands wickeln die Pflegenden eine zweite Binde darüber (7–11). [L138]

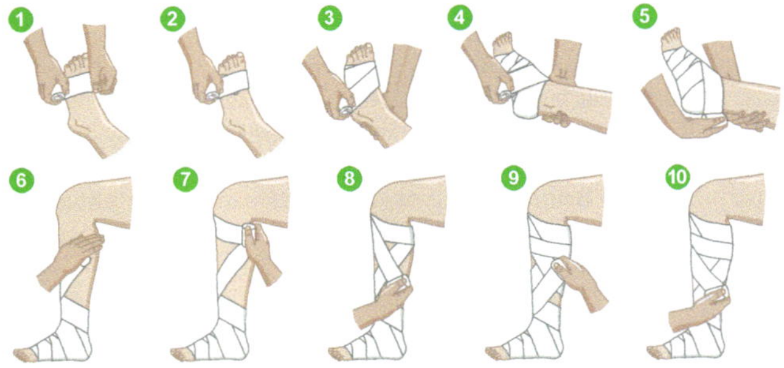

Abb. 21.2 Kreuzverband nach Pütter [L190]

sich jedoch nur schwer exakt dosierte Drücke erreichen. Das Wickeln der Beine erfolgt deshalb nur, wenn z. B. aus anatomischen Gründen kein MT-Strumpf passt oder eine höhere Kompression erforderlich ist, z. B. bei ausgeprägter Varikosis.
Der Kompressionsverband bleibt den ganzen Tag angelegt und ist einmal in 24 Stunden zu erneuern (vorzugsweise beim Waschen).
Der Druck soll vom Fuß zum Oberschenkel abnehmen, da sich sonst das Blut staut. Außerdem achten die Pflegenden darauf, keine Falten oder Fenster zu wickeln und den Verband nicht zu straff anzulegen. Entwickelt die betroffene Person bläuliche, kalte Zehen, ist der Verband zu entfernen und neu zu wickeln.

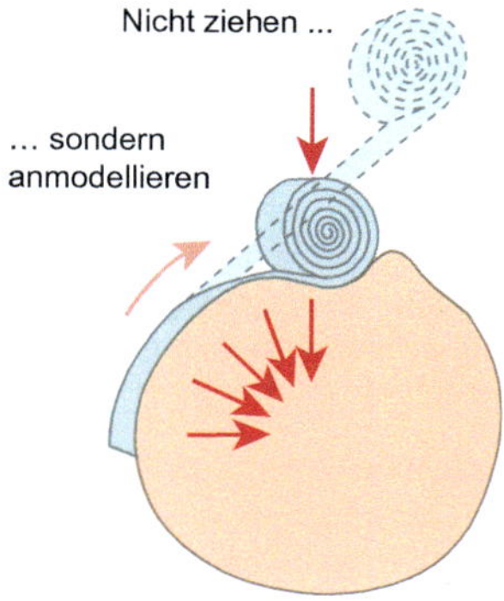

Abb. 21.3 Bindenführung beim Anlegen eines Kompressionsverbands [L215]

Intermittierende Venenkompression

Die **intermittierende Venenkompression** *(Pneumomassage)* übt in Intervallen Druck auf die Beine aus. Die betroffene Person steckt die Extremität in eine aufpumpbare Manschette, vergleichbar einem Blutdruckmessgerät. Anwendung, Druckintensität und -dauer ordnet der Arzt an. Durch diese Maßnahme lässt sich die Blutströmungsgeschwindigkeit auf bis zu 240 % steigern.

Kontraindikationen

Kontraindiziert sind komprimierende Therapien bei folgenden Erkrankungen:

- Periphere arterielle Durchblutungsstörung (gegebenenfalls Ausnahme bei entsprechender Diagnose)
- Ausgeprägtes peripheres Ödem
- Dekompensierte Herzinsuffizienz
- Septische Venenentzündung
- Verletzung
- Nekrose
- Schwere Neuropathie [44]

Medikamentöse Thromboseprophylaxe

Heparinisierung

Reichen die oben genannten Maßnahmen nicht aus oder besteht eine erhebliche Thrombosegefahr, z. B. nach Operationen, erhält die erkrankte Person auf ärztliche Anordnung zusätzlich niedrig dosiertes Heparin

(Low-Dose-Heparinisierung). Je nach Präparat und Dosierung ist das Heparin 1 bis 3-mal täglich subkutan zu injizieren.

Merke

Die Antikoagulationstherapie einer frischen Phlebothrombose erfolgt gegebenenfalls mit hohen Heparindosen (High-Dose-Heparinisierung). Sie wird wegen des Blutungsrisikos ausschließlich im Krankenhaus durchgeführt.

Orale Antikoagulanzien

Zur langfristigen, meist lebenslangen Hemmung der Blutgerinnung, z. B. nach Thrombosen, Infarkten oder bei Herzrhythmusstörungen, setzt der Arzt häufig **Cumarinderivate** (z. B. Marcumar®) oder **Acetylsalicylsäure** (z. B. ASS, Aspirin®) in Tablettenform ein.

Veränderung der Lebensweise

Durch **Veränderung der Lebensweise** lässt sich das Thromboserisiko langfristig senken. Pflegende können durch Überzeugungsarbeit und Beratung unterstützend tätig sein. Mögliche Themen sind:

- Ausreichende **Flüssigkeitszufuhr** (1,5–2 l/Tag) stellt sicher, dass das physiologische Verhältnis von Flüssigkeit und festen Blutbestandteilen erhalten bleibt. Die **Viskosität** *(Zähflüssigkeit)* des Bluts bleibt durch ausreichende Flüssigkeitsversorgung des Körpers niedrig (eventuelle Flüssigkeitsrestriktion beachten).
- Die **Ernährung** sollte fett- und cholesterinarm sein.
- Langsame **Gewichtsreduktion** bei stark übergewichtigen Menschen; Übergewicht erhöht den Druck im Bauchraum.
- **Alkoholkonsum** reduzieren, da er die Gefäße weitstellt, sodass der venöse Rückstrom stark beeinträchtigt ist.
- **Liegen oder Laufen** sind günstiger als Sitzen und Stehen.
- **Bewegung** wirkt sich auch auf das Thromboserisiko günstig aus; Betroffene auf entsprechende Angebote hinweisen, z. B. bei Sportvereinen, Volkshochschule, Krankenkasse.

Venenklappeninsuffizienz und Krampfadern lassen sich durch folgende Maßnahmen günstig beeinflussen, wenn keine Kontraindikationen vorliegen:

- Wechselduschen oder Wassertreten (Kneipp-Gymnastik)
- Tragen von flachen Schuhen
- Füße im Liegen Richtung Schienbein bewegen
- Beine nicht übereinanderschlagen
- Keine einschnürenden Socken tragen (lockeres Bündchen, Socken ohne Gummi)

21.6 Weitere Prophylaxen im Kontext der Thrombose

Dehydratationsprophylaxe

Durch ein Flüssigkeitsdefizit verändert sich das Verhältnis zwischen festen und flüssigen Bestandteilen des Bluts. Es dickt ein, sodass die Thrombosegefahr steigt (▶ Kap. 5.4).

Dekubitusprophylaxe

Eine Kompressionstherapie kann Dekubitalgeschwüre bewirken. Es ist auf einen faltenfreien Sitz der Kompressionsstrümpfe bzw. der Verbände zu achten. Die Strümpfe müssen den Gegebenheiten des Beins angepasst sein und dürfen nicht einschnüren.

Obstipationsprophylaxe

Erhöhtes Thromboserisiko erfordert eine Obstipationsprophylaxe, damit verhärtete Kotansammlungen im Enddarm den venösen Rückstrom im Becken nicht zusätzlich erschweren (▶ Kap. 16.4).

Pneumonieprophylaxe

Viele Atem- und Bewegungsübungen aus der Pneumonieprophylaxe können die Thromboseprophylaxe unterstützen (▶ Kap. 17.4).

Kontrakturprophylaxe

Durch Kontrakturen können Blutgefäße abgeknickt oder gequetscht werden, sodass der Blutfluss behindert wird (▶ Kap. 14).

22 Verwirrtheit

Definition

Verwirrtheit: Bewusstseinsstörung mit komplexem Symptombild aus **Desorientiertheit** (Störung des normalen Selbst-, Raum- und Zeitempfindens), **Denkstörungen,** z. B. verlangsamtes Denken, Wahnvorstellungen sowie **Gedächtnisstörungen.**

Verwirrtheit ist keine Erkrankung, sondern ein Symptom verschiedener Krankheitsprozesse, z. B. demenzieller Erkrankungen. Sie kann eine Reaktion auf körperliche und psychische Erkrankungen oder auf sozial verwirrende Faktoren, Beziehungsstörungen und Kontaktmangel sein.
Klinisch können zwei Formen unterschieden werden:

- **Akute Verwirrtheit** (akuter Verwirrtheitszustand, Delir, Durchgangssyndrom): plötzlicher Eintritt von Verwirrtheit, die einige Stunden bis Tage anhält und meist behandelbar und reversibel ist; geht oft mit Unruhe und Trugwahrnehmungen *(Halluzinationen)* einher.
- **Chronische Verwirrtheit:** entsteht oft langsam und nimmt stetig zu; ist die häufigste Einzelursache für Pflegebedürftigkeit im Alter.

ACHTUNG

Akute Verwirrtheit ist ein Notfall, der sorgfältige Klärung, Überwachung und Betreuung erfordert. Nahrungsverweigerung, Unfähigkeit zur Kooperation, Weg- oder Hinlauftendenzen und aggressive Handlungen gefährden die betroffene Person. Sie begründen gegebenenfalls eine stationäre Einweisung und/oder Behandlung.

22.1 Entstehung

Akute Verwirrtheit entsteht aus zahlreichen Ursachen, die im Gesundheitszustand der betroffenen Person liegen oder durch unangemessene Einflüsse aus der Umgebung hervorgerufen sind, z. B.:

- Herz- und Ateminsuffizienz
- Hormonstörungen
- Dehydratation (▸ Kap. 5.2), Elektrolytentgleisung
- Apoplex
- Infektionen, z. B. Pneumonie (▸ Kap. 17.2)
- Hohes Fieber
- Stoffwechselentgleisungen, z. B. Hypoglykämie

- Arzneimittel, z. B. Narkosemittel
- Drogen- oder Alkoholmissbrauch (bzw. -entzug)
- Umzug in eine andere Umgebung
- Akute Belastungsstörung, z. B. bei Trauer nach dem Verlust einer Bezugsperson

Chronische Verwirrtheit ist sehr häufig durch demenzielle Erkrankungen verursacht. Folgende Formen werden unterschieden:

- **Degenerative Ursachen** (ca. 50–60 % der Fälle): z. B. Alzheimerdemenz, Demenz beim Parkinsonsyndrom
- **Vaskuläre Ursachen** (10–15 % der Fälle): vor allem Multi-Infarkt-Demenz
- **Mischformen** von degenerativer und vaskulärer Demenz (15–20 % der Fälle)
- **Sekundäre Ursachen** (10–15 % der Fälle): als Folge von z. B. chronischer Herzinsuffizienz, Schilddrüsenunterfunktion, Vitaminmangel (vor allem Vitamin B_1, B_6, B_{12})

22.2 Klinisches Erscheinungsbild

Zum Erscheinungsbild einer Verwirrtheit können gehören:

- Schwankungen des Bewusstseinszustands, der Aufmerksamkeit, der Konzentrationsfähigkeit, der Orientierung und der psychomotorischen Aktivität
- Wahrnehmungsstörungen (im Sinne von Halluzinationen)
- Störungen des Schlaf-wach-Rhythmus einschließlich Somnolenz am Tag und Aktivität in der Nacht
- Unkoordinierte Gedanken und Sprache
- Aggressivität
- Mangelnde Compliance in verschiedenen Lebenssituationen

Geringgradig verwirrte Menschen erscheinen unauffällig, können aber z. B. nicht das aktuelle Datum nennen. Schwer betroffene Personen erkennen z. B. die nächsten Angehörigen nicht. Verwirrte Menschen unterliegen einem erhöhten Risiko, sich selbst oder anderen Personen Schaden zuzufügen, z. B. durch Herausziehen von Zugängen, Sonden und Drainagen, Hin- und Weglauftendenzen oderdurch Aggressivität.

Sofortmaßnahmen bei Verwirrtheit

Akut verwirrte Menschen bedürfen intensiver Überwachung und Betreuung. In Zusammenarbeit mit dem Arzt erarbeiten die Pflegenden eine gründliche Anamnese zur Klärung der Ursachen. Lassen sich die Ursachen, z. B. Flüssigkeitsmangel, beseitigen, ist die akute Störung oft hinfällig. Allerdings beruht ein großer Teil der akuten Verwirrtheitszustände auf einer demenziellen Veränderung.

Zur Sicherheit der betroffenen Person kann die Verabreichung von sedierenden Arzneimitteln, bei erheblicher Eigengefährdung auch die Anwendung freiheitsentziehender Maßnahmen, z. B. Fixierung, notwendig sein.

Fixierungen und Zwangsmedikation bedürfen grundsätzlich der ärztlichen Anordnung und zeitnah eines richterlichen Beschlusses.

22.3 Risikofaktoren

Wegen der zahlreichen Ursachen ist es kaum möglich, bestimmte Personengruppen als besonders gefährdet hervorzuheben. Pflegende erheben deshalb eine sorgfältige Anamnese, mit deren Hilfe sie Risikofaktoren identifizieren können (meist Fremdanamnese). Körperliche und technische Untersuchungen durch den Arzt können dazu einen Beitrag leisten.
Besondere Vorsicht ist bei Menschen mit bekanntem Alkohol- oder Drogenmissbrauch geboten, wenn ihnen z. B. krankheitsbedingt der Substanzkonsum nicht möglich ist. Es droht ein Entzugsdelir, das lebensbedrohlich sein kann.
Anhand von Assessment-Instrumenten kann bei demenziell veränderten Menschen der Grad der Verwirrtheit bestimmt werden, z. B. *CODEM (Kommunikatives Verhalten bei Menschen mit Demenz)* oder *ACOI (AwareCareObservationalInstruments)*. Weitere Instrumente, die in Zusammenarbeit mit den Angehörigen genutzt werden können, sind z. B. *Mutuality Scale* oder *Sense of Coherence Scale (SOC)*.

22.4 Folgen

Für die Betroffenen, ihre Angehörigen und die Pflegenden ist Verwirrtheit ein zentrales Problem. Verwirrte Menschen können mit Depression oder Aggression auf äußere Einflüsse reagieren, die sie nicht verstehen. Bei Verwirrtheitszuständen nach Operationen besteht die Gefahr von Komplikationen, z. B. Blutungen. Für die Pflegenden kann die Selbstgefährdung der Betroffenen, z. B. durch Weglaufen, Ziehen von Drainagen, Gefäßzugängen und Sonden, belastend sein. Angehörige sind oft sehr besorgt, da sich die betroffene Person plötzlich in einer unvertrauten Weise verhält. Sie leiden darunter, wenn verwirrte Menschen aggressiv werden, drohen oder beleidigen, z. B. aufgrund von Angst oder Wahnvorstellungen. Darum ist es wichtig, Angehörige zu beraten und zu unterstützen.

22.5 Prophylaktische Maßnahmen

22.5.1 Allgemeine Maßnahmen

Pflegerische Maßnahmen der Verwirrtheitsprophylaxe können helfen, die medizinischen Ursachen einer Verwirrtheit zu verhindern, z. B. in dem eine Dehydratation vermieden wird oder unerwünschte Wirkungen von Arzneimitteln frühzeitig erkannt werden.
Darüber hinaus sichern und fördern Pflegende die Wahrnehmungsfähigkeit der betroffenen Person. Sie achten z. B. darauf, dass Hilfsmittel wie

Brillen und Hörgeräte funktionstüchtig sind, indem sie sie regelmäßig überprüfen und reinigen. Alle Einflüsse, die den zu pflegenden Menschen verwirren könnten, sind so weit wie möglich auszuschalten. Unnötige Reize sind zu vermeiden. Zudem sorgen die Pflegenden für bestmögliche Orientierung.

22.5.2 Spezielle Maßnahmen

Zeitliche Orientierungshilfen

- Uhren in ausreichender Anzahl und Größe anbringen
- Kalender mit großen Zahlen in Zimmern, Fluren oder Aufenthaltsräumen aufhängen und gegebenenfalls täglich aktualisieren
- Tag-Nacht-Rhythmus beachten, Nachtruhe mit Betroffenen abstimmen, z. B. Einschlafrituale ausführen
- Mahlzeiten zur Tagesstrukturierung einsetzen, Abendessen nicht vor 18 Uhr
- Zeitplan mit der betroffenen Person und ihren Angehörigen erarbeiten und regelmäßig zur Orientierung heranziehen, eventuell vorlesen
- Tages- und Jahreszeiten sichtbar werden lassen, z. B. durch Rituale, Schmuck, Gespräche, Feste

Örtliche Orientierungshilfen

- Tafeln in Sichtweite anbringen, die den Ort oder den Stadtteil zeigen, gegebenenfalls Fotos der Mitarbeiter sowie eine Übersicht „Heute im Dienst“
- Neu aufgenommene Patienten oder Bewohner mit ausreichend Zeit über die Räume informieren; ins Zimmer begleiten, Bettnachbarn vorstellen, Toilette und Tagesraum zeigen
- Toilettenräume eindeutig kennzeichnen
- Zimmer individuell kennzeichnen, dafür Bilder mit hohem Wiedererkennungswert (gegenständlich) bevorzugen, alternativ: große Zahlen (Höhe mindestens 30 cm) an der Tür befestigen, am besten innen und außen, damit sich die betroffene Person die Zahl beim Verlassen des Zimmers einprägen kann
- Bett kennzeichnen, z. B. durch Kleidungsstücke
- Eventuell Pinnwand hinter dem Bett anbringen, an der z. B. persönliche Fotos angebracht sind

Merke

Grundsätzlich beachten Pflegende: Je mehr Details orientierungsgebende Zeichen umfassen, desto größer sollte die Darstellung sein. Auch für Dekorationen gilt: „Weniger ist mehr.“

Persönliche Orientierungshilfen

- Kontakt zu wichtigen Bezugspersonen erhalten und fördern, z. B. durch Einbeziehung in die Pflege
- Klare Bezüge bieten (durch Bezugspflegesystem, einen zuständigen Mediziner, Vermeidung der „Großvisite")
- Zu pflegende Menschen stets mit Namen ansprechen, Namenszusatz „Herr" bzw. „Frau" stets verwenden
- Vor Betreten des Zimmers stets anklopfen
- Fotos von Angehörigen mitbringen lassen und an einem geeigneten Ort platzieren
- Zu pflegende Menschen die Möglichkeit geben, sich im Spiegel zu betrachten (besonders bei bettlägerigen Menschen wichtig)
- Ganzkörperspiegel einsetzen, sobald der zu pflegende Mensch das Bett verlassen kann
- Persönliche Kleidung zur Verfügung stellen und wenn möglich komplett anziehen lassen

Situative Orientierungshilfen

- Stets in allgemein verständlicher Sprache sprechen; nachfragen, ob das Gesagte verstanden wurde, paraphrasieren (Gesagtes noch einmal in anderen Worten wiedergeben)
- Auf Signale achten, die Unverständnis signalisieren
- Informationen dosieren, kein Überangebot; Unterscheidung von Wichtigem und weniger Wichtigem
- Geselligkeit fördern, ohne persönliche Grenzen zu überschreiten
- Privatheit und Schamgrenze achten, z. B. beim Waschen, beim Toilettengang oder der Inkontinenzversorgung
- Situationen, die für den zu pflegenden Menschen belastend oder peinlich sind, nicht bagatellisieren

LESE- UND SURFTIPP

Deutsches Netzwerk für Qualitätsentwicklung in der Pflege (Hrsg.). Expertenstandard Beziehungsgestaltung in der Pflege von Menschen mit Demenz. 2018. Osnabrück. www.dnqp.de

22.6 Weitere Prophylaxen im Kontext der Verwirrtheit

Dehydratationsprophylaxe

Dehydratation ist insbesondere bei älteren Menschen einer der häufigsten Auslöser akuter Verwirrtheit (▶ Kap. 5.4).

Deprivationsprophylaxe

Deprivation mündet nicht selten in Verwirrtheitszuständen (▶ Kap. 7.4). Deshalb sind alle Maßnahmen zur Deprivationsprophylaxe auch gegen Verwirrtheit wirksam.

Sturzprophylaxe

Jeder Mensch mit erhöhtem Verwirrtheitsrisiko ist sturzgefährdet (▶ Kap. 20.2). Pflegende schätzen dieses Risiko sorgfältig ein und richten ihre Maßnahmen darauf aus.

Infektionsprophylaxe

Die Vermehrung von Krankheitserregern im Körper kann eine Sepsis hervorrufen, die sich z. B. durch Verwirrtheit zeigt (▶ Kap. 12.2).

Ernährungsstörungen

Andauernde Unterversorgung mit lebenswichtigen Nährstoffen kann Verwirrtheitszustände nach sich ziehen (▶ Kap. 8.4).

Schmerzprophylaxe

Ununterbrochene Schmerzen können Verwirrtheit hervorrufen (▶ Kap. 18.4).

23 Zystitis und andere Harnwegsinfekte

Definition

Harnwegsinfektion *(Harnwegsinfekt,* kurz *HWI):* Meist bakteriell, selten viral oder parasitär verursachte Entzündung der ableitenden Harnwege.
Urethritis: Akute Harnröhrenentzündung; meist durch aufsteigende Keime verursacht.
Zystitis: Harnblasenentzündung. Entzündung der Blasenschleimhaut, in schweren Fällen auch der gesamten Blasenwand.

23.1 Entstehung

Infekte der ableitenden Harnwege zählen zu den häufigsten Infektionen bei Frauen und Kindern. Auch unter den nosokomialen Infektionen (▶ Kap. 12.3.1) liegen sie an erster Stelle. Aufgrund der engen Verwandtschaft in Entstehung, Erscheinungsbild und Prophylaxe sind Infektionen der verschiedenen Teile der ableitenden Harnwege hier zusammengefasst. Unterschieden werden:

- **Untere** und **obere Harnwegsinfektion,** je nachdem, ob die Nieren klinisch nachweisbar beteiligt sind oder nicht.
- **Akute** und **chronische Harnwegsinfektion,** je nach zeitlichem Verlauf.
- **Primäre** und **sekundäre Harnwegsinfektion,** je nachdem, ob der Harnwegsinfekt ohne äußere Ursache „spontan" auftritt oder ob Erkrankungen zugrunde liegen.
- **Nicht obstruktive** und **obstruktive Harnwegsinfektion,** ohne bzw. mit Verengung und Harnstau.
- **Aszendierende** und **deszendierende Harnwegsinfektion,** je nachdem, ob die Infektion von den unteren Harnwegen zur Niere aufsteigt oder von der Niere zu den unteren Harnwegen absteigt.

23.2 Klinisches Erscheinungsbild

Die klinischen Zeichen einer Zystitis können sich innerhalb weniger Stunden entwickeln. Klassisch ist die Kombination folgender Symptome:

- Häufiger Harndrang *(Pollakisurie)* etwa alle 10–20 Minuten mit jeweils nur geringer Urinmenge

- Beschwerden beim Wasserlassen, z. B. Schmerzen oder Brennen *(Dysurie)*
- Eventuell (krampfartige) Schmerzen oberhalb des Schambeins *(Tenesmen)*
- Gegebenenfalls streng riechender und trüber Urin *(Pyurie)*

Der körperliche Untersuchungsbefund ist bis auf einen Druckschmerz in der Blasenregion meist unauffällig.

Merke

Die klinischen Zeichen einer Harnblasenentzündung treten auch bei der **Reizblase** auf. In diesem Fall sind zunächst oft keine Keime im Urin nachweisbar. Als Ursachen kommen Östrogenmangel (meistens sind Frauen betroffen) und vegetative Einflüsse infrage. Mitunter lassen sich aber in dem scheinbar keimfreien Urin durch spezielle Kulturverfahren schwer anzuzüchtende Keime, z. B. Chlamydien, als Ursache nachweisen.

Fieber und eine erhebliche Beeinträchtigung des Allgemeinbefindens sowie Klopfschmerz im Nierenlager weisen auf eine Mitbeteiligung der oberen Harnwege hin.

Sofortmaßnahmen bei Harnwegsinfekten

Eine Verdachtsdiagnose lässt sich meist innerhalb von Minuten durch die Anamnese und den Urinstreifentest stellen. Das Testfeld auf Leukozyten reagiert immer, die Testfelder auf Nitrit und Erythrozyten reagieren häufig positiv. Beweisend ist der Keimnachweis in der Urinkultur. Dort zeigt sich bei unkomplizierter Harnwegsinfektion in etwa 80 % ein Wachstum von *Escherichia coli*.

Im Gegensatz dazu sind bei komplizierten, insbesondere nosokomialen Infektionen häufig Keime nachweisbar, die schwerwiegende Krankheitsverläufe hervorrufen können, z. B. Pseudomonaden oder Klebsiellen oder es liegt eine Mischinfektion mit mehreren Keimen vor.

Besteht der Verdacht auf einen Harnwegsinfekt, muss sofort der zuständige Arzt informiert werden.

23.3 Risikofaktoren

Meist geraten Enterobakterien über die Harnröhre in die Harnblase (aszendierende/aufsteigende Infektion). Wegen der Nähe von Darm und Harnröhrenöffnung und der kurzen Harnröhre sind Mädchen und Frauen wesentlich häufiger betroffen als Jungen und Männer. Begünstigt wird eine Zystitis durch folgende Faktoren:

- **Verminderte Urinausscheidung:** Bei zu geringer Flüssigkeitsausscheidung spült der reduzierte Urinfluss Keime nicht effektiv aus der Harnröhre. Der Urin verbleibt länger in der Blase,

wodurch sich dort die Infektionsgefahr erhöht. Bei zu geringer Flüssigkeitszufuhr trocknen die Schleimhäute aus und können ihre Funktion nicht erfüllen. Der sehr konzentrierte Harn irritiert sie zusätzlich.
- **Mangelnde Intimhygiene:** Mangelnde oder falsch ausgeführte Intimhygiene führt oft zu Infektionen mit Darmbakterien (E. coli).
- **Katheterisierung:** Der Blasenschließmuskel schützt vor aufsteigenden Keimen. Blasenkatheter durchbrechen diese Barriere. Ablagerungen von Harnstein bildenden Urinbestandteilen *(Inkrustationen)* am Katheter ergeben einen idealen Nährboden für Bakterien. Falsche Handhabung und mangelnde Hygiene machen es Bakterien leichter, in die Blase zu wandern (▶ Abb. 23.1). Die Reizung durch transurethrale Katheter verstärkt die Absonderungen der Harnröhrenschleimhaut. Bakterien wandern über diese Schleimschicht innerhalb weniger Tage in die Blase. Das normale Ausspülen der Keime beim Wasserlassen findet nicht statt, sodass sie in den Harnwegen verbleiben. Über Verletzungen der Schleimhäute können sie direkt in die Blutbahn gelangen und schlimmstenfalls eine Sepsis hervorrufen.

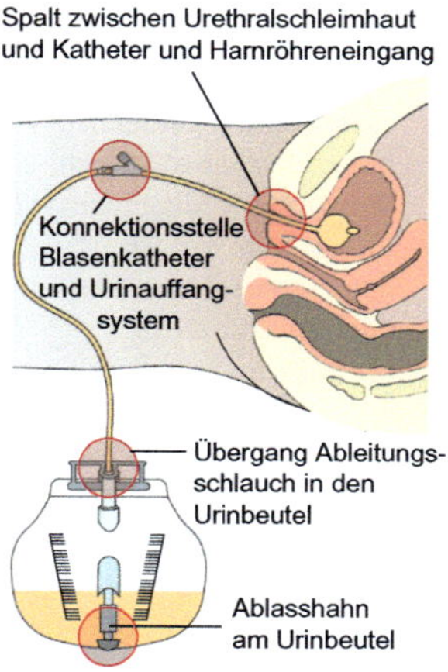

Abb. 23.1 **Bevorzugte Eintrittsstellen von Keimen an Systemen transurethraler Blasenkatheter [L190]**

- **Harnabflussstörungen:** Durch Blasensteine oder Tumoren, bei Männern durch Prostatahypertrophie und bei Kindern durch Fehlbildungen oder Sphinkterspasmen kann es zu einer erhöhten Restharnmenge kommen. Restharn stellt einen idealen Nährboden für Keime dar.

Säuglinge:
- **Mangelnde Hygiene:** Beim Windelwechsel bei Säuglingen und Kleinkindern führt eine falsche Wischrichtung beim Reinigen zu einer Verschleppung von Darmbakterien in die Genitalregion.
- **Pflegetücher:** Öl bietet einen idealen Nährboden für Soor, Duftstoffe können die Haut angreifen und so die natürliche Schutzbarriere zerstören.
- **Zu seltener Windelwechsel:** Stuhl in der Windel kann Richtung Genitalregion verschmiert werden, in die Harnröhre aufsteigen und so Infektionen hervorrufen.

Weitere auslösende Faktoren sind Kälte, Nässe und Stress. Frauen sind durch Menstruationsblut und Geschlechtsverkehr gefährdet. Vorsorge bieten eine sorgfältige Intimhygiene während der Menstruation und Wasserlassen nach dem Koitus.
Seltener ist eine Zystitis durch Viren, Pilze oder Parasiten oder durch chemische oder physikalische Noxen, z. B. Zytostatika, Strahlentherapie, bedingt.

Risikofaktoren bewerten

Die genannten Risikofaktoren grenzen die Gruppe der Menschen mit erhöhtem Risiko ein. Besonders gefährdet sind Menschen mit

- Inkontinenz,
- Blasenverweilkathetern,
- hohen Restharnmengen,
- reduziertem Allgemeinzustand,
- Flüssigkeitsmangel
- Schwangerschaft,
- Niereninsuffizienz,
- schlecht eingestelltem Diabetes mellitus,
- immunsuppressiver Therapie und
- vorausgegangener Antibiotikatherapie [45].

Standardisierte Assessment-Instrumente um eine Gefährdung für Harnwegsinfekte sicher zu erkennen, liegen für den pflegerischen Gebrauch nicht vor. Die Pflegefachpersonen beobachten die von ihnen betreuten Menschen fortlaufend auf Infektionszeichen.

23.4 Folgen

Die unkomplizierte Zystitis heilt nach Antibiotikagabe meistens folgenlos aus. Bei Menschen in stationären Einrichtungen des Gesundheitswesens kommt es jedoch immer häufiger zu nosokomialen Infektionen der Harnwege und der Nieren durch multiresistente Keime.

23.5 Prophylaktische Maßnahmen

23.5.1 Allgemeine Maßnahmen

Urinausscheidung erhöhen

Vermehrte Harnausscheidung hindert Keime, in die Harnwege aufzusteigen. Die tägliche Urinmenge sollte mindestens 1,5 l betragen. Erhöhte Flüssigkeitszufuhr (▶ Kap. 5.5) sowie harntreibende Getränke und Nahrungsmittel, z. B. Blasen- und Nierentee, Brennnesseltee, Bier, Spargel, Birnen, können die Urinmenge erhöhen.

ACHTUNG

Bevor Pflegende die Flüssigkeitszufuhr steigern oder harntreibende Substanzen einsetzen, sprechen sie mit dem Arzt über mögliche Risiken wie Herz- oder Niereninsuffizienz. In jedem Fall ist eine Flüssigkeitsbilanz (▶ Kap. 5.5.2) erforderlich.

Intimhygiene gewährleisten

Sachgerechte Intimhygiene verhindert die Vermehrung bzw. Verschleppung von Keimen und unterstützt die Abwehrfunktion von Haut und Schleimhäuten. Wichtig ist,

- den Intimbereich nach jedem Stuhl- oder Harnabgang zu waschen,
- den Genitalbereich von der Symphyse zum Anus zu reinigen,
- Sekrete und Verkrustungen an Kathetern immer von der Harnröhre weg nach außen zu entfernen,
- keine hautreizenden Pflegemittel zu verwenden,
- auf Öltücher oder chemisch bearbeitete Tücher bei **Säuglingen und Kleinkindern** zu verzichten,
- lange Bäder zu vermeiden, da sie die Haut aufweichen *(Mazeration)* und dadurch das Eindringen von Bakterien begünstigen,
- beschmutzte Wäsche oder Inkontinenzmaterial **sofort** zu wechseln,
- Gespräche über die richtige Intimhygiene mit der betroffenen Person bzw. ihren Angehörigen zu führen und weitere Risikofaktoren zu nennen.

23.5.2 Spezielle Maßnahmen

Im Vordergrund der speziellen Maßnahmen zur Vermeidung einer Zystitis steht die Pflege harnableitender Systeme. Transurethrale Katheter sollen aufgrund der erhöhten Infektionsgefahr so wenig wie möglich eingesetzt werden. Inkontinenz ist z. B. keine Indikation für eine Katheteranlage.
Die raue Katheteroberfläche ergibt eine ideale Haftgrundlage für Bakterien. Deswegen sind ab einer Liegedauer von sieben Tagen Silikonkatheter oder Katheter mit einer speziellen Beschichtung, z. B. Hydrogel, zwingend. Die Pflegefachperson überprüft fortlaufend, ob die Indikation für einen Blasenverweilkatheter weiterhin besteht, und hält so die Liegedauer möglichst kurz.
Vor der Anlage dieses invasiven Hilfsmittels sind alle Alternativen, z. B. Versorgung mit Inkontinenzmaterialien, Toilettentraining, intermittierendes Katheterisieren, Anlage eines suprapubischen Katheters, zu prüfen und gegebenenfalls auszuschöpfen. Für die Pflege bei liegenden Blasenverweilkathetern gilt:

- Vor jeder Katheterhandhabung Hände desinfizieren und Handschuhe anziehen
- Urinbeutel regelmäßig entleeren und niemals oberhalb des Blasenniveaus aufhängen
- Systeme mit Rücklaufsperre verwenden

- Harnableitungssystem nicht abklemmen
- Urin für Untersuchungen nur an der dafür vorgesehenen Stelle nach vorheriger Desinfektion entnehmen
- Wenn möglich, Manipulationen durch den Pflegebedürftigen am Katheter verhindern, z. B. bei Unruhe oder Verwirrtheit
- Katheterschlauch so legen, dass er sich nicht in Griffweite der betroffenen Person befindet
- Verbände über suprapubischen Kathetern spätestens alle drei Tage aseptisch wechseln (wegen Keimvermehrung)
- Ablagerung von Harnsalzen umgehend entfernen, da sie infektionsbegünstigend wirken

Merke

Der dauerhafte Einsatz desinfizierender Wundtherapeutika, z. B. Betaisodona®, verhindert das Einwandern von Keimen in die Blase nicht. Es besteht die Gefahr von Haut- und Schleimhautirritationen, die sich infektionsbegünstigend auswirken können. Außerdem zerstören die Wirkstoffe die natürliche Hautflora und begünstigen die Besiedelung durch resistente Keime. Die Haut wird nur dann desinfiziert, wenn Infektionszeichen (▸ Kap. 12.2) wahrgenommen werden.

23.6 Weitere Prophylaxen im Kontext von Harnwegsinfektionen

Dehydratationsprophylaxe

Pflegebedürftige Menschen reduzieren häufig ihre Trinkmenge aus Angst vor Inkontinenz und sind damit dehydratationsgefährdet. Durch die zunehmende Harnkonzentration und Abnahme der Spülfunktion des Urins steigt die Anfälligkeit für Harnwegsinfekte. Um die Urinmenge zu vermehren, lassen sich viele Maßnahmen aus der Dehydratationsprophylaxe anwenden. Kommen für die Zystitisprophylaxe Diuretika zum Einsatz, führen Pflegende eine Flüssigkeitsbilanzierung durch, um Dehydratation rechtzeitig zu erkennen (▸ Kap. 5.5.2).

Kontraktur- und Sturzprophylaxe

Bei Menschen, die bewegungseingeschränkt oder sturzgefährdet sind, müssen Maßnahmen zur Bewegungsförderung getroffen werden, damit sie in der Lage sind, rechtzeitig die Toilette oder den Toilettenstuhl zu erreichen (▸ Kap. 14.5.2, ▸ Kap. 20.5.2).

Obstipationsprophylaxe

Ein ständig mit hartem Stuhl gefüllter Darm kann die ableitenden Harnwegsorgane tangieren und dort Einengungen verursachen, die zu Abflussbehinderung mit Restharnbildung führen können.

Literatur

[1] World Health Organization. WHO Director-General's opening remarks at the 10th Global Conference on Health Promotion. 13. Dezember 2021. Aus: www.who.int/director-general/speeches/detail/who-director-general-s-opening-remarks-at-the-10th-global-conference-on-health-promotion (letzter Zugriff: 4. Januar 2023).

[2] World Health Organization. Verfassung der Weltgesundheitsorganisation. Stand 6. Juli 2020. Aus: www.fedlex.admin.ch/eli/cc/1948/1015_1002_976/de (letzter Zugriff: 4. Januar 2023).

[3] AOK – Die Gesundheitskasse für Niedersachsen. Gesundheits-Krankheits-Kontinuum. Aus: www.dieinitiative.de/glossar-begriff/gesundheits-krankheits-kontinuum/ (letzter Zugriff: 22. November 2022).

[4] Kitze K. Burnout. Grundlagen und Handlungswissen für soziale Berufe. Stuttgart: Kohlhammer, 2021.

[5] Burisch M. Dr. Burischs Burnout-Kur – für alle Fälle. Heidelberg: Springer, 2015.

[6] Eilers J, Berger AM, Petersen MC. Development, testing, and application of the oral assessment guide. Oncol Nurs Forum. 1998; 15(3): 325–330.

[7] Perry L. Screening swallowing function of patients with acute stroke. Part one: Identification, implementation and initial evaluation of a screening tool for use by nurses. J Clin Nurs. 2001; 10(4): 463–473.

[8] Suiter DM, Leder SB. Clinical Utility of the 3-ounce Water Swallow Test. Dysphagia. 2008; 23(3): 244–250.

[9] Ascensia Diabetes Care. Wagner-Armstrong-Klassifikation. Aus: www.diabetes.ascensia.de/siteassets/fortbilding/pdf/diabeteskolleg5wagneramstrongascensia.pdf (letzter Zugriff: 20. Februar 2023).

[10] Huch R, Jürgens KD (Hrsg.). Mensch Körper Krankheit. 9. A. München: Elsevier, 2022.

[11] Deutsches Netzwerk für Qualitätsentwicklung in der Pflege (Hrsg.). Expertenstandard Ernährungsmanagement zur Sicherung und Förderung der oralen Ernährung in der Pflege. 1. Aktualisierung. Osnabrück: DNQP, 2017.

[12] Deutsche Gesellschaft für Ernährung. Referenzwerte für Flüssigkeitsbedarf. Aus: www.dge.de/wissenschaft/referenzwerte/wasser/ (letzter Zugriff: 2. Dezember 2022).

[13] European Pressure Ulcer Advisory Panels, National Pressure Injury Advisory Panel, Pan Pacific Pressure Injury Alliance. Prävention und Behandlung von Dekubitus: Kurzfassung der Leitlinie von 2019. 3. A. Aus: www.epuap.org/wp-content/uploads/2020/06/qrg-2020-german.pdf (letzter Zugriff: 4. Januar 2023).

[14] Lorenz R. Dekubitus – Grade, Stadien, Kategorien. Stand 4. Januar 2023. Aus: www.draco.de/dekubitus-klassifizierungen/#c3463 (letzter Zugriff: 6. Januar 2023).

[15] Deutsches Netzwerk für Qualitätsentwicklung in der Pflege (Hrsg.). Expertenstandard Dekubitusprophylaxe in der Pflege. 2. Aktualisierung. Osnabrück: DNQP, 2017.

[16] Deutsche Gesellschaft für Ernährung. Protein. 2017. Aus: www.dge.de/wissenschaft/referenzwerte/protein/?L= (letzter Zugriff: 6. Januar 2023).
[17] Deutsche Gesellschaft für Ernährung. Vitamin C. 2015. Aus: www.dge.de/wissenschaft/referenzwerte/vitamin-c/?L=0 (letzter Zugriff: 6. Januar 2023).
[18] Ekert B. Psychologie für Pflegeberufe. 4. A. Stuttgart: Thieme, 2019.
[19] Hepi – Das Zentrum für Persönlichkeitsbildung an der Pädagogischen Hochschule Oberösterreich. Definition von „Gewalt“ der WHO. Aus: https://hepi.at/themen/definition-von-gewalt-der-who (letzter Zugriff: 20. Februar 2023).
[20] Zentrum für Qualität in der Pflege (Hrsg.). Gewalt vorbeugen. Aus: www.zqp.de/wp-content/uploads/ZQP-Ratgeber_Gewalt_vorbeugen.pdf (letzter Zugriff: 20. Februar 2023).
[21] Verlag Georg Thieme (Hrsg.). I care Krankheitslehre. Stuttgart: Thieme, 2015.
[22] Deutsches Netzwerk für Qualitätsentwicklung in der Pflege (Hrsg.). Expertenstandard Förderung der Harnkontinenz in der Pflege. 1. Aktualisierung. Osnabrück: DNQP, 2014.
[23] Keller C (Hrsg.). Pflege. Grundlagen und Interventionen. 3. A. München: Elsevier, 2021.
[24] Zegelin A. Festgenagelt sein. 2. A. Bern: Hans Huber, 2013.
[25] Robert Koch-Institut. Hygienemaßnahmen bei Infektionen oder Besiedlung mit multiresistenten gramnegativen bakteriellen Erregern. Aus: www.rki.de/DE/Content/Infekt/Krankenhaushygiene/Kommission/Ergaenzende_Informationen/MRGN_Vortrag.pdf?__blob=publicationFile (letzter Zugriff: 30. Dezember 2022).
[26] Robert Koch-Institut. Händehygiene in Einrichtungen des Gesundheitswesens. Bundesgesundheitsblatt. 2016; 59:1189–1220.
[27] Kampagnenbüro „Deutschland erkennt Sepsis“. Aktionsbündnis Patientensicherheit. Sepsis ist ein Notfall! Aus: www.deutschland-erkennt-sepsis.de/ (letzter Zugriff: 25. Januar 2023).
[28] Behnke M et al. Prävalenz von nosokomialen Infektionen und Antibiotika-Anwendung in deutschen Krankenhäusern. Deutsches Ärzteblatt Int. 2017; 114: 851–857. Aus: www.aerzteblatt.de/archiv/195301/Praevalenz-von-nosokomialen-Infektionen-und-Antibiotika-Anwendung-in-deutschen-Krankenhaeusern (letzter Zugriff: 25. Januar 2023).
[29] Keller C, Menche N. Pflegen. Gesundheits- und Krankheitslehre. 2. A. München: Elsevier, 2021.
[30] Kamphausen U. Prophylaxen in der Pflege. 9. A. Stuttgart: Kohlhammer, 2016.
[31] MSD Manual. Ausgabe für medizinische Fachkreise. Gingivitis. Juli 2020. Aus: www.msdmanuals.com/de-de/profi/zahn-,-mund-,-kieferkrankheiten/parodontale-erkrankungen/gingivitis (letzter Zugriff: 25. Januar 2023).
[32] Gottschalck T. Mundgesundheit und Mundpflege. 2. A. Göttingen: Hogrefe, 2021.

[33] Cremer T. Parodontitis – ein ganzheitliches Problem. Hamburg: tredition, 2016.
[34] Deutsche Gesellschaft für Palliativmedizin. Mundpflege in der letzten Lebensphase. Leitlinie der DGB Sektion Pflege. Stand November 2014. Aus: www.dgpalliativmedizin.de/images/stories/Leitlinie_Mundpflege_in_der_letzten_Lebensphase_end.pdf (letzter Zugriff: 2. Januar 2023).
[35] Rome Foundation. Rome IV Criteria. Appendix A: Rome IV Diagnostic Criteria for FGIDs. 16. Januar 2016. C. Bowel Disorders. C2. Functional constipation. Aus: https://theromefoundation.org/rome-iv/rome-iv-criteria/ (letzter Zugriff: 25. Januar 2023).
[36] Jansen-Schulze Y. Ayurvedische Babymassage. Weilerswist-Metternich: Barton, 2022.
[37] Heepen G H. Chaos im Darm. 3. A. München: Gräfe und Unzer, 2020.
[38] MSD Manual. Ausgabe für medizinische Fachkreise. Pneumonie bei Neugeborenen. Juli 2020. Aus: www.msdmanuals.com/de-de/profi/p%C3%A4diatrie/infektionen-des-neugeborenen/pneumonie-bei-neugeborenen (letzter Zugriff: 30. Januar 2023).
[39] Bienstein C. Gestaltung der Pflege von Menschen mit Atembeeinträchtigungen. In: Bienstein C, Klein G, Schröder G (Hrsg.): Atmen. Die Kunst der pflegerischen Unterstützung der Atmung. Stuttgart: Thieme, 2000. S. 393–405.
[40] Kribs A, Wieg C, Roth B. Noninvasive Surfactant-Applikation (LISA) – Erkenntnisstand 2016. Neonatologie Scan. 2016; 5(3): 197–217.
[41] Deutsches Netzwerk für Qualitätsentwicklung in der Pflege (Hrsg.). Expertenstandard Schmerzmanagement in der Pflege. Aktualisierung 2020. Osnabrück: DNQP, 2020.
[42] Dräger D et al. Schmerz im Alter. Berlin: De Gruyter, 2014.
[43] Deutsches Netzwerk für Qualitätsentwicklung in der Pflege (Hrsg.). Expertenstandard Sturzprophylaxe in der Pflege. 2. Aktualisierung. Osnabrück: DNQP, 2022.
[44] Deutscher Berufsverband für Pflegeberufe. Handlungsempfehlungen zur Thromboseprophylaxe. Version 2. Stand 28. Januar 2015. Aus: www.dbfk.de/media/docs/regionalverbaende/rvno/AGPQ/2015_01_28-Handlungsempfehlungen-Thromboseprophylaxe-2.0_AGPQ.pdf (letzter Zugriff: 24. Januar 2023).
[45] Wanner C, Wegerer K. Niere und ableitende Harnwege. Berlin, Heidelberg: Springer, 2014.

Register